보건프로그램 개발 및 평가

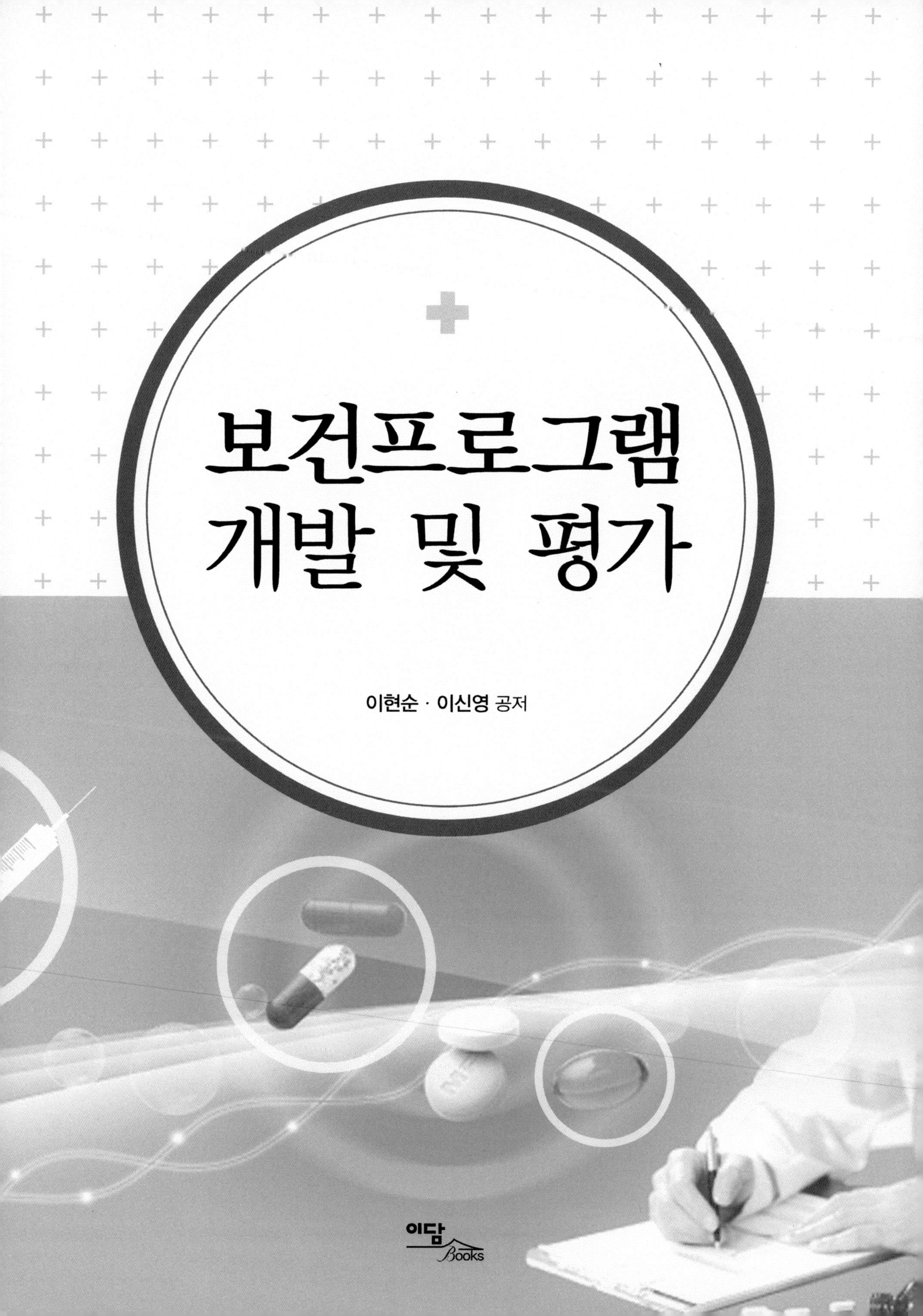

보건프로그램 개발 및 평가

이현순 · 이신영 공저

이담 Books

머리말

보건프로그램 개발 및 평가 영역의 교재로 가슴 설레는 초판에 이어 네 번째 출간을 합니다.

24년간의 보건의료 실무경력을 바탕으로 체계적 이론을 접목하였고 과학성에 근거하여 개발할 수 있는 역량을 키우는 데 중점을 두었습니다.

국가공무원으로서 국민건강증진에 활력소가 될 보건교육사들의 근거기반적 실무능력 향상과 이론의 지침서가 되는 교재가 되길 바랍니다.

본서는 제1장 프로그램의 이해, 제2장 프로그램의 기본개념, 제3장 문제분석, 제4장 건강증진 행위이론, 제5장 건강행위 및 행위변화, 제6장 요구도 진단, 제7장 프로그램의 기획, 제8장 목적과 목표설정, 제9장 프로그램의 설계, 제10장 프로그램 평가의 이해, 제11장 프로그램 평가방법, 제12장 보건교육 관련 보건의약 관계법규를 순차적으로 구성하였습니다.

이 분야의 많은 연구자 및 실무자 여러분의 아낌없는 조언을 겸허히 받아들여 보건교육사를 준비하는 수험생 여러분께 도움이 되는 교재가 되도록 최선의 노력을 다했습니다.

본서는 보건교육사 1, 2, 3급을 준비하는 모든 수험생과 학부생, 대학원생과 보건프로그램을 개발·평가하고 수행하는 보건의료인들에게 충분한 이해와 지식습득을 위해 반드시 필요한 교재라 사료됩니다.

이 교재가 탄생하기까지 도와준 한국학술정보(주) 디자인편집부 직원께 깊은 감사드립니다.

2011. 11.

간호학박사 이현순·이신영 씀

차 례

제1장
프로그램의 이해

제1절 건강의 개념 이해

1. 건강과 삶의 질

지난 2009년 기준 대한민국 국민의 평균수명은 80.5세다. 통계청에 따르면 오는 2050년이면 우리나라 평균수명이 83세에 이를 것으로 보인다. 근래에 이르러 급속한 경제성장과 식생활의 변화에 따른 건강에 대한 관심이 늘어 가고 있으며 암, 만성질환, 만성퇴행성 질환으로 의료비가 증대하고 있다. 정부에서는 재정적인 부담경감을 위해서 흡연, 음주, 운동, 영양 등 생활습관의 개선 등 건강증진사업에 부단한 노력을 하고 있는 실정이다.

건강증진사업을 성공적으로 시행하고 그 성과를 높이려면 보건에 대한 의식행태 수준을 높여 건강생활을 습관화해야 하며, 이를 위해서 보다 체계적인 보건교육은 인간의 행동수정을 할 수 있는 가장 확실한 중재이다. 특별히 보건교육은 교육내용이 어떻게 적용되어 대상자의 건강행동과 태도를 개선하였는지 교육의 효과를 확인하는 것이 무엇보다 중요하다. 이러한 중요한 의미에서 보건교육사의 역할과 보건교육의 콘텐츠 보건프로그램 개발이 중요하다.

건강에 대한 정의는 시대적 변화와 건강에 관련된 학자에 따라서 매우 다양하게 표현되고 있지만 개인의 신체적, 정신적, 정서적, 사회적 및 영적 측면들이 복합적으로 이루어졌다는 전인적 개념이 일반화되어 일컬어지고 있다.

세계보건기구(WHO, 1948)가 정의한 건강은 "단지 질병이나 장애가 없는 상태가 아닌 신체적, 정신적, 사회적으로 완전히 안녕상태"라 하였다. 또한 "건강이란 구조적 특성을 갖는 전체성이며, 정상범위 내에서 각 부분들이 조화를 이루어 활동하는 상태이다."라고 정의한 학자는 오브레이(Aubrey, 1953)이다. 안정중심 건강개념의 학자들을 살펴보면 다음과 같다.

① 오브레이(Aubrey): 건강이란 구조적 특성을 갖는 전체성이며, 정상범위 내에서 각 부분이 조화를 이루어 활동하는 상태이다.

② 듀보(Dubos): 건강이란 인간이 환경에 적응 가능하게 하는 상태이다.

③ 파슨스(Parsons): 생리적 규범보다는 사회적 규범의 의미로 건강을 정의하였다. 건강상태란 현재와 미래의 역할과 과업수행에 적합한 규범적 표준을 적용시킴으로써 결정된다고 하였다.

④ 그로스만(Grossman): 건강은 타고나는 것으로 시간이 지나면서 감소되고 투자가 이루어지면 가되는 주식(stock)과 같은 것이다.

⑤ 레빈(Levin): 구조적·개인적·사회적 통합 내에서 에너지의 투입·산출 간 균형이 이루어진 상태이다.

즉, 신체적으로 건강한 사람은 삶의 활동성에 담긴 에너지가 있기 때문에 질병으로 인한 삶의 방해가 없는 상태이다. 정신적으로 건강한 사람은 정체성이 확고하여 그들의 삶에시 파생되어 야기되는 문제점에 대해서 모험으로 생각하며 이들 문제점에 관한 해결과 변형이 가능한 상태라고 생각한다. 정서적으로 건강한 사람은 그들의 감정에 대해서 인식하고 받아들임으로써 신뢰하고 공유할 뿐만 아니라, 자신들의 감정을 건설적으로 이끌어 가는 사람이다. 그리고 사회적으로 건강한 사람은 타인을 좋아하고 신뢰하며, 그들 주변의 타인들과 조화로운 인간관계를 형성하는 동시에 책임감도 갖는 상태이다. 영적으로 건강한 사람은 그들 삶의 도덕적 기준을 지니며 개개인의 삶을 향상시킬 수 있는 가치에 대한 확고한 믿음을 지니고 살아가는 상태에 있음을 의미한다.

그 외에도 어떤 심각한 불능의 상태를 나타내지 않고 적정하게 효과적으로 기능하는 상태, 안정과 편안함을 유지하기 위한 내·외적 자극에 대한 목적적·적응적 반응(신체적, 정신적, 감성적, 사회적으로), 일상생활에서 기능의 심리적인 면, 인간 상호 관계적인 면, 사회적인 면, 그리고 신체적인 면을 포함한 통합, 통합된 전인의 상태이고 또 그렇게 되는 과정 등이 있다(안옥희 외, 2009).

한편, 학교건강 교육연구에서는 건강을 "사람들이 살아가는 사회복합체와 정신적·정서적 반응, 개인의 신체적 안녕 간의 역동적인 상호 작용과 상호 의존성을 포함하는 삶의 질"로 정의하고 있다.

2. 건강개념과 역사

1) 건강개념의 역사

   (1) 건강개념은 시공간적으로 다르게 해석되어 왔고, 학자들마다 건강에 대한 정의는 조금씩 다르다.

   (2) 건강이라는 말은 1,000년 전까지만 해도 문헌상에는 나타나지 않았다. 이 말은 신체의 안정을 의미하는 고대영어 'Hoelth'로부터 유래되었다. 이렇듯 고대 및 중세에는 단순히 질병이 없는 신체상태를 건강이라고 보았다.

   (3) 건강개념의 전환점을 맞게 된 것은 세계보건기구(WHO)의 건강에 관한 정의에서이다.

1948년 WHO는 "건강이란 단순히 질병이나 불구가 없는 상태가 아니라 신체적·정신적·사회적으로 완전한 안녕의 상태이다."라고 하였다.

(4) 1998년에는 이러한 건강개념에 영적(spiritual)인 부분을 추가하였다.

2) 기능적 건강개념

(1) 기능적 건강개념은 건강 그 자체를 목표로 하는 것이 아니라 건강한 삶과 행동을 통하여 구체적으로 어떤 변화가 생기는지를 밝히는 것으로, 건강함으로써 더 즐겁고 긍정적인 삶을 살 수 있다는 건강개념이다.

(2) Hanlon(1973)은 인간이 살아가면서 여러 목표를 성취하게 되는데, 건강(health)이란 이러한 목표성취에 필요한 모든 활동을 가능하게 하는 기능적인 상태라고 정의하였다.

3) 다양한 건강개념

(1) 긍정적인 건강

1988년 International consensus statement on exercise, fitness and health는 긍정적인 건강과 부정적인 건강을 구분하였는데, 긍정적인 건강은 인간의 평안함을 위협하는 모든 환경적인 변화에 대해 개인이 잘 적응할 수 있는 능력이라고 하였고, 그렇지 않은 것을 부정적인 건강이라고 하였다.

(2) 전인적인 건강

건강에 필요한 요소들을 따로 구분하거나 분리하지 않고 건강을 하나의 통합된 개념으로 이해한다. 즉, 전인적인 건강이란 한 인간에게 건강한 인생을 살 수 있도록 해주는 모든 건강요소가 골고루 갖추어져 있는 상태를 말한다.

(3) 최적의 건강

O'Donnell(1986)은 최적의 건강(Optimal health)을 강조하였는데, 최적의 건강이란 개인이 도달할 수 있는 최적의 상태로 신체적·정서적·사회적·영적·지적인 영역들이 알맞게 균형 잡힌 상태라고 정의하였다.

(4) 웰니스 바퀴

Weidman wellness center(1998)는 웰니스 바퀴(wellness wheel)의 개념으로 신체적·정서적·지적·환경적·문화적·직업적·창의적·영적·사회적 요소들이 어우러져 더 나은 삶을 위해 지속되는 과정이라고 했다.

4) Dunn의 안녕모형

(1) Dunn(1959)은 건강의 실현화를 강조한 정의를 유도하였다. Dunn은 고수준안녕이라고 하여, 개인이 가진 잠재력을 최대화할 수 있도록 기능을 통합하는 측면을 강조하였다.

(2) 고수준안녕에 관한 Dunn의 안녕모형은 건강축과 환경축으로 이루어진다.

　① 건강축: 죽음으로부터 최고의 안녕으로 이어지고, 이 사이는 심각한 질병과 가벼운 질병, 질병으로부터의 자유, 좋은 건강으로 이어진다.

　② 환경축: 인간의 건강에 영향을 주는 신체적·생리적·사회경제적 요인을 반영하여 극히 바람직하지 못한 환경으로부터 바람직한 환경으로 표시된다.

(3) 건강축과 환경축으로부터 다음 4가지의 구성요소가 생긴다.

　① 나쁜 환경하의 허약한 건강: 예를 들면, 가뭄이 심하거나 전쟁을 치르는 나라의 굶주린 아이들이다.

　② 좋은 환경하의 허약한 건강: 더 나은 투약 및 식이, 보건교육을 받을 수 있는 보건의료체계에 있는 당뇨병 환자나 사고를 당해 중환자 병실에 있는 좋은 의료환경 하의 환자들이 포함된다.

　③ 나쁜 환경 하의 좋은 건강: 충분히 자기간호를 할 수 없는 환경으로 인하여 지식을 가진 간호사와 같은 지지체계는 없으나 안녕을 얻을 수 있는 기본정보를 가지고 있는 사람들이 포함된다.

　④ 좋은 환경하의 좋은 건강: 평안한 상태의 생활양식과 유전적 잠재성, 재정자원 및 시간 등을 포함한 충분한 자원을 가진 사람들이다.

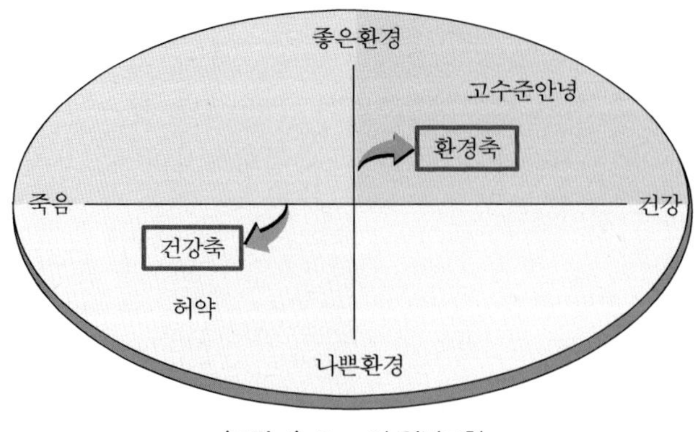

〈그림 1〉 Dunn의 안녕모형

5) Travis의 모형

(1) Travis(1981)의 모형은 중심점으로부터 양방향으로 이환/안녕을 나타내며, 중심점에서 오른쪽으로 갈수록 건강이 증진되고, 중심점에서 왼쪽으로 가면 건강과 안녕상태로부터 점차 나빠진다. 화살표의 왼쪽 끝은 조기사망이고 오른쪽 끝은 고수준건강이다.

(2) 중심점에서 오른쪽으로는 3가지 단계를 거치는데, 그것은 자각, 교육, 성장이다.

① 자각: 현 생활양식에 대한 평가와 개인이 하고 있는 일의 확인으로부터 일어난다.

② 교육: 개인이 새로운 정보를 얻거나 전에 배운 내용을 강화하는 것이다.

③ 성장: 변화를 통하여 개인의 잠재력을 신장시키는 과정이다.

(3) Travis는 이환/안녕의 연속선을 통하여 전통적인 치료모형과 안녕모형을 비교하여 설명하는데, 전통적인 치료모형은 왼쪽으로부터 이환의 증상이 소멸되는 중심점까지의 개인을 다룬다. 예를 들면, 혈관성 두통이 생기면 약을 투여하여 두통과정의 시발점을 제거하는 방법으로 치료를 한다고 할 때, 이 치료는 개인을 연속선상의 중심점으로 이동하게 한다.

(4) 개인은 안녕모형에 의거하여 연속선상에서 중심점 밖으로 움직여질 수 있으며, 개인이 연속선상의 어느 시점에 있든 적용할 수 있다. Travis는 안녕모형과 치료모형이 공존하는 것이 바람직하다고 하였다.

(5) Travis의 모형은 정적인 모형이 아니라 동적인 모형이다. 즉, 개인은 내적·외적 스트레스 요인에 따라 연속선상을 계속 움직이면서 건강을 증진시킬 전략을 갖는다.

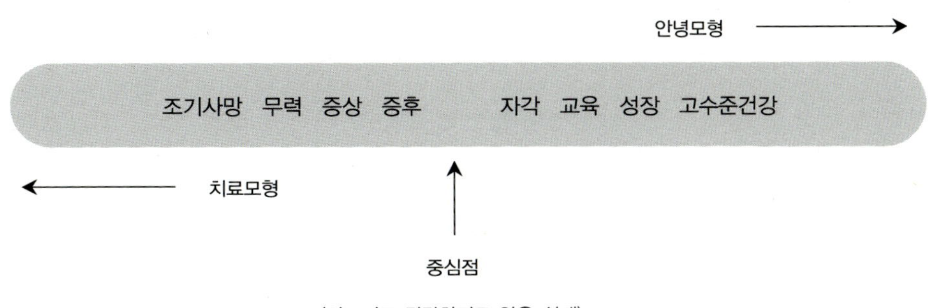

〈그림 2〉 Travis의 이환/안녕의 연속성

6) Ardell의 모형(1986)

(1) Ardell의 이환/안녕 체계는 두 체계를 비교하면서 안녕모형을 구성하고 있으며, Travis처럼 동적인 모형이다. 개인들은 아픔상태에서 안녕상태로 움직이거나 그와 반대로 움직인다.

(2) 이환체계와 안녕체계는 각각 6가지 단계를 가지는데, 적정건강, 건강함, 전조, 증후와 증상, 질병, 무능과 죽음이 그것이다.

　① 안녕체계: 개인은 적정건강을 향하여 움직이며, 중재는 어느 시점에서나 가능하다. 즉, 대상자는 콜레스테롤 양이 많아지기 전에 지방섭취를 줄일 수 있고, 순환기계 증상이나 호흡기계 증상이 나타나기 전에 흡연을 그만둘 수도 있다. 또한 질병과정에 있더라도 통증을 조절하기 위한 긍정적인 이미지를 사용할 수도 있다.

　② 이환체계: 건강문제가 발생한 이후에만 행동이 시작되는 방어체계이므로, 중재는 증후와 증상, 질병, 무능과 죽음 단계에서만 가능하다. 중재는 산발적일 뿐 아니라 증상을 완화하기 위하여 치료중심으로 실시된다.

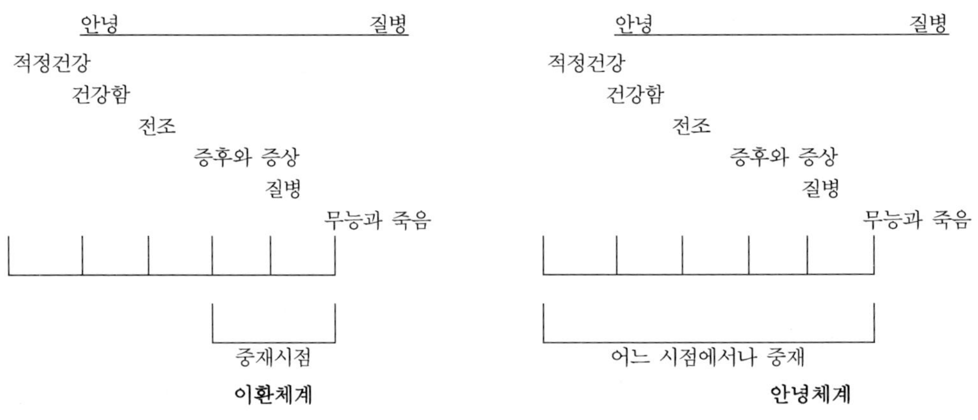

〈그림 3〉 Ardell의 이환/안녕체계

(3) Ardell은 안녕상태를 위한 생활양식에는 자기책임, 영양에 대한 자각, 신체적 건강, 스트레스 자각과 관리, 환경에 대한 민감성 등 5가지 차원이 있다고 한다.

　① 자기책임은 좀 더 중요성이 커 중앙에 위치하며, Ardell의 모형에서 핵심이 된다. 왜냐하면 사람들은 그들 자신이 건강을 책임져야 한다는 신념을 가지지 않는다면 다른 4개의 영역에서 긍정적인 건강증진 행위를 실천하거나 추구하지 않을 것이기 때문이다.

　② 신체건강의 '4S': 힘(strength), 체력(stamina), 유연성(suppleness), 기술(skill)

　③ 실제로 각 영역에 대해서 개인행위에 대하여 자기책임을 가지는 것이 고수준안녕에 도달하는 데 필요하다. 그러므로 자기책임이 Ardell의 안녕모형에서 핵심이 된다.

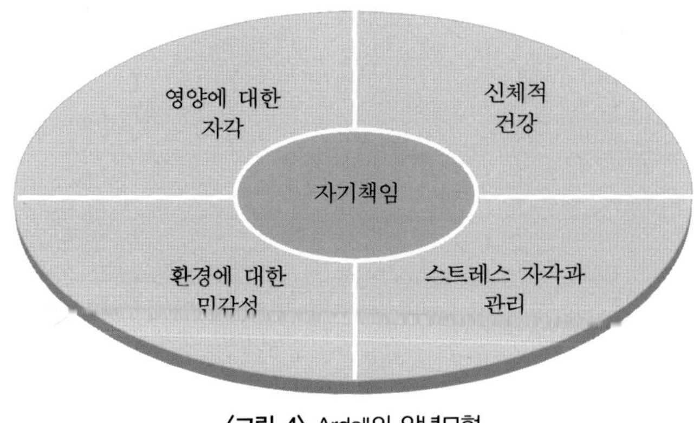

〈그림 4〉 Ardell의 안녕모형

3. 건강증진과 보건교육

오늘날의 건강개념은 질병이 아닌 건강에 대한 교육을 강조하는 것으로 확대되어 감에 따라 건강개념의 변화는 건강증진의 방향으로 강조되어 가고 있다.

우리나라는 1995년 1월 5일 제정된 국민건강증진법은 국민에게 건강에 대한 가치와 책임의식을 함양하도록 건강에 관한 바른 지식을 보급하고 스스로 건강생활을 실천할 수 있는 여건을 조성함으로써 국민의 건강을 증진함을 목적으로 한다(법 제1조). 또한, 보건복지부장관이 국민건강증진 및 보건교육에 관한 전문지식을 가진 자에게 보건교육사의 자격증을 교부할 수 있도록 규정하고 있다(국민건강증진법 제12조의2 제1항).

공식적으로 건강증진이란 개념을 사용한 것은 1974년 캐나다에서 Lalond의 보고서와 1976년 영국정부의 Prevention and healthy; everybody's business, 1979년 미국에서 Surgeon general's report; healthy people이 발표되면서이다. 이 세 가지 보고서에는 건강에 영향을 미치는 광범위한 환경적 요소들의 역할과 개인적 생활양식에 대한 논의를 하였고, 개인건강의 절반 이상이 개인의 조절 하에 있는 생활습관에 의해 결정된다고 설명하였다. 즉, 건강증진이란 한마디로 건강을 증진시키는 것이다. 다시 말한다면, 건강한 한 개인이 일상생활을 정상적으로 수행해 나아갈 수 있도록 신체 및 정신적인 안녕상태를 증진시키는 것이라 말할 수 있다. 이는 또한 사람들로 하여금 자신의 건강에 관한 관리능력을 증가시키고 개선하도록 하는 체계적인 과정을 의미하는 것이다.

위와 같은 건강증진의 정의와 더불어서, 또 다른 관점에 따라 다양하게 기술된 내용들을 살펴보면 다음과 같다.

① Brubaker(1983)는 건강증진이란 "개인의 습관이나 환경의 변화를 촉진하는 과정을 통해서 높은 수준의 안녕을 향해 나아가는 건강관리"라고 하였다.

② WHO(1984)는 건강증진은 "개인이나 지역사회로 하여금 건강결정인자에 대한 효과적인 통제를 통하여 자신의 건강을 향상시킬 수 있는 능력을 갖도록 하는 일련의 '과정'이다."라고 밝혔다.

③ Laffery(1985)는 건강증진이란 "더 높은 건강과 안녕을 성취하기 위한 목적으로 하는 행동이다."라고 정의하였다.

④ 제1차 오타와(Ottawa) 국제회의(1986)에서는 "사람들이 건강에 대한 관리능력을 높이고 자신의 건강을 향상시킬 수 있게 하는 과정이다. 즉, 건강증진의 목적은 개인이나 지역사회의 자기 관리능력을 높여 건강을 향상시키는 것이며, 건강증진 사업내용은 특정 건강관리 사업 내용의 변화가 초점이기보다는 건강관리사업 수행과정의 변화가 핵심인 것을 알 수 있다."라고 밝혔다.

오타와 선언에서는 건강증진사업의 성공적 추진을 위한 5가지 필수전략이 채택되었으며, 이에 따라 세계보건기구는 다음의 5가지 전략을 권장하고 있다.

- 건강증진 활성화를 위한 공공정책을 수립한다.
- 건강증진을 지원할 수 있는 환경을 조성한다.
- 건강증진을 위한 지역사회활동을 강화한다.
- 건강증진을 위한 개인의 능력/역량을 개발(자기건강 돌보기 육성)한다.
- 건강증진을 적합하도록 보건의료서비스 방향을 재설정(보건서비스 개혁)한다.

⑤ O'Donnell,(1986)는 건강증진이란, "최적의 건강상태를 향하도록 생활양식의 변화를 돕는 예술이며 과학이다."라고 설명하였다.

⑥ Pender(1987)는 건강증진이란 "안녕의 수준을 증가시키고 개인, 가족, 지역사회의 건강잠재력을 실현시키도록 하는 활동으로 구성되며, 질병이나 문제 지향적이 아니라 건강의 긍정적인 잠재성을 확장시키기 위하여 추구하는 것"이라고 정의하였다.

⑦ 제2차 아데레이드(adelaide) 국제회의(1988)에서는 오타와 헌장에서 확인한 5개의 건강증진 전략 중 공공정책의 4가지 우선분야를 확인하였다.

- 여성건강의 개선
- 식품과 영양
- 흡연과 음주
- 지원적 환경의 조성

⑧ Kulbok과 Baldwin(1992)은 건강증진이란, "건강습관을 선택하거나 부정적인 건강증진 행위를 회피하는 것 이상의 의미로 건강과 관련된 지식, 태도, 행위의 복잡한 망을 포함하며, 건강증진을 위해서는 경제적, 문화적, 사회적 환경 속에서 복합적인 개인의 생활방식을 선택하는 것이 필요하다."고 하였다.

⑨ 제3차 선스볼(sundsvall) 국제회의(1001)에서는 오타와 헌장에서 확인된 5개의 건강증진 전략 중 건강에 대한 지지적 환경에 대한 회의로 인해 건강과 물리적인 환경 간의 필수적인 관계를 집중 조명하였던바, 다음과 같이 6개의 분야에 초점을 맞추게 되었다.

- 환경을 변화시키는 전략으로 정책개발
- 법제도
- 조직방향의 재설정
- 옹호
- 인식의 제고
- 능력의 부여
- 자원의 동원
- 지역사회 역량의 강화를 채택

⑩ 제4차 자카르타 국제회의(1997)에서는 건강증진이란 "전통적인 한계를 극복하고 사회의 서로 다른 분야에서의 협력을 도모하는 것"으로 정의하였다. 이 회의에서는 오타와 선언에서 5가지 전략을 유지하고 우선순위를 아래와 같이 설정하고 있으며 건강증진을 보건의료개발의 중심에 두고 있다.

- 건강증진을 위한 사회적 책임감 증진
- 건강증진사업의 개발을 위한 투자의 증대
- 지역사회의 역량증가와 개인의 능력향상
- 건강증진을 위한 과학적 근거의 강화
- 건강증진을 위한 인프라 구축

⑪ 제5차 멕시코 국제회의(2000)에서는 제4차 자카르타 국제회의의 기본전략 외에 취약한 환경에 거주하는 사람들의 건강한 삶을 향상시키고 계층 간, 지역 간의 건강 불균형의 해소가 주요 논제로 토의되었다. 건강의 불균형을 유발하는 원인으로는 자원에의 접근성, 사회적·구조적 불균형, 성의 평등 등이 언급되었으며, 이를 해소하기 위한 건강증진 전략으로는 건강 결정요인에 중점을 둔 전략을 유지하면서, 개인의 권한 및 능력증가를 강조하고 건강 불균형

의 결정요인에 역점을 두었다고 하였다. 또한 제4차 자카르타 국제회의에서 논의된 우선순위 외에 의료체계와 서비스 재정비가 추가되었으며 아래와 같은 쟁점이 논의되었으며, 특히 건강증진을 위한 과학적 근거확보와 파트너십 형성을 강조하였다.

- 건강을 위한 사회적 책임감의 증진
- 건강증신 빛 개발을 위한 투자의 증대
- 지역사회의 역량과 개인의 능력향상
- 건강증진을 위한 과학적 근거의 강화
- 보건조직과 서비스의 재구성

⑫ 제6차 방콕 국제회의에서는 방콕헌장을 채택하였으며 건강 결정요소를 다루기 위한 정책과 파트너십을 강조하였으며 우선순위로는 다음과 같다.

- 건강증진
- 건강 결정요소에 대한 대처
- 모든 사람들의 건강을 위한 노력
- 건강증진 정책의 실행을 위한 전 세계적 서약

⑬ 제7차 케냐 국제회의에서는 수행역량 격차해소를 통한 건강증진과 개발을 강조하였으며 우선순위로는 다음과 같다.

- 지역사회 권능부여
- 건강지식 및 건강행동
- 보건시스템 강화
- 파트너십 및 부문 간 활동
- 건강증진 역량구축

※ 건강증진을 위한 국제회의 연혁을 살펴보면 다음과 같다.

- 1974년 Lalonde 보고서: 건강, 질병, 사망에 관한 결정요인으로 올바른 생활양식의 중요함 강조
- 1978년 Alma-ata(알마타) 선언: 새로운 차원에서 건강문제와 건강증진 접근 주장

<표 1> 국제건강증진회의 개최지 및 특징

구 분	연 도	개 최 지	주요 내용
제1차	1986년	캐나다, 오타와(Ottawa)	건강증진에 대한 새로운 개념이 검토되기 시작했고, 건강증진의 개념 및 다섯 가지 영역 제시
제2차	1989년	호주, 아델레이드(Adelaide)	오타와 헌장의 내용 중 건강증진을 위한 "건강한 공공정책의 확립"
제3차	1991년	스웨덴, 순스발(Sundsvall)	건강증진을 위한 건강지향적 환경조성에 관한 논의 전개
제4차	1997년	인도네시아, 자카르타(Jakarta)	21세기 건강증진 추진을 선언, 건강증진을 위한 우선순위 제시
제5차	1998년	멕시코, 멕시코시티(Mexico City)	건강불평등 완화와 형평성 달성 논의
제6차	2005년	태국, 방콕(Bangkok)	모든 사람들의 건강목표 달성을 위해 요구되는 책임과 각오를 강조, 행동을 위한 정책과 파트너십
제7차	2009년	케냐, 나이로비(Nairobi)	수행역량 격차해소를 통한 건강증진과 개발

우리나라의 건강증진법에 의한 사업내용과 보건교육의 내용을 살펴보면 다음과 같다.

(1) 건강증진 사업내용(국민건강증진법 제19조 제2항)

① 보건교육 및 건강상담(이용자의 개인별 건강상태를 기록하여 유지·관리)

② 영양관리(이용자의 개인별 건강상태를 기록하여 유지·관리)

③ 구강건강의 관리(이용자의 개인별 건강상태를 기록하여 유지·관리)

④ 질병의 조기발견을 위한 검진 및 처방(이용자의 개인별 건강상태를 기록하여 유지·관리)

⑤ 지역사회의 보건문제에 관한 조사·연구

⑥ 기타 건강교실의 운영 등 건강증진사업에 관한 사항

(2) 보건교육의 내용(국민건강증진법 제17조)

① 금연·절주 등 건강생활의 실천에 관한 사항

② 만성퇴행성 질환 등 질병의 예방에 관한 사항

③ 영양 및 식생활에 관한 사항

④ 구강건강에 관한 사항

⑤ 공중위생에 관한 사항

⑥ 건강증진을 위한 체육활동에 관한 사항

⑦ 기타 건강증진사업에 관한 사항

위의 건강증진에 관한 정의를 종합해 본다면, 건강증진이란 개인이 처한 한경이나 개인적 습관을 변화시켜서 최고의 안녕에 도달하는 것으로 정의될 수 있으며, 건강을 위한 능동적인 의지와 목표가 있고 개인의 안녕수준, 자아실현 및 자아성취를 유지하고 증진시키기 위한 접근행위이다. 이러한 실천적 활동이나 행동을 지속적으로 유지시키는 것, 즉 건강증진 행위의 개념까지도 포괄하고 있는 광의의 개념임을 알 수 있다.

또한 가장 중요하고 우선적인 건강증진에 관한 기본적인 방향은 '건강을 위한 사회적인 책임을 조장하는 것'이다. 따라서 건강생활실천(1차 예방), 질병예방(2차 예방), 질병관리(3차 예방) 등의 단계별 국가개입전략을 적용함으로써, 질병치료차원의 접근이 아닌 질병의 원인을 사전에 제거하는 예방적인 차원의 적극적인 국가건강관리정책으로서의 전환을 위한 필수적인 사항인 것이다.

결론적으로 보건교육의 국가적 또는 사회적 책임과 역할을 담당할 보건교육사는 보건교육 전문가의 책무를 다하기 위해 보건프로그램에 관한 개념을 정립하고 기획하고 실행하여 평가할 수 있는 지식을 이 책을 통하여 갖추어 나아가야 할 것이다.

제2절 보건교육사의 이해와 역할

1. 보건교육의 의의와 정의

보건교육은 세계보건기구가 1978년부터 계속 주창해 온 1차 보건의료의 필수적 서비스 가운데 가장 중요한 서비스로 단순한 보건지식의 전달이 아닌 행태를 변화시키는 일이므로, 전문적인 보건교육 수행능력을 갖춘 보건교육 전문인력의 역할이 강조되어 왔다.

시몬즈(Simonds, 1976)는 "보건교육사는 항상 개인과 지역사회 보건문제를 고려하면서 일반 대중을 교육시키고 보건분야에서 다른 훈련에 의해서 효과적으로 이루어진 기능을 보장하는 것이다."라고 정의하였다. 보건교육사의 정의는 학자에 따라 약간씩 다르지만 의미는 거의 같다.

전문적으로 훈련된 보건교육사 자격자는 보건교육 프로그램을 계획하고 지도하며 평가하는 유일한 기능을 가지며, 그 목적은 사람들이 건강한 생활을 받아들이고 유지하도록 격려하며 유효한 보건사업과 서비스를 현명하게 사용하고 받아들일 수 있도록 개인과 집단이 그들 자신이 결정하게 하여 그들의 건강상태와 환경을 증진시키도록 하는 데 있다.

2. 미국의 보건교육사

미국의 경우 보건교육사는 Health science educator, certified health education specialist, public(community) health educator, 그리고 School health educator 등으로 분류하고 있으며, 군 보건소 조직에 보건교육사가 임명되어 보건교육에 대한 전반적인 계획을 수립하고 관내에서 보건요원들이 원활한 보건교육을 수행하고 평가할 수 있도록 지도하며 도와주고 있다.

미국은 20세기 중엽에도 공공보건 의료기관에 많은 보건교육사(health educator)들이 활동하고 있었다. 1970년대에 주 정부에서 중고등학교에 근무하는 보건교육사의 자격을 인정하였다. 1978년 메릴랜드(Maryland)의 베데스다(Bethesda)에서 정부지원으로 보건교육사의 교육과정과 실무상의 공통점 및 차이점에 대한 워크숍을 개최하여 보건교육 전문가 자격심사제도 도입을 위한 단계적 접근목표를 수립하여 추신하였다.

미국은 1982년 가을에 보건교육사 양성교육을 위한 국가회의가 개최되었고, 보건교육사 훈련기관에 도움을 주고자 교과과정 모델개발이 시작되었다. 1985년에 보건교육사 자격을 위한 능력본위 교과과정 개발지침과 계획이 완성되었고, 1982년에 기존의 모든 보건교육사 양성교육기간의 교과과정 운영실태를 조사하였고, 1985년에 이어 대한 교과과정 안내서가 출간되었다.

1988년에 보건교육 자격심사제도위원회가 구성되어, 1990년부터 보건교육 전문가(CHES: certified health education specialist)를 인정하는 시험을 실시하여 첫해에 644명을 배출하였으며, 그 후 매년 시험을 통해 인력을 배출하여 오고 있으며, 2007년 현재 2만여 명의 보건교육 전문가가 배출되었다. 미국은 현재 비의사인 보건학석사 소지자가 주로 보건교육사로 활동하고 있다.

보건교육 전문인력자격에는, 첫째, 자격(certification)제도로 위에서 기술한 바와 같이 보건교육 자격심사제도위원회에서 매년 실시하는 시험을 통한 자격인정이 있으며, 둘째는 인증(accreditation)제도로 대학원에서 보건교육을 전공한 졸업생에게 공중보건교육협의회(CEPH: council on education for public health)에서 승인서를 부여하며, 학부에서 보건교육을 전공한 학생에게는 보건교육 증진을 위한 학회 및 공중보건교육협회(SOPHE: society for public health education)에서 승인서를 부여한다. 이 위원회에서 자격을 받은 후 매 5년마다 보수교육을 실시하여 재인증을 부여한다.

보건교육사는 보건교육 프로그램을 계획, 지도, 평가하는 유일한 기능을 가지며, 초·중고등학교, 보건당국, 병원, 사기업, 보험조합, 보건유지기구, 대학, 자원보건단체, 보건소, 중앙 및 지방단체 그리고 보건관련단체 등 보건서비스 책임이 있는 부서에서 종사할 수 있다.

세계보건기구(WHO)에서도 1948년 제네바 본부에 보건교육부서를 설치하고 보건교육사가 배치되어 활동하고 있으며, WHO 6개 지역사무소에도 보건교육 전문가(CHES)를 임용·배치하고 있으며 이들은 주로 미국보건대학원 출신으로 보건교육사 자격을 획득한 자들이다.

<표 2> 전문보건 교육사(CHES) 7대 책임 및 능력(미국)

	보건교육사 7대 임무(책임)	목차
①	보건교육을 위한 개인과 지역사회의 요구도 조사 (assess individual and community needs for health education)	• 보건관련 데이터 검색 및 수집, 교육에 필요한 결과도출 • 학습에 영향을 미치는 요인결정 • 보건교육 수행을 방해 또는 장려하는 요인규정
②	보건교육 전략, 중재, 프로그램 기획 (plan health education strategies, interventions and programs)	• 프로그램 기획개발과 인력과 조직참여 • 지역사회 조직체계와 데이터 분석 간의 조정 • 평가가능 프로그램 목표설정, 전략, 중재방법개발, 선택 • 수행에 영향을 미치는 영향 요인 사정

③	보건교육 전략, 중재, 프로그램 수행 (implement health education strategies, interventions and programs)	● 실행 계획 착수 ● 전략, 중재, 프로그램 구현을 위한 다양한 기술활용 ● 연수 프로그램 수행
④	보건교육과 관련된 평가와 연구수행 (conduct evaluation and research related to health education)	● 평가와 연구를 위한 계획과 평가과정 고찰 ● 데이터 수집을 위한 조사도구 개발, 도출된 결과해석 ● 향후 보건관련 사업들을 위한 고찰과 제언
⑤	보건교육 전략, 중재, 프로그램 관리/행정 (administer health education strategies, interventions, programs)	● 조직적 리더십 개발 ● 예산(재정적) 및 인적 자원확보와 관리 ● 프로그램을 위한 수락과 지지 확충
⑥	보건교육 정보원으로서의 활동 (serve as a health education resource person)	● 보건관련 정보자원들의 활용 ● 보건정보 제공을 위한 자료선정과 요청에 대한 응답 ● 자문적 리더십 수립
⑦	보건교육을 위한 지원 및 의사소통 (communicate and advocate for health and health education)	● 보건교육에 대한 현재와 장래의 요구도 사정과 반응 ● 다양한 의사소통 방법과 기술선택 ● 보건교육 전문성 향상을 위한 개인적, 집단적 노력 ● 건강증진과 관련된 건강정책에 영향

※ 자료: 대한보건교육사회, 2·3급 보건교육사 문제집, 파란마음 출판사, 2011.
※ 상기 7개 항은 1985년 작성된 초급수준(entry-level)이며, 1999년 전문수준(graduate-level)으로 다음 3개 항이 추가
　⇨ ⑧ 보건교육의 연구방법론 적용, ⑨ 보건교육행정, ⑩ 보건교육의 전문성 향상

제3절 보건교육사 양성제도

1. 보건교육사의 필요성

1) 건강에 대한 국민의 관심이 높아가고 각종 암, 고혈압, 당뇨 등 만성퇴행성 질환으로 인한 의료비가 증대하면서 만성질환의 예방과 관리를 통한 삶의 질 향상과 경제적 부담감소가 국가보건정책의 중요한 과제로 대두되었다.
   (1) 생물학적 단일병인에 의한 감염성 질환보다는 인구의 고령화, 생활습관의 변화, 공업화 및 도시화로 인한 환경오염 등으로 만성퇴행성 질환이 크게 증가하고 있다.
   (2) 만성퇴행성 질환을 예방하기 위해서는 흡연, 음주, 운동, 식생활 등 건강생활습관의 개선이 필요하며, 개인의 건강행위 실천수준을 향상시키기 위해서는 구체적인 보건교육사업이 강화되어야 하고 이에 따른 전문보건 교육인력이 필요하다.

2) 보건교육은 세계보건기구(WHO)가 1978년부터 계속 주장해온 1차 보건의료의 필수적 서비스 가운데 가장 중요한 서비스로 단순한 보건지식의 전달이 아닌 건강과 관련된 행태를 변화시키는 일이므로 전문적인 보건교육 수행능력을 갖춘 전문인력의 역할이 강조된다.
   (1) 우리나라는 국민건강 확보를 위하여 1995년도에 국민건강증진법을 제정하여 보건교육사업을 강화하고 있으나 인력, 예산 등의 제약으로 여전히 활성화가 미흡한 실정이다.
   (2) 특히, 실제현장에서 보건교육에 참여하고 있는 인력들에게 보건교육 전문가가 갖추어야 할 지식과 전문성을 함양할 수 있는 교육 및 훈련기회가 매우 제한적으로 제공되고 있어 보건교육사업이 효율적으로 이루어지는 데 장애가 된다.

3) 건강증진사업을 성공적으로 추진하고 그 성과를 높이려면 주민들의 보건에 대한 의식행태 수준을 높여 건강생활을 습관화하도록 해야 하며, 이를 위해서는 보다 체계적이고 효율적인 보건교육사업을 계획, 수행, 평가할 수 있는 보건교육 전문인력, 즉 보건교육사 자격을 갖춘 인력이 양성되어 보건소, 산업장, 의료기관, 학교, 민간보건단체 등에 배치·활용되어야 한다.

2. 보건교육사 역할과 활동영역

1) 주요 역할

　보건교육사는 일반인들이 건강한 생활을 실천·유지하도록 격려하고, 그들이 건강을 향상시킬 수 있도록 생활양식의 변화를 도와주고 개인과 집단의 건강을 유지·증진하기 위해서 필요한 보건교육 프로그램을 계획, 실행, 평가하는 역할을 담당한다. 주요 역할은 다음과 같다.

　　(1) 보건정보 수집, 분석 및 평가(지역사회 진단으로 보건교육 요구도 조사 및 결과)

　　(2) 보건교육사업의 기획과 프로그램 작성

　　(3) 보건교육 프로그램 실행(관련 보건의료기관과 협조)

　　(4) 보건교육 방법 및 매체와 자료개발

　　(5) 보건교육 서비스 연계 및 조정

　　(6) 사업장에서 근로자에 대한 보건교육 및 건강정보제공

　　(7) 보건의료기관에서 일반 환자 보건교육

　　(8) 학교 보건교육의 실시와 지원(직접 교육 또는 보건교사와 협조, 지원)

　　(9) 노인요양 보호서비스와 방문보건사업에서 건강교육 및 상담

　　(10) 민간보건의료단체(건강보험, 건강관련단체, 사회보건복지단체 등)에서 건강상담

2) 보건교육사의 활동영역

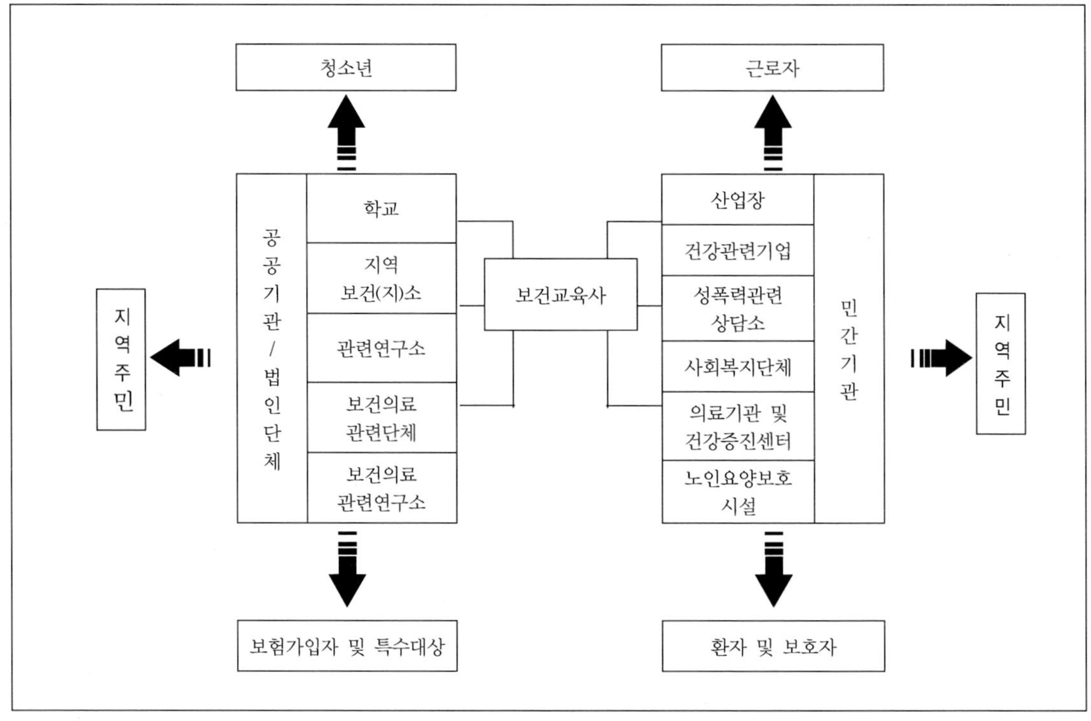

※ 출처: 대한보건교육사회, 2·3급 보건교육사 문제집, 파란마음 출판사, 2011.

3) 보건교육사의 자질

(1) 원만한 대인관계

(2) 흥미와 열의

(3) 대상자의 참여유도

(4) 적은 감정변화

(5) 의사소통: 경청, 주의집중, 분명한 언어사용

(6) 친절한 태도

(7) 편견제거

(8) 평가참여

(9) 단정한 태도, 밝은 표정

제4절 보건프로그램

1. 프로그램의 정의

(1) 보건교육 프로그램에서 프로그램(program)은 조직의 목적달성을 위한 수단 또는 활농체계로 이해할 수 있다.

(2) 또한 프로그램은 특정한 목적달성을 위하여 자원과 기술이 투입되어 일정한 절차에 따라 이루어지는 조직의 계획적인 활동체계로 정의할 수 있다.

(3) Barker(1995): 해야 할 일에 관한 계획과 지침이다.

(4) Rapp와 Poertner(1992): 하나의 목적달성을 위한 여러 활동의 집합체이다.

(5) Patti(1983): 조직의 설립이념 또는 사명(mission)을 충족시키기 위해서 서비스 기술이 클라이언트(client) 집단에 적용되는 활동이 이루어지는 체계이다.

(6) Royse 등(2001): 특정한 목표달성을 위한 조직화된 활동의 체계, 프로그램의 대상이나 참여자에게 영향을 주기 위한 개입이나 서비스이다.

(7) Weingbach(2003): 자체적으로 다소간에 목적, 목표, 정책, 절차, 규칙 그리고 예산을 갖춘 조직의 한 구성요소이다.

2. 프로그램의 기본적 구성요소

1) 목적

(1) 모든 보건교육 프로그램은 그 자체의 목적성을 갖는다.

(2) 프로그램의 목적(goal)은 프로그램 활동이 궁극적으로 추구하고자 하는 가치와 바람직한 미래의 상태를 의미한다.

(3) 프로그램의 목적은 두 가지 방향성을 갖는데, 첫째 상향적으로 기관의 설립이념과 사명헌장의 달성을 위한 수단으로써 각각의 프로그램은 통합의 과정을 거치게 된다. 둘째, 하향적으로 구체적인 목표(objectives)로 분화의 과정을 거치며 이러한 구체적인 목표는 개별 클라이언트의 변화목표로 세분화된다.

2) 자원과 기술

(1) 보건교육 프로그램은 반드시 자원과 기술(resources and technology)이 결합된다.

(2) 보건교육 프로그램의 수행에 필요한 자원(resources)은 인적 자원과 물적 자원으로 나누어진다. 인적 자원은 보건기획가, 보건교육사 등의 인력(man-power)을 말하며, 물적 자원은 예산 등의 재원(fund)을 말한다.

(3) 기술(technology)은 보건교육 프로그램의 기획모델과 건강증진을 위한 행동변화 이론 등을 포괄하는 이론(theory) 및 기법(techniques)을 말한다.

3) 프로그램 활동(계획된 활동)

(1) 보건프로그램 관리자는 일정한 기간을 설정하고 순차적으로 진행될 활동을 의도적으로 계획하여 진행시킨다.

(2) 프로그램의 매뉴얼을 개발하고 지침서가 마련되는 경우가 있는데, 이것은 계획된 활동(planned activities)이 체계적으로 진행되도록 만들어진 것이다.

(3) 활동(activities)에는 서비스 제공활동, 행정활동, 지역사회활동 등 3가지로 나뉜다.

① 서비스 제공활동(service delivery activities): 직접적인 클라이언트 집단에 서비스를 제공하는 활동으로 보건상담, 치료, 보건교육, 재활, 보호, 정보제공, 의뢰 등이 있다.

② 행정활동(administrative activities): 각종 보건프로그램 수행과 관련해 서류작성과 기록, 프로그램 예산수립 및 집행, 권한의 위임과 보고, 슈퍼비전과 회의 등 조직 내 프로그램을 효과적으로 진행시키기 위해서 수반되는 활동을 말한다.

③ 지역사회활동(community activities): 프로그램의 목적을 성공적으로 달성하기 위해서 기관외부에서 또는 지역사회 차원에서 이루어지는 활동으로 프로그램에 관한 지역사회나 정부기관으로부터의 합법성과 지지확보, 클라이언트와 후원자의 모집과 홍보, 지역사회 자원동원, 마케팅활동, 보건교육 네트워크 구축활동 등이 있다.

3. 우수 프로그램의 요건(Royse 등, 2001)

1) 적합한 인력배치와 안정적 재원

(1) 보건프로그램의 기본 구성요소인 자원은 인적 자원과 물적 자원으로 나누어진다.

(2) 인적 자원과 관련하여서는 특정 프로그램의 성격과 특성에 알맞은 전문인력 또는 비전문 인력이 적재적소에 배치되어야 성공적인 프로그램으로 발전될 수 있다.

(3) 프로그램 수행에 필요한 재원의 안정적 공급(stable funding)은 프로그램 성패를 좌우할 수 있다. 성공적인 프로그램은 충분한 예산적 뒷받침 아래 일관성 있는 프로그램의 수행 이 뒤따라야 하므로 안정적 재원의 공급은 무엇보다 중요하다.

2) 고유의 정체성과 철학

(1) 우수한 프로그램의 요건으로 반드시 필요한 것은 특정 프로그램이 갖는 고유의 정체성과 서비스 제공의 철학(philosophy)이다.

(2) 정체성(identity)은 개성과 특성을 의미하므로 개성과 특성이 있는 프로그램은 그 목적, 대상, 개입방법에서 유사 프로그램과 구별되는 요소를 지녀야 하고, 이러한 요소가 지역 사회나 대중에게 널리 인식되어야 한다.

(3) 성공적인 프로그램은 그 프로그램 수행과 서비스 제공활동에서 클라이언트에 대한 철학 을 담고 있어야 한다.

3) 이론적 근거와 실증적 개입

(1) 보건프로그램은 특정한 보건문제를 해결하기 위해서 고안되고 시행되고 있다. 여기서 보 건문제는 문제를 야기한 원인(질병이나 행태)과 그 결과로 인해서 발생하는 인간의 고통 과 사회적 비용에 대한 연구와 조사를 통해서 문제의 심각성이 알려진다.

(2) 보건문제를 해결하고자 마련된 보건프로그램은 문제의 원인에 대한 적절한 처방이 되어 야 하기 때문에 과학적인 이론의 뒷받침(theoretical foundation)이 필요하다.

4) 과학적이고 체계적인 평가노력

(1) 성공적인 프로그램의 요건으로 마지막으로 제시되는 요건이 과학적이고 체계적인 평가노 력(efforts for empirical valuation)이다.

(2) 이론이 현실에 적용되는지의 여부를 확인하고 프로그램의 목표가 어느 정도 달성되었는 지를 따져 보는 작업이 평가이다.

(3) 따라서 어떤 프로그램이 성공적이었다면 인과관계에 기초하여 보건프로그램의 개입으로 클라이언트 집단의 문제가 해결되거나 삶의 조건 또는 건강이 향상되었는지를 과학적이 고 객관적인 측정으로 성과를 확인할 수 있어야 한다.

(4) 프로그램 관리자나 담당자의 주관적 평가는 신뢰도가 약하기 때문에 과학적이고 체계적
    인 자료수집과 전문가적인 판단으로 평가가 이루어져야 한다.

4. 보건교육 프로그램의 개념

(1) 보건교육 프로그램은 보건교육의 대상, 보건문제 또는 건강주제 등에 맞는 목적달성을 위
    하여 인적 자원과 물적 자원, 기술을 투입하여 일정한 절차에 따라 이루어지는 조직의 계
    획적인 활동체계로 정의할 수 있다.
(2) 우리가 흔히 알고 있는 보건교육 프로그램으로는 금연 프로그램, 절주 프로그램, 비만관
    리 프로그램, 운동 프로그램, 영양관리 프로그램, 학교보건교육 프로그램, 산업장 보건교
    육 프로그램, 지역사회 보건교육 프로그램 등이 있다.
(3) 이렇듯 보건교육 프로그램은 매우 다양하지만, 프로그램은 주로 요구사정, 기획, 수행 그
    리고 평가의 4단계를 거친다. 자세한 내용은 다음 장부터 상술한다.

◈ 주관식 문제 ◈

1. 보건교육사가 교육방법 선택 시 고려해야 할 사항은?

　☞ 해답

　① 교육과제 및 내용

　② 예산 및 비용

　③ 대상자의 교육 정도

　④ 대상집단의 크기

　⑤ 학습목표의 난이도

　⑥ 교육실시 장소 및 시설

　⑦ 교육자의 능력

2. 1948년 세계보건기구(WHO)의 건강에 대한 정의(Definition)는?

　☞ 해답

　"건강이란 단순히 질병이나 불구가 없는 상태가 아니라 신체적·정신적·사회적으로 완전한 안녕의 상태이다."였다. 이후 1998년에는 영적 건강(spiritual health)을 포함하여 건강에 대한 범위를 확대하였다.

3. 보건교육사의 구체적인 책임과 역할은?

　☞ 해답

　① 기획

　② 수행

　③ 평가

　④ 프로그램 전략, 중재, 관리

　⑤ 보건교육의 중요한 인적 자원으로 활동

　⑥ 보건교육 커뮤니케이션과 옹호

　⑦ 연구방법론 적용

　⑧ 행정

　⑨ 보건교육의 전문성 향상

4. 보건교육 프로그램의 의의와 중요성은?

　☞ 해답

　① 복잡한 사회일수록 건강, 신체, 정신건강 외에 삶의 여러 측면을 반영하는 사회적, 지적,
　　영적 건강과 웰니스 포함

　② 현대인이 건강을 결정짓는 요인 중 가장 많이 영향을 미치는 보건행태에 구체적으로 알아봄.

　③ 건강을 향상, 증진시키기 위해 보건행태의 변화를 목표로 하는 보건교육이 중심적인 역할

　④ 효과적인 보건교육 프로그램을 위한 체계적인 구성, 내용, 세팅 절차설명

　⑤ 결과물인 행태변화와 건강한 생활양식이 개인과 인구집단의 건강증진에 직접적인 영향

제2장
프로그램의 기본개념

제1절 프로그램의 의의와 특성

1. 프로그램 정의

(1) 조직 목적달성을 위한 수단 또는 활동체계
(2) 목적달성을 위하여 자원과 기술이 투입되어 일정한 절차에 따라 이루어지는 조직의 계획
   적인 활동체계

2. 보건프로그램의 개념

(1) 건강관련 목적과 목표의 성취를 위하여 지속적으로 수행되어야 하는 계획되고 조직적인
   활동, 최종목적은 건강향상
(2) 보건교육의 대상, 보건문제 또는 건강주제 등에 맞는 목적달성을 위하여 인적/물적 자원,
   기술을 투입하여 일정한 절차에 따라 이루어지는 조직의 계획적인 활동체계
(3) 요구사정, 기획, 수행, 평가의 4단계로 구성

3. 유사개념

(1) 프로그램과 유사한 개념: 프로젝트(project)
(2) 프로그램은 일반적으로 사업계획으로 번역되며 건강증진 등 비교적 대단위의 복합적인
   계획을 가리키는 것으로 사용
(3) 이와 달리 프로젝트는 세부계획 혹은 단위사업 계획을 의미
(4) 건강증진 프로그램의 세부사업으로 금연사업, 절주사업 등이 프로젝트에 해당
(5) 일반적으로 개념을 혼용해서 사용하고 있는 실정

4. 인구집단 대상의 보건프로그램

(1) 인구집단을 대상으로 그들이 생활하고 있는 지역에서 그들의 건강과 삶의 질 향상을 추
   구하기 위해 제공되는 활동
(2) 지역(setting)은 주거지역, 직장(산업장), 학교, 보건의료기관 포함

5. 보건프로그램의 필요성 및 의의

(1) 사회가 복잡해짐에 따라 건강에 대한 요구는 높아지고 복잡해지므로 좀 더 적극적인 차원에서 건강을 추구해 나갈 수 있도록 보건프로그램이 필수적이다.
(2) 유전, 사회적 상황, 물리적 상황, 건강행위, 보건의료 등 5분야의 건강영역이 상호 작용하여 건강에 영향을 주고 있다.
(3) 각각의 영역이 차지하는 비율: 유전 30%, 사회적 상황 15%, 물리적 환경 5%, 건강행위 40%, 보건의료 10%
(4) 이 중 유전이 차지하는 상대적인 비중은 크지만 보건프로그램을 통한 중재의 가능성은 적다.
(5) 반면, 건강행위는 가장 통제가 가능한 요인으로 40~50%의 조기사망이 흡연, 음주, 운동 부족, 영양불균형, 스트레스 등의 건강행위와 관련이 있다.
(6) 보건프로그램을 통하여 생활습관 개선 및 건강행위 변화를 위한 노력으로 건강과 삶의 질 향상에 기여할 수 있다.

6. 보건프로그램 기획의 필요성

(1) 보건프로그램 개발 전체과정의 첫 번째 단계의 해당
(2) 보건프로그램 기획을 통해서 새로운 보건프로그램이 창출되거나 기본 보건프로그램 개선

제2절 보건프로그램 기획의 필요성

1. 합리성 증진

(1) 기획은 합리성을 증진시키기 위해 필요
(2) 기획은 미래지향적 활동으로 조직과 프로그램이 당면한 문제해결과 의사결정을 하는 과정에서 과학적이거나 경험적으로 검증된 수단과 방법을 채택하는데 기여

2. 효율성/효과성 증진

(1) 기획은 목적달성을 위하여 투입되는 비용과 인력을 사전에 고려하여 자원낭비를 줄일 수 있게 효율성 증진에 기여
(2) 최종 목적달성을 위한 가장 적합한 수단과 방법을 적용하는 의사결정에 도움을 주기 때문에 효과성 증진에도 기여
(3) 기획은 업무성과에 대한 올바른 측정을 가능하게 하며, 업무의 성취도를 높여 준다.

3. 책임성 증진

(1) 책임성이란 조직이나 보건프로그램의 정당성을 조직 외부에 제시할 수 있는 능력을 말한다.
(2) 정부, 지역주민, 관련기관 및 단체의 요구를 수용해서 바람직한 목표를 설정하여 운영되고 있다는 자료나 증거의 제시를 통하여 프로그램의 정당성 제시

4. 동기부여와 사기진작

(1) 기획은 대상자에게 동기를 부여하고, 보건프로그램 수행자의 사기를 진작하기 위해서 필요
(2) 보건프로그램 기획에 대상자 집단의 참여가 중요한 이유는 적극적 참여를 통하여 대상자 스스로 변화의 의지를 북돋을 수 있기 때문
(3) 또한 조직구성원과 보건프로그램 실행자의 사기를 높이는 데에도 기획이 중요한 역할을 수행

제3절 보건프로그램의 유형

1. 개발주체에 따른 유형

1) 국가 수준 보건프로그램
  (1) 국가 수준의 보건프로그램은 국가차원에서 정책적으로 수행하는 활동
  (2) 중앙부처에서 국민 전체 또는 특수계층을 대상으로 실시하는 각종 보건프로그램이 해당
  (3) 국민건강증진 종합계획에 따라 추진되는 여러 건강생활실천 프로그램이 건강검진 프로그램은 대표적인 예

2) 기관 수준 보건프로그램
  (1) 기관 수준 보건프로그램은 개별단위의 조직이 추구하는 목적 또는 목표를 달성하기 위하여 구체적으로 개발한 사업적 성격의 활동
  (2) 예로, 경로당 운동 프로그램은 개발주체가 보건소 또는 국민건강보험공단에 따라서 특성과 내용에 차이가 있다.

2. 대상 수준에 따른 유형

1) 개인(intrapersonal) 수준 보건프로그램
  개인에게 동기, 가치, 지식, 기술을 제공하여 문제와 위기상황에 대처할 수 있는 능력 함양

2) 개인 간(interpersonal) 수준 보건프로그램
  건강행동에 영향을 주는 가족, 직장동료, 친구 등 공식적, 비공식적 사회적 관계망과 사회적 지지 시스템에 관심을 기울인다.

3) 조직(instititional) 수준 보건프로그램
  조직으로 하여금 각 부서, 집단, 구성원의 요구를 보다 잘 충족시키고 상호 연결을 원활히 하는 데 관심을 기울인다.

4) 지역사회(Community) 수준 보건프로그램

개인, 집단, 조직 간에 공식적 또는 비공식적으로 존재하는 네트워크를 활성화시켜 각 부분과 협력을 강화

5) 정책(Policy) 수준 보건프로그램

건강을 위한 정부차원의 조례제정이나 각종 규제조치를 통하여 제도 확립

3. 구성범위에 따른 유형

1) 단일 보건프로그램
(1) 특정한 단일 목적 또는 목표를 달성하기 위한 독자적인 활동
(2) 보통은 1회 활동으로 구성

2) 연속 보건프로그램
(1) 문제해결을 위한 하나의 주제를 여러 개의 내용으로 나누어 일정한 순서에 따라 실행하는 활동
(2) 동일한 특성의 여러 활동 보건프로그램들이 단일의 목적과 목표를 달성하기 위하여 연속적으로 실시된다.
(3) 생애주기별 건강교실, 초급중급고급 운동교실 등이 해당

3) 통합 보건프로그램
(1) 통합 보건프로그램은 한 주제에서 세분화된 여러 활동이나 비슷한 성격을 가진 여러 활동들을 하나의 체계 속에 연결시켜 활동으로 구성한 것
(2) 각 활동들의 독창성을 어느 정도 유지하면서 적절하게 연결하여 하나의 큰 활동 구성
(3) 다양한 보건프로그램들이 수평적인 관계에서 서로가 서로를 보완하고 강화할 수 있도록 조직된다.
(4) 금연 프로그램은 흡연예방 교육, 금연상담, 금연도우미 교육프로그램, 금연 캠페인 등의 통합 보건프로그램으로 구성

4) 종합 보건프로그램

  (1) 여러 영역의 보건프로그램을 한 곳에 모아서 종합적으로 전제하는 보건프로그램

  (2) 각 보건프로그램의 고유한 목표와 성격을 그대로 유지하면서 그 연계성을 합리적으로 조합하여 하나의 종합적인 기능이 이루어지도록 한다.

  (3) 건강박람회를 개최할 경우에 각 영역별로 다양한 주제의 세부 보건프로그램을 운영하게 되는 전형적인 종합 보건프로그램의 사례

4. 국민건강증진 종합계획에 의한 중점과제별 사업유형

1) 건강생활 실천분야

  (1) 금연, 절주, 운동, 영양사업 등 생활습관 개선을 위한 사업이 해당

  (2) 금연클리닉 운영, 흡연규제 강화, 주류광고 모니터링 사업, 운동프로그램 개발 및 보급, 취약계층 영양지원 프로그램 등

2) 예방중심의 건강관리

  (1) 암 관리, 고혈압, 당뇨병, 과체중과 비만, 심뇌혈관 질환, 관절염, 전염병 관리, 에이즈 및 성병 관리, 정신보건, 구강보건 등의 건강주제에 따른 사업

  (2) 검진사업, 예방 및 홍보사업, 질환 관리사업 등

3) 인구집단별 건강관리

  (1) 모성보건, 영유아보건, 노인보건, 근로자 건강증진, 학교보건 등 각 집단별 보건사업

  (2) 임산부·영유아 건강검진사업, 선천성 대사이상 검사, 치매조기발견사업, 근로자 건강증진 프로그램, 학생영양 개선사업 등

4) 생활터별 보건사업

  (1) 지역사회, 학교, 산업장, 보건의료 조직 등 Setting별로 제공되는 프로그램

  (2) 각 생활터의 특성과 건강문제에 따라 건강생활 실천사업, 예방중심 건강관리사업, 인구집단별 사업 등 제공

5) 건강환경 조성사업

　건강 형평성확보를 위한 희귀·난치성 질환 관리사업, 방문보건사업, 취약지역 도시보건지소 설치, 건강형평성 제고를 위한 연구, 공공보건 의료기관의 보건의료 서비스 강화사업 등

◈ 주관식 문제 ◈

1. 좋은 프로그램의 특성을 5가지 이상 설명하시오.

   ☞ 해답

   ① 인력배치 요구

   ② 예산과 안정된 재정 필요

   ③ 대중에 의해 인지된 프로그램 정체성

   ④ 증거중심 연구결과에 기초

   ⑤ 이론적 근거

2. 프로그램의 과정을 순서대로 설명하시오.

   ☞ 해답

   표적집단의 요구사정 → 현존문제의 확인 → 적절한 목적과 목표설정 → 중재 활동계획 및 수행 → 결과평가

3. 프로그램실행 의사결정자들의 지원을 이끌어 내는 방법을 설명하시오.

   ☞ 해답

   이론적 근거는 표적집단에 대한 요구사정 결과, 프로그램의 일반적인 장점, 다른 성공정인 프로그램의 사업성과, 다른 사업과 비교했을 때 현재 프로그램의 우수한 점, 계획된 프로그램이 대상자를 얼마나 보호할 수 있는가 등을 제시하여 설득

제3장
문제분석

제1절 문제분석

　문제분석은 문제파악 과정으로 문제되는 상황과 문제의 원인을 파악하고, 건강문제를 가진 것으로 추측되는 대상자들의 특징과 그 규모를 파악하게 된다. 보건프로그램을 개발하는 것은 제기된 문제를 해결하는 방법을 마련하는 과정이라 할 수 있다. 문제분석을 통하여 파악된 클라이언트의 요구에 대처하는 방법이 보건프로그램이다. 따라서 보건프로그램은 클라이언트의 요구를 염두에 두고 개발되어야 한다.

문제분석을 위해서는 먼저 문제가 무엇인가를 규정하는 문제정의가 필요하다. 상황에 대한 해석이 다양할 수 있기 때문에 보건프로그램 기획에서는 가능한 모든 관점을 고려해야 한다. 그렇지 않으면, 불완전한 분석이 나올 가능성과 실행단계에서 기준에 대한 논란이 발생할 수 있다.

　문제분석 과정은 문제와 요구의 정의에 대해서 합의가 이루어졌다고 보고, 구체적으로 '누가', 그 문제 혹은 요구를 '얼마나' 가지고 있는가를 계산하는 과정이다. 이 분석과정에서 가장 중요한 것은 문제에 대한 정확한 개념정의라 할 수 있다. 즉, 문제의 구성요소들을 조작적으로 정의하는 작업이다. 그다음으로 문제의 각 구성요소들이 대상집단의 각 하위집단별로 어떻게 분포되어 있는가를 추적하는 것이다. 누가 어떤 문제를 얼마나 가지고 있는가를 측정하는 방법론이 흔히 요구조사로 일컬어지는 각종 조사기법들이다.

제2절 SWOT 분석

1. SWOT 분석의 의미

SWOT 분석은 경영기법의 하나로 조직 내의 경영능력과 환경변화를 동시에 고려하여 적절한 대응전략을 구사하는 것이다. SWOT는 조직의 환경분석에 필요한 강점(strength), 약점(weakness), 기회(opportunity), 위협(threat) 분석이라고 하는 4가지 요인들의 영문 머리글자를 따서 붙인 이름으로 매트릭스를 사용하여 분석한다. 외부환경의 변화로부터 기회(opportunity), 위협(threat) 요인을 도출하고 조직 내부로부터 강점(strength), 약점(weakness)을 도출하여 이들을 서로 결합하여 각 상황에 알맞은 전략을 개발한다.

SWOT 분석의 목적은 강점과 기회는 무엇이고 어떻게 최대한으로 활용하고 있으며, 약점과 위협에 대해서는 어떻게 대응하고 있는가를 평가하는 것을 목적으로 한다. 기회와 강점을 결합시키면 SO전략이라고 하는 사업구조, 영역, 대상을 확대하는 공격적 전략을 수립할 수 있다. 기회와 약점을 결합시키면 WO전략인 구조조정, 혁신운동 등의 국면전환 전략을 개발할 수 있다. 위협과 강점을 결합하면 ST전략인 다각화 전략으로 신사업 개발, 신기술, 새 방법, 새 대상집단 개발 등이 적합한 전략이다. 위협과 단점을 결합시키면 WT전략으로 사업의 축소, 폐지 등의 방어적 전략을 도출하게 된다.

<table>
<tr><td rowspan="2"></td><td colspan="2" align="center">외부환경</td></tr>
<tr><td align="center">기회</td><td align="center">위협</td></tr>
<tr><td rowspan="2">내
부
환
경</td><td align="center">SO전략
공격적 전략:
사업구조, 영역, 대상 확대</td><td align="center">ST전략
다각화 전략:
신사업 개발, 신기술, 새 방법, 새 대상집단 개발</td></tr>
<tr><td align="center">WO전략
국면전환 전략:
구조조정, 혁신</td><td align="center">WT전략
방어적 전략:
축소, 폐지</td></tr>
</table>

〈그림 1〉 SWOT 분석내용

2. SWOT의 4가지 요인

1) 강점

S는 strength의 약자로 기관의 내부에 초점을 맞추며 기관의 장점이 되는 요소, 활동 등으로 예를 들면, 기관의 전통, 직원 간의 응집력, 직원들의 전문화, 기금확보, 서비스 전달능력 등이다.

  (1) 기관 내부의 장점분석에 초점을 둔다.

  (2) 기관의 목적을 효과적으로 달성시키는 데 도움을 줄 수 있는 요소들을 규명한다.

  (3) 기관의 모든 장점을 규명하여 목록(list)화한다.

2) 약점

W는 weakness의 약자로 기관 내의 업무를 제한하거나 방해하는 요소활동 등으로 예를 들면, 직원의 노령화, 고질화된 직원들의 사기저하, 프로그램의 비전문성과 낙후성, 재원고갈, 승진기회의 부족, 부서 간의 조정기능 약화 등이다.

  (1) 기관 내부의 취약점에 초점을 둔다.

  (2) 기관의 모든 단점을 규명하여 목록화한다.

3) 기회

O는 opportunity의 약자로 외부와의 환경적, 조직적 요인이 잘 규합되면 기관의 목적달성에 상당한 혜택을 줄 수 있는 요소 활동이며, 지역사회에서의 지명도, 입지적 조건, 자원봉사자 확보와 교육성공 등이다.

  (1) 기관의 목적달성과 운영에 도움이 되는 요소이다.

  (2) 기관의 발전에 기여할 수 있는 긍정적인 외적 요소이다.

4) 위협

T는 threat의 약자로 발생 가능한 외부의 여건과 상황으로 실제로 발생한다면 기관에 상당한 피해를 줄 수 있는 여러 가지 요소들을 총칭한다. 예를 들면, 해당 상부기관과의 갈등, 타 기관과의 경쟁력 약화, 모금활동 실패, 경제·사회적인 여파로 인한 전반적인 지지기반 약화 등이다.

  (1) 기관의 발전에 위협이 될 수 있는 외적 요소이다.

  (2) 발전저해 요소를 규명하고 목록화한다.

제3절 우선순위 결정

1. 우선순위 결정의 의미

일반적으로 우리가 사용할 수 있는 자원은 한정되어 있기 때문에 그중에서 어떻게 우선순위를 결정하느냐 하는 것은 매우 중요하다. 우선순위 결정에 필수적인 자료는 보건분야의 관련 통계자료라 할 수 있다. 그러나 통계자료는 보건문제 현황을 파악하는 데 필수적이지만, 보건의료문제와 관련하여 환경적인 요소, 사회문화적 관심, 심리적인 수용태도 등에 관한 점들은 고려되어 있지 않기 때문에 그 현상을 초래한 사람들의 가치관이나 태도 등을 이해하기에는 한계가 있다. 지역사회에 존재하는 각종 문제점과 관련하여 중요한 것은 사람들의 가치관과 태도라 할 수 있다. 보건문제 우선순위 결정이란 현황과 관련한 보건관련 통계자료 등의 1차자료에 사람들이 중요하다고 믿는 가치와 판단을 부여하는 방법이다.

이와 같은 방법의 가장 쉬운 예는 정책결정자 또는 기획자의 가치를 기준으로 자신이 중요하다고 믿는-많은 사람이 가장 중요할 것이라고 생각하는-문제를 결정하는 것이다. 그러나 최근에는 의사결정집단에 다양한 인력-주민, 관계 공무원, 제공자 등등-참여가 이루어지도록 권고하고 있으며, 의사결정집단 구성 시에 고려할 최소한의 집단은 이용자, 제공자, 공공조직, 지역사회 등이다. 지역보건법이나 국민건강증진법에도 지역보건 의료계획이나 건강생활 실천협의회에 주민대표의 참여를 명시하고 있는 것도 계획과정부터 주민참여를 보장하고자 하는 데 있다.

2. 우선순위 결정방법

우선순위 결정방법은 우선순위 결정과정에서 결정기준을 선정하는 방법, 결정기준에 부여되는 점수산정 방식 등에 따라 다양한 방법이 있다.

1) 단순 결정방법

단순 결정방법은 도출된 문제점들에 대한 결정기준 항목을 구조화된 설문지로 작성하여 의사결정집단에게 배포한다. 의사결정집단에 참여하는 위원들은 설문지의 각 문항에 대한 주관적 판단 하에 개별적으로 완성하여 제출한다. 제출된 설문지의 점수를 집계하여 최고점 또는 최하점을 최고 우선순위로 결정한다. 단순 결정방법의 진행절차는 다음과 같다.

  (1) 제1단계: 설문지의 개발

    설문지 작성팀(소위원회) 구성 및 시행, 의사결정집단의 승인을 받는다.

  (2) 제2단계: 설문지 내용설명

    설문지의 개별문항에 대하여 질문의 의도, 질문의 범주, 답변을 통한 기대효과 등에 대한
    정보를 위원들에게 사전에 충분히 설명한다.

  (3) 제3단계: 설문지 작성

    설문내용, 결정기준 등에 대한 토론 없이 작성한다.

  (4) 제4단계: 설문지 취합 및 점수통계

  (5) 제5단계: 결과분석

    점수순위에 따라 우선순위를 부여한다.

2) 대표집단에 의한 결정방법

대표집단에 의한 결정방법의 전제는 다양한 배경을 가진 전문적 지식과 식견을 갖춘 인사들로 의사결정집단을 구성하여 이들의 다양한 견해를 토론을 통해 수렴하여 의사결정의 합의를 도출하는 것이다. 이 방법은 우선순위 결정과정에서 수리적 조작이 적은 대신 집단 내부의 광범위한 토론과 정보의 교환을 통하여 결정요인과 결정기준을 유출하게 된다. 지역사회에 존재하는 모든 보건의료 관련문제를 나열하여 문제목록을 작성하고, 이 문제들에 관한 정보를 교환하고 상호 간의 활발한 토론을 거쳐서 결정기준을 선정하고, 이 기준에 근거하여 문제점들에 대한 토론을 통해 우선순위를 결정하게 된다. 대표집단에 의한 결정방법의 진행절차는 다음과 같다.

  (1) 제1단계: 대표집단구성

    보통 대표집단은 15~20명이 적당하다.

  (2) 제2단계: 문제목록 및 결정기준 작성

    ① 일정한 서식을 배포, 지정된 시간 내에 독립적으로 작성하되 서술형으로 기재한다.

    ② 개별적으로 작성한 문제와 결정기준을 각각 하나의 차트에 전체 항목을 기재한다.

  (3) 제3단계: 토론(제1차)

    ① 토론을 통해 제시된 항목을 명료화, 세분화하고 제안된 항목에 대한 지지 또는 반박이
      이루어질 수 있도록 토론이 진행된다.

    ② 새로운 항목의 추가는 가능하지만 가능한 삭제는 허용하지 않는다.

(4) 제4단계: 문제평가

토론에서 선정된 기준에 근거하여 위원들은 각자가 선호하는 기준을 근거로 각 문제점들을 평가한다.

(5) 제5단계: 순위결정

문제별로 순위를 기재하여 전 위원들이 부여한 순위를 집계한다.

(6) 제6단계: 순위에 대한 토론

선정된 순위에 대하여 지지, 반박 등의 토론이 이루어진다.

(7) 제7단계: 최종결정

가중치를 부과한 순위를 기재하여 전 위원들이 부여한 순위를 집계한다.

3) BPRS(basic priority rating system): 기본우선순위 점수 시스템

(1) BPRS 방식의 개념

John Hanlon과 George Pickett(1998)이 개발한 방법으로 보건프로그램의 우선순위 결정에 널리 활용되고 있다. 다음 공식으로 건강문제의 우선순위를 평가하기 위한 점수를 계산한다.

$$BPRS = (A + 2B) \times C$$

(A: 문제의 크기, B: 문제의 심각도, C: 사업의 추정효과)

BPRS 방식에서 사용하는 건강문제의 평가기준은 Bryant의 우선순위 결정기준에서 주민의 관심도를 제외한 나머지 3개인 것처럼 보이나 실제내용을 살펴보면 문제 심각도의 세부평가 항목에 주민의 관심도가 포함되어 있다. BPRS 방식이 다른 우선순위 결정방식과 다른 점은 각 평가항목을 점수화하는 기준을 제시하고 있어서 PATCH나 Bryant 방법보다 자의적인 판단 여지를 줄이려고 노력한다는 점이다.

(2) BPRS 방식의 절차

① 건강문제의 크기: 만성질환은 유병률, 급성질환은 발생률로 건강문제의 크기를 점수화한다.

<표 1> BPRS 방식에서 건강문제의 크기계산

건강문제가 있는 인구의 크기	평점
25% 이상	9 혹은 10
10.0~24.9%	7 혹은 8
1.0~9.99%	5 혹은 6
0.10~0.09%	3 혹은 4
0.01~0.09%	1 혹은 2
0.01% 미만	0

② 건강문제의 심각도: 다음 4가지 세부항목을 고려하여 평가한다.

　㉠ 긴급성: 문제가 긴급한 정도, 주민입장에서의 상대적 중요도

　㉡ 경중도: 조기 사망률, 잠재수명 손실연수, 장애 정도

　㉢ 경제적 손실

　㉣ 타인에의 영향: 집단 혹은 가정에 대한 잠재적 영향

<표 2> BPRS 방식에서 건강문제의 심각도 계산

문제의 심각도	평점
매우 심각함.	9 혹은 10
심각함.	6, 7, 8
다소 심각함.	3, 4, 5
심각하지 않음.	0, 1, 2

③ 보건프로그램의 효과: 보건프로그램의 효과는 정확한 추정이 어렵다. 보건프로그램의 최대효과와 최소효과를 추정하여 아래 표에 있는 점수를 부여한다.

<표 3> BPRS 방식에서 보건프로그램의 효과계산

건강문제 해결을 위한 사업효과	평점
매우 효과적	9 혹은 10
상대적으로 효과적	7 혹은 8
효과적	5 혹은 6
다소 효과적	3 혹은 4
상대적으로 비효과적	1 혹은 2
거의 전적으로 비효과적	0

(3) BPRS 점수계산을 위한 작업지

아래의 표에 건강문제별로 평가항목별 점수를 기재하고, BPRS 계산공식에 의해 최종점수를 계산한다. 계산된 BPRS 점수의 크기에 따라 우선순위를 결정한다.

<표 4> BPRS 방식 작업지

건강문제	요 소			BPRS (A+2B)×C	순 위
	A(0~10)	B(0~10)	C(0~10)		

(4) BPRS 방식의 한계

BPRS 방식에서 건강문제의 심각도나 사업의 효과판정에 대한 점수부여는 보건프로그램을 기획하는 사람의 주관적 판단에 의존하고 있어 세분화된 점수부여가 객관성을 더 훼손할 수도 있다.

BPRS 방식에서는 우선순위 결정에 사용하는 기준이 모두 동일한 중요성을 가지고 있다고 생각하지 않는다. BPRS=(A+2B)×C라는 공식에 의해 계산되므로 건강문제의 크기보다는 건강문제의 심각도가 BPRS 점수에 더 큰 영향을 미치게 된다. 그리고 건강문제의 크기나 심각성보다는 보건프로그램의 효과가 결정적 영향을 미치도록 계산공식이 만들어져 있다. 효과 없는 보건프로그램을 시행하는 것은 예산의 낭비이므로 3가지 기준 중 보건프로그램의 효과를 더 중시하여야 한다는 견해는 합리적이다. 그러나 객관적 자료가 가장 부족한 보건프로그램의 효과가 BPRS 점수에 가장 큰 영향을 미친다는 것은 오히려 이 공식에 의해 산출된 점수의 타당성을 저해할 위험이 크다.

4) NIBP(needs/impact-based planning)

캐나다의 Metropolitan toronto district health council(MTDHC)이 개발한 보건프로그램 기획방법인 NIBP(needs/impact-based planning)에서는 건강문제의 크기(need)와 해결을 위한 방법의 효과(impact)를 기준으로 우선순위를 평가한다. NIBP에서는 이렇게 결정된 우선순위를 사업실행의 가능성이라는 측면에서 **요구 효과에 대한 기획 CLEAR**라는 기준을 이용하여 보완한다. NIBP 방식에서는 필요의 크기와 추정효과의 정도에 따라 보건프로그램을 반드시 실행해야 할 문제, 연구를 촉진해야 할 문제, 중단해야 할 문제로 구분한다.

<표 5> NIBP 방식에서 보건프로그램 실행 여부

효과의 추정		필요의 크기		
		높음	보통	낮음
	매우 좋음	반드시 실행	반드시 실행	실행
	좋음	반드시 실행	실행	실행
	있을 것 같음	시행을 검토 또는 연구를 촉진	시행을 검토 또는 연구를 촉진	연구를 촉진
	없음	중지 또는 시작 금지	중지 또는 시작 금지	중지 또는 시작 금지

5) PEARL 검사

건강문제를 규모, 심각성, 개입의 효과성에 대해 등급을 매겼으면 적절성(propriety), 경제성(economics), 수용도(acceptability), 자원(resources), 합법성(legality)의 요인을 판단해야 한다. 이 요인들의 영어 첫 글자를 따서 우선순위 결정을 돕는 방법이 PEARL이다. 각 요인들에 대하여 질문 중에서 '아니오'라는 답이 있는 건강문제는 당분간은 고려에서 제외하거나 '아니오'라는 답의 이유를 살펴보고 수정할 수 있다면 고려해도 좋을 것이다. 각 요인들의 질문내용은 아래와 같다.

(1) 적절성: 건강문제 해결을 위한 보건프로그램은 적절한가?

(2) 경제성: 문제를 해결하는 것이 경제적으로 적절한 일인가?

(3) 수용도: 지역사회가 그 보건프로그램을 수용할 것인가? 원하는 사업인가?

(4) 자원: 보건프로그램을 위한 재정은 조달할 수 있거나 조달할 수 있는 가능성이 있는가?

(5) 합법성: 현행법 아래에서 보건프로그램 활동을 수행할 수 있는가?

제4절 요구사정 방법

요구사정의 기본절차는 일반조사의 절차와 거의 같고, 설계 면에서 볼 때 보건조사 방법 중 비실험 조사의 일원적 설계에 해당된다. 요구사정 방법은 직접관찰법, 사례 조사법, 간접자료 조사법 등으로 크게 구분할 수 있다.

1. 직접관찰법

직접관찰법은 대상집단의 요구를 직접 조사하거나 검증하는 방법이다. 일반 인구조사와 표적 인구조사, 델파이(delphi), 심층면접, 관찰, 직접경험, 공청회 등이 포함된다. 이 방법은 인지된 요구를 밝히는 데 활용된다.

1) 일반 인구조사

일반 인구조사(general population survey)는 지정된 지역 내 전체 대상자 중에서 표본을 추출하여 질문지나 면접을 통하여 자료를 얻고, 이를 기초로 요구를 파악하는 방법이다. 이 방법은 인력, 시간, 비용이 많이 소요되고 전문적인 조사기술이 필요하다. 그러나 수집된 자료를 활용하면, 여러 문제를 동시에 파악할 수 있을 뿐만 아니라 응답자의 서비스 요구도 쉽게 파악할 수 있다.

2) 표적 인구조사

표적 인구조사(target population survey)는 일반인구 중에서 어떤 특성을 가진 특정인구를 대상으로 질문지나 면접을 통하여 그들의 요구를 파악하는 방법이다. 표적인구가 갖는 문제와 표적인구가 원하는 서비스를 보다 구체적이고 세밀하게 파악할 수 있다. 표적집단은 일반인구를 소득, 연령, 건강, 성별, 학력으로 구분하고 서비스의 이용수준, 지역별 특성 등으로 계층화해서 나눈 집단을 말한다. 표적인구를 선정하는 작업은 일반 인구조사의 절차와 비슷하며, 일반인구를 단계적으로 나누어서 그 일부만을 표본으로 하면 된다.

3) 델파이

델파이(delphi)는 전문가들에 의해 체계적으로 세밀하게 작성된 일련의 몇 단계 질문지를 통하여 대상집단으로부터 그들의 요구를 조사하는 방법이다. 치밀하게 계획된 익명의 설문조사를 반복적으로 실시하기 때문에 설문응답자들이 직접 한곳에 모여 논쟁을 하지 않고도 합의를 도출할 수 있는 방법이다. 델파이 방법의 장점은 소수의 의견을 수렴할 수 있고, 권위 있거나 발언권이 우세한 특정 전문가의 영향을 줄일 수 있다. 아울러 시간을 효율적으로 사용할 수 있다. 한편, 단점은 응답결과의 피드백형식, 설문조사 횟수, 정보제공 범위 등이 표준화되어 있지 않아 조사자의 편의대로 운영될 수 있다.

4) 심층면접

대상집단 중에서 중요한 정보를 제공해 줄 수 있는 특정인을 다수 선정하여 깊이 있게 질문하는 방법이다. 선정집단의 크기는 8~10명 정도가 적당하며, 대상을 선정할 때 전체 대상집단의 특성을 고려하여 대표성이 있도록 해야 한다.

5) 관찰

관찰은 조사자가 현장을 직접 방문하여 필요한 정보나 상황을 알아내는 방법이다. 관찰한 결과를 유효하게 활용하기 위해서는 그것을 관찰일지 등의 방법으로 정리해야 한다. 관찰법의 장점은 조사자가 직접 눈으로 현장을 확인하기 때문에 어떤 상황의 발생과정을 잘 파악할 수 있다. 단점은 똑같은 행동이라 하더라도 조사자에 따라 다르게 의미를 부여할 수 있고, 행동은 주어진 특수한 상황에 따라 다르게 나타날 수 있기 때문에 관찰결과의 신뢰성과 타당성을 결정하는 데 어려움이 있다.

6) 직접경험

직접경험은 조사자가 실제상황을 직접 체험하면서 요구를 파악하는 방법이다. 단순한 현장방문이 아니고 요구를 파악하기 위한 현장체험이기 때문에 사전에 관련된 다양한 정보를 알고 있어야 효과적으로 활동할 수 있다.

7) 공청회

조사자가 지역사회의 모든 사람들이 참여할 수 있는 공개적인 모임을 개최하여 요구나 문제들을 파악하는 방법이다. 공청회의 장점은 광범위한 주민계층 및 집단의 의견을 짧은 시간에 청취할 수 있다. 단점은 관심 있는 사람들만 참석하여 의견을 제시하기 때문에 편향성(bias)이 있을 수 있고, 의견을 발표하는 사람의 수도 매우 제한된다는 점이다.

2. 간접자료 조사법

간접자료 조사법은 기존의 기록이나 자료를 활용하거나 대상집단을 정확히 알지 못하지만 그와 관련이 있는 증거들을 이용하여 그 대상집단의 요구를 조사하는 방법이다. 보건지표 분석방법, 행정자료 조사방법, 개인별 기록자료 조사방법, 비활동 자료 분석방법 등이 포함된다. 이 방법은 규범적 요구를 밝히는 데 활용된다.

1) 보건지표 분석

보건지표(health index)는 인간의 건강상태뿐만 아니라 이와 관련된 제반사항, 즉 보건정책, 보건의료제도, 보건의료자원, 인구구조, 보건의식 등에 대한 전반적인 수준이나 특성을 말한다. 보건지표와 관련된 대표적인 자료는 인구센서스 및 인구동태자료, 사회지표 통계연보, 국민건강 영양조사결과, 건강보험자료 등이 있다. 각 지역별로 실시되는 주민건강조사 결과도 중요한 보건지표를 제공한다.

2) 행정자료 조사

행정기관이 업무추진을 위해서 수집하거나 보관하고 있는 자료는 요구사정에 큰 도움이 될 수 있다. 이러한 자료는 주민들의 특성에 관한 정보를 흔히 포함하고 있기 때문에 주민들이 문제를 파악하는 데에 이용할 수 있기 때문이다. 특히, 행정자료는 주민들의 요청 사항, 공익사업의 동향, 특별한 관심을 요하는 대상인구 또는 지역에 관한 중요한 정보를 제공한다.

3) 개인별 기록자료 조사

개인별로 기록되어 있는 각종의 자료를 분석하여 그의 요구를 확인하는 방법이다. 예를 들면, 학생들의 생활기록부나 병원시설에 입원한 사람들의 개인별 차트(chart) 또는 정신보건시설에 보관되어 있는 개인별 기록들을 분석하여 요구를 확인하는 방법 등이 여기에 해당된다.

3. 사례 조사법

사례 조사법은 대상집단을 직접 상대하거나 관련이 있는 제3자를 접촉하여 그들의 요구를 조사하는 방법이다. 보건프로그램 운영자 및 서비스 제공자 조사, 주요정보 제공자 조사 등이 포함되나 이 방법은 표출된 요구를 밝히는 데 활용된다.

1) 보건프로그램 운영자 및 서비스 제공자 조사

서비스를 직접 제공하거나 보건프로그램 운영을 담당하고 사람을 만나 이용자와 관련된 여러 가지 상황들을 조사하여 관련자들의 요구를 확인하는 방법이다. 이 방법의 장점은 잘 알려져 있지 않거나, 이야기하기가 어려운 문제들에 관한 정보를 얻을 수 있다. 단점은 제공자들은 주로 수혜자만을 상대하기 때문에 수혜자에 관한 자료만을 제공할 수 있다.

2) 주요 정보 제공자 조사

보건프로그램 운영이나 서비스 전달에는 직접 참여하지 않지만 지역사회에서 오랫동안 거주했거나, 그 지역의 사정을 잘 알며, 대상주민들의 사정을 대변할 수 있는 사람들을 주요 정보 제공자라고 한다. 이들로부터 대상집단의 요구 및 서비스 이용상태를 파악하는 방법이다. 이 방법의 장점은 주민 대다수의 문제나 지역적인 관심사 또는 논의대상이 될 가능성이 있는 문제를 알 수 있다. 단점은 주요 정보 제공자가 보는 문제는 흔히 정치적 의식이나 감정으로 결정될 가능성이 많기 때문에 어떤 주민집단은 그들의 관심에서 제외될 수 있다.

제5절 목표설정

1. 목표의 개념

　목표는 넓은 목표와 좁은 목표로 나눌 수 있다. 넓은 목표를 목적(goal)이라고 하며, 문제해결의 목적지를 가리킨다. 목적은 가고자 하는 방향에 따라 이루고자 하는 달성내용을 의미한다. 목적은 궁극적으로 달성하고자 하는 것에 대해서 일반적으로 서술하기 때문에 포괄적이고 전체적인 방향성을 가리킨다. 좁은 목표는 흔히 말하는 목표(objective)로 목적지의 구체적인 위치를 알려 준다. 목표는 보건프로그램의 목적을 달성하기 위해 필요한 변화에 대한 구체적 서술로 볼 수 있다.

2. 목표설정

　목표설정은 궁극적으로 달성하려는 목적을 구체화하는 것이다. 목표를 기술할 때는 사업대상, 시간, 사업내용 제공 후 변화하기를 기대하는 방향을 포함해야 한다. 목표는 대상집단에게 현실적으로 적절해야 하며 변화되어야 할 행위가 구체적으로 정확하게 정의되어야 하고, 측정 가능한 결과로 진술되어야 한다.

1) 궁극적 목적(purpose)
　궁극적 목적은 일반적으로 폭넓고 일반적인 진술로 표현된다.

2) 목적(goal)
　직접적으로 궁극적 목적의 진술과 관계가 되며 일반적으로 진술된다. 궁극적 목적으로부터 직접적으로 도출되며 특성을 반영한다.

3) 목표(objective)
　특수한 목적의 진술과 직접적으로 관련된다. 목표는 특정기간 내에 성취될 수 있는 구체적이고 관찰 가능한 결과를 나타낸다. 목표를 구체화하기 위해서는 목표를 양적인 개념으로 할 수 있는 것은 양적으로 한다. 양적으로 할 수 없는 경우는 중간목적을 사용하거나 사업성취도를 측정할 수 있는 대리기준을 사용한다.

(1) 목적 및 목표설정을 위한 유의사항

목적과 목표는 보건사업의 논리적 틀을 명확히 해 주고, 사업전략과 활동을 조직화하는 근거가 될 뿐만 아니라 사업평가 지표로도 활용된다. 따라서 기획단계에서 목적과 목표를 제대로 설정하기 위하여 유의해야 할 사항은 다음과 같다.

① 사업의 목적을 설정하기 전에 조직의 목적을 명확히 하라.

② 사업의 논리적 모형을 제대로 작성하지 않으면 문제해결에 기여할 수 있는 목적과 목표를 설정할 수 없다.

③ 목표의 위계를 고려하여 균형을 이루도록 한다.

④ 목표작성에는 반드시 모든 사업관계자가 참석하여야 한다.

⑤ 충분한 시간을 가지고 작성–재 작성을 반복해야 좋은 목표를 개발할 수 있다.

(2) 투입–산출 모형에 따른 분류

투입–산출 모형이란 자원 및 정보를 특정한 제품 또는 산출로 변환시키는 데 필요한 활동과 과업들을 체계화시켜 보여 주는 모형으로 과정모형이라고도 한다. 투입–산출 모형을 이용하여 목표를 위계화하면 다음과 같다.

① 결과목표: 건강수준이나 건강 결정요인의 변화

② 산출목표: 의도하는 사업실적

③ 투입목표: 사업 기반조성에 관한 지표로 인력, 예산, 시설, 장비 등의 변화

(3) 목표가 갖추어야 할 요건

사업목표는 희망사항을 단순히 기술하는 것이 아니다. 목표는 사업의 표적이 되어 사업을 이끌고 사업의 평가에 활용되어야 한다. 좋은 목표는 'SMART'하여야 한다. 'SMART'는 다음 5가지 영어단어의 첫 글자를 딴 것인데 목표가 갖추어야 할 요건을 나타낸다.

① Specific: 목표는 구체적으로 기술되어야 한다.

② Measurable: 목표는 측정 가능해야 한다.

③ Aggressive and achievable: 목표는 성취 가능한 수준이어야 한다. 하지만 별 노력이 없이도 성취가 가능한 소극적인 목표는 안 된다.

④ Relevant: 목적 및 문제해결과 직접적으로 관련성이 있어야 한다. 목표는 건강문제 해결
　에 도움이 되어야 한다.
⑤ Time limited: 목표달성을 위한 기한이 명시되어야 한다.

(4) 목표기술

목표를 기술할 때에는 다음의 5가지 사항을 포함해야 한다.

① 무엇을(what)

② 언제까지(when)

③ 어디서(where)

④ 누구에게(whom): 대상자(target population)를 명시

⑤ 얼마나(how much): 보건사업에 의한 변화 정도(증가시킨다, 감소시킨다 등)를 기술한다.
　변화량은 다른 사업결과나 지금까지의 변화추세, 전문가의 의견을 바탕으로 결정한다.

제6절 실행계획

　　보건프로그램을 구체적으로 실행하기 위해서는 우선 적절한 계획을 수립해야 한다. 일반적으로 보건프로그램 계획안이 조직의 관리자로부터 승인되고 보건프로그램 담당자가 세부계획을 작성하여 실행한다. 세부계획에는 보건프로그램의 특성과 목표달성에 필요한 여러 요소들이 포함되어야 한다. 보건프로그램 실행계획을 수립할 때 고려해야 할 6가지 내용은 다음과 같다.

1) 누가(who) 보건프로그램을 실행하는가?

   (1) 보건프로그램의 주최자와 주관자

   (2) 보건프로그램 실행을 준비한 사람

   (3) 보건프로그램 담당자, 외부 전문가, 자원봉사자

2) 언제(when) 보건프로그램을 실행하는가?

   (1) 보건프로그램 실행일시

   (2) 보건프로그램 실행기간

3) 어디서(where) 보건프로그램을 실행하는가?

   (1) 가장 적합한 장소

   (2) 차선으로 고려할 수 있는 장소

4) 무엇을(what) 실행하는가?

   (1) 보건프로그램 형태와 제목

   (2) 보건프로그램의 핵심요소

5) 왜(why) 보건프로그램을 실행하는가?

   (1) 보건프로그램의 목적

   (2) 보건프로그램의 주제

(3) 보건프로그램의 강조점

6) 어떻게(how) 보건프로그램이 실행되는가?

  (1) 보건프로그램의 구조와 절차

  (2) 예산과 인력의 준비

  (3) 홍보와 보건프로그램 수단

◈ 주관식 문제 ◈

1. 지역보건사업의 역량평가를 위한 기법으로 사용되는 것은?

   ☞ 해답

   SWOT 기법

2. SWOT 기법 중 신기술이나 새로운 대상개발 등 다각화 전략은?

   ☞ 해답

   ST전략(강점＋위협)

3. BPRS는 건강문제의 절대적 크기에 따라 우선순위를 결정하는 방법으로 각 평가항목에 점
   수를 부여하는 공식은?

   ☞ 해답

   $(A＋2B)×C$

4. BPRS 방식에서 문제의 심각도를 결정하는 세부항목 4가지는?

   ☞ 해답

   ① 긴급성

   ② 중증도

   ③ 경제적 손실

   ④ 타인에게 미치는 영향

5. BPRS 방식을 보완하기 위해 사용되는 기준은?

   ☞ 해답

   PEARL(적정성, 경제적 타당성, 수용성, 자원의 이용 가능성, 적법성) 검사

제4장
건강증진 행위이론

제1절 건강증진 행위이론

산업화와 함께 이룩된 고도의 경제성장과 과학기술 및 첨단의료기술의 발달은 질병구조의 양상을 변화시켰고, 이는 자가 관리 능력의 적정수준 향상을 위한 보건교육의 필요성을 더욱더 강조하고 있다.

국민건강증진 향상을 위한 보건교육사업을 성공적으로 추진하고 그 성과를 높이려면 주민들의 보건에 대한 의식행태 수준을 높여 건강생활을 습관화하도록 해야 한다.

따라서 보건교육의 효율성을 극대화하기 위하여 보건교육 프로그램의 내용이 잘 구성되어야 하고, 보건교육 프로그램을 대상자들의 건강행동 변화에 영향을 주는 요인들로 프로그램에 반영해서 건강행동이 긍정적으로 변화하도록 최적의 방법을 강구하고 수행하는 데 있다. 그러므로 효과적인 보건교육은 주어진 상황에 가장 적절한 이론을 적용하여 이에 적절한 중재방법을 창출해 내야 한다.

이론이란 어떤 현상의 특성을 묘사하거나 설명하기 위한 목적으로 쓰인 진술이다.

이론은 변화시킬 행위 및 변화시킬 방법을 규명하는 데 도움을 주므로 보건교육 프로그램 개발을 위한 지침이 될 수 있다.

보건교육의 이론은 사회과학의 하나로 현실 속에서 건강행동이 어떠한 과정에 의해 영향을 받는지에 대한 개요를 알게 한다.

건강행동의 결정인자와 그들의 상호 관련성을 규명하기도 하며 사람이 행동하려는 의도에 영향을 주는 중요변수를 규명하고 정의할 뿐만 아니라 행동의도를 예측하는 변수들의 결과와 그들 간의 상호 관련성도 규명한다.

건강행위이론은 건강행동을 묘사하고 설명하기 위한 진술이며, 건강행동의 현상을 구성하고 있는 기본요소에 대한 설명이며 진술이다. 따라서 건강행위이론을 폭넓게 이해할 뿐만 아니라 건강행동을 이해하고 행동에 관한 지식을 습득하여 건강을 향상시키기 위한 방향으로 보건교육 프로그램을 개발해 나가야 된다.

제2절 터너힐(Tannahill) 모형

터너힐(tannahill)의 건강증진 모형은 보건의료 사업가들이 널리 사용하고 있는 모형이다. 터너힐은 건강증진 활동의 3가지 중복되는 영역, 즉 보건교육, 예방, 건강보호 영역을 제시하였다. 터너힐이 제시한 도표는 다양한 접근법들이 건강증진이라고 하는 포괄적인 과정에서 서로 어떻게 연관되는지를 보여 준다.

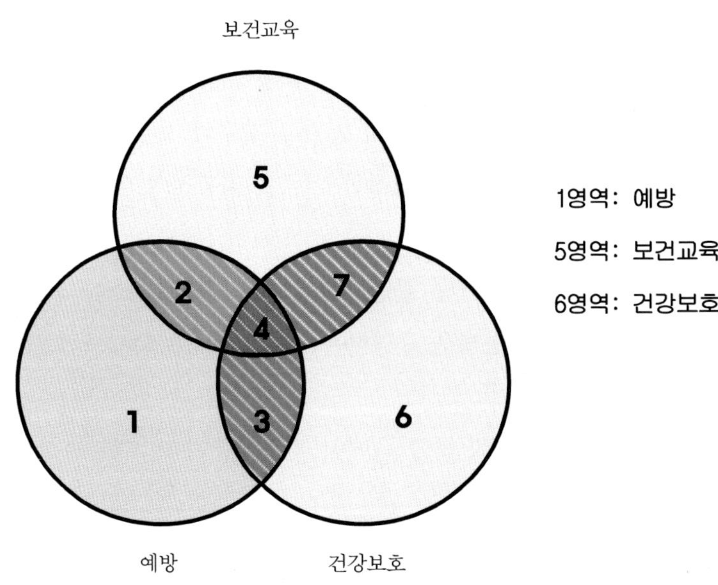

자료: Jennie naidoo(2000), health promotion foundation for practice 2nd, harcourt health sciences.

〈그림 1〉 터너힐의 건강증진 모형

1. 예방 서비스: 예방접종, 자궁검진, 고혈압 발견, 금연을 위한 니코틴 껌 사용, 감시체계
2. 예방적인 보건교육: 금연상담과 정보제공
3. 예방적인 건강보호: 수돗물 불소첨가
4. 예방적인 건강보호를 위한 보건교육: 안전벨트 의무사용 입법을 위한 로비활동
5. 긍정적인 보건교육: 청소년 대상의 생활기술 습득활동
6. 긍정적인 건강보호: 작업장 금연정책
7. 긍정적인 건강보호의 목적을 둔 보건교육: 담배광고 금지를 위한 로비활동

1. 보건교육

보건교육은 지식과 태도에 영향을 주어 안녕상태를 증진시키고 불건강을 예방하기 위한 의사전달 과정이다. 이러한 교육적 접근은 건강한 생활방식에 대한 지식과 기술을 증가시키기 위한 목적이 있으며, 정보제공이나 소그룹활동과 같은 방법을 통한 태도의 연구와 기술이 발전을 가져올 수 있다. 보건교육은 전문가 주도로 이루어지며 토의를 위한 쟁점의 협의에서 대상자와 관련될 수 있다.

2. 예방

예방은 의학적 개입을 통해 질병과 불건강을 감소시키는 것을 의미한다. 이러한 의학적 접근법은 이환율과 조기사망률의 감소를 목적으로 하는 활동에 초점을 맞춘다. 예방활동은 전체 인구집단이나 고위험군을 대상으로 한다. 이러한 건강증진 접근은 불건강과 조기사망을 예방하기 위한 의료사업들을 확대하도록 추구된다. 이러한 접근은 흔히 3단계의 예방으로 기술된다.

1차예방은 위험요인에 대한 교육을 통하여 질병의 발생을 예방하는 것이며, 2차예방은 질병의 진행을 예방하는 것이고, 3차예방은 기존질병에 의한 장애의 진행 및 고통의 감소, 질병재발의 예방이다.

3. 건강보호

건강보호는 법률적, 재정적, 사회적 방법을 통해 인구집단을 보호하는 것이다. 이를 위해서 인구집단을 보호하기 위한 식품공급정책 등 조직적인 정책개발을 한다거나 식품표시부착 등 공중보건을 위한 법안을 제정하는 활동과 기름기 적은 육류생산을 위한 목축업자들을 보호하기 위한 재정적 조절 등의 활동이 있다.

이러한 활동을 위해서는 사회적 규정이 필요하며 대부분 상의하달식으로 진행되는 경우가 많다. 이 모형은 지역사회 현장에서 실행되는 것 위주로 기술되어 있으며, 건강증진 사업가가 여러 다른 활동영역에서의 가능성을 보는 데 유용하고 아울러 건강증진의 범위를 이해하는 데 유용하다. 그러나 이 모형으로는 사업요원이 왜 다른 접근법 대신 특정접근법을 선택했는지를 파악하기는 힘들다. 이 모형에서 모든 접근법들은 서로 관련되어 있지만 건강문제를 바라보는 방식에는 차이가 있음을 나타내고 있다.

제3절 건강신념 모형

건강신념 모형(health belief model, HBM)은 사회심리학자들에 의하여 1950년대에 개발된 것으로 질병예방 프로그램에 많은 사람들이 참가하지 않은 이유를 설명하기 위하여 개발되었다. 1950~1960년대에 미국의 많은 사람들이 무료 혹은 값싼 요금만을 받고 제공되는 결핵검진, 자궁경부암 발견을 위한 세포진(pap smear)검사, 예방접종 그리고 다른 예방방법 등 다양한 질병예방 프로그램들에 참가하기를 꺼렸다. 이에 대해 예방대책을 누가 사용하고, 누가 사용하지 않은 것인가를 예측하고, 이의 사용을 꺼리는 사람들이 질병예방 행위를 하도록 중재하는 데 유용한 모형이다.

이 모형은 인간의 행위가 주로 특정한 목표에 대하여 개인이 생각하는 가치와 주어진 행위로 그 목표를 달성할 가능에 대한 개인의 생각에 달려 있다고 가정하는 심리학이론과 행위이론에서 개발되었다. 즉, 자신이 객관적인 사실을 어떻게 보고 지각하느냐에 따라 행동하는 것이다. 건강신념 모형은 질병을 피하거나 건강위험을 최소화하는 행동적 변화에 대한 인지적 요소, 변화를 촉구하거나 변화를 가능케 하는 환경요소인 영향요인, 행동 자체에 대한 정서적 요소인 행위의 가능성 등으로 나뉜다. 이 변수들을 건강행위에 적용하면 질병을 피하거나 나아지려고 하는 바람과 특정한 건강행위가 질병을 예방하거나 낫게 할 것이라는 신념으로 개념화할 수 있으며 다음과 같다.

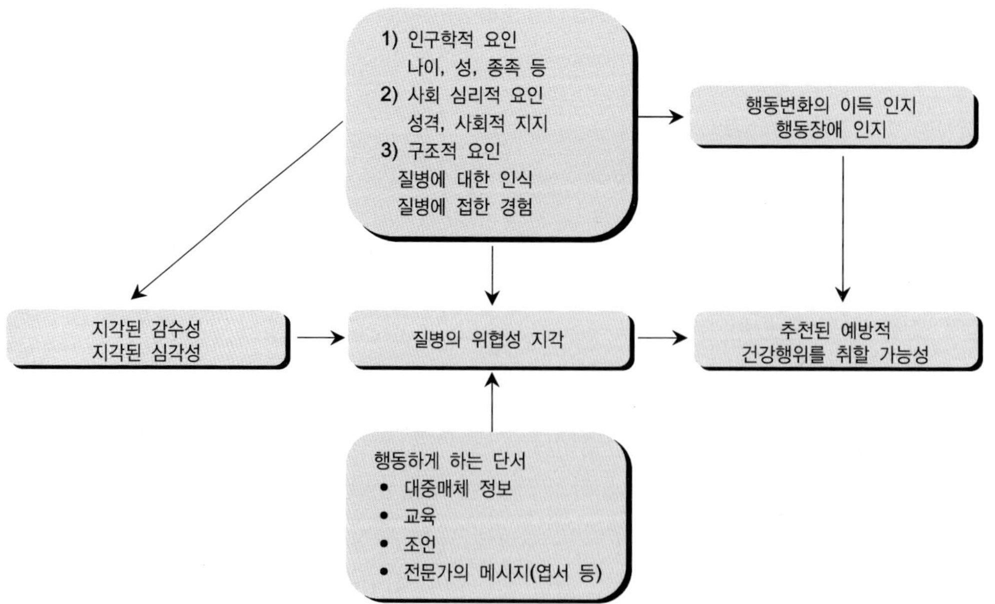

※ 자료: Becker, M. H. (1974). The health belief model and personal health behavior. *Health Education Monographs, 2*, 1-24

〈그림 2〉 Becker의 건강신념 모형

1. 개인의 지각

지각된 감수성은 자신이 어떤 질병에 걸릴 위험이 있다고 지각하는 것으로, 어떤 특정한 질병에 대하여 각 개인이 반응하는 정도라고 정의할 수 있다. 지각된 심각성은 질병에 걸렸을 경우나 치료를 하지 않았을 때 어느 정도 심각한 상태가 될 것인가에 대해 지각하는 것으로 심각성의 질병을 생각함으로써 일어나는 정서상태의 심각성뿐만 아니라 질병 자체가 일으키는 어려움에 대해 예측하는 심각성의 정도를 포함한다.

2. 영향요인

인구학적, 사회 심리적, 구조적 변수는 연령, 성, 인종 같은 인구학적 변수와 성격, 사회적 지위, 동료의 압박 같은 사회 심리적 변수, 질병에 대한 지식, 과거 질병경험 등의 구조적 변수 등이 있으며, 이러한 요소들은 질병에 대한 위협성지각이나 감수성, 심각성, 이익이나 장애로 느끼는 것에 영향을 준다. 행위에 대한 중재는 의사결정을 하는 데 필요한 자극으로 질병으로 인한 증상과 같은 내적요인이나 대중매체, 대인관계, 의료진이 제공한 유인물과 같은 외적 요인 등이 포함된다.

3. 행위변화 가능성

지각된 유익성은 특정행위를 함으로써 얻을 수 있는 이익 또는 혜택으로, 어떤 조치나 행동이 질병의 가능성과 심각성을 줄이게 된다면 기대감의 대상자는 그 행위를 이익이 있는 것으로 생각한다. 지각된 장애성은 특정한 건강행위를 하려고 할 때 그 건강행위를 하지 못하도록 하는 것, 즉 비용부담, 위험성, 부작용, 불쾌감, 시간소비 등이 해당된다.

이 모형은 몇 가지 비판을 받고 있는데 변화를 위한 건강증진 중재에 대한 설명이 부족하고, 신념을 직접 변화시키려는 노력은 성공할 가능성이 적고, 환경이나 조직의 변화 같은 다른 방법도 고려해야 하며, 질병의 위협을 가정하므로 건강증진 측면보다는 질병예방을 강조하고 있다는 것이다.

제4절 건강증진 모형

    건강증진 모형(health promotion model)은 건강행위에 영향을 미치는 요인을 설명하는 것으로 건강신념 모형과 사회학습 이론에 기초하여 개발되었디. 긴강신념 모형이 질병관련 행위를 설명하는 것인 반면, 건강증진 모형은 전반적인 건강증진 행위를 설명한다는 것이 두 모형의 차이점이다. 초기 건강증진 모형에서는 건강증진 행위를 설명하는 개념들을 인지–지각요인과 조정요인으로 구분하여 직간접으로 건강증진 행위에 영향을 미치는 것으로 설명하였다. 그러나 이 모형을 검증하는 많은 연구를 통해 구성개념 중 건강의 중요성, 지각된 건강통제위, 행동의 계기를 삭제하고, 건강의 정의, 지각된 건강상태, 인구학적 특성, 생물학적 특성을 재구성하여 건강증진 모형을 1996년에 개정하였다. 개정된 건강증진 모형을 중심으로 제시된 구성개념은 다음과 같다.

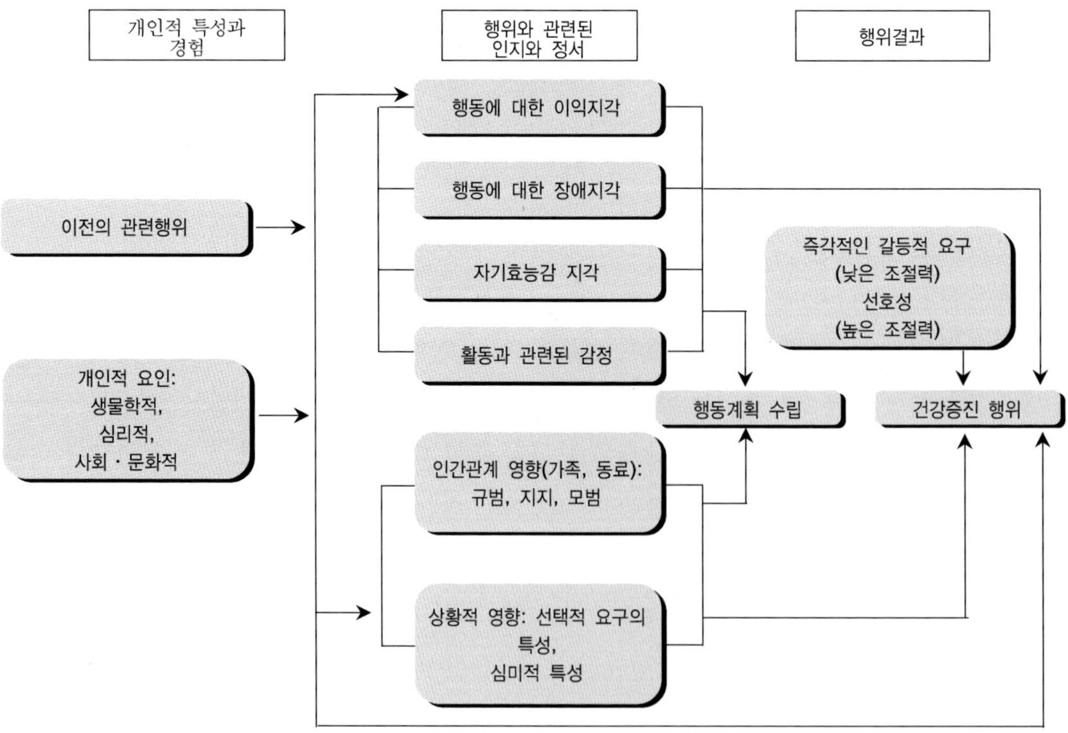

※ 자료: Pender, N. J.(1996), Health Promotion in nursing practice Appleton and Lange.

〈그림 3〉 Pender의 개정된 건강증진 모형(1996)

1. 개인적 특성과 경험

사람들의 행동에 영향을 미치는 요인에는 각자의 고유한 개인적 특성과 경험이 있다. 여기에 속하는 변수로 이전의 관련행위와 개인적 요인이 있다. 이전의 관련행위는 건강증진 행위에 직간접 영향을 미쳐 주의를 기울이지 않고 자동적으로 행위를 하게 하는 습관을 만든다. 또한 이전의 관련행위는 사회인지 이론에 의하면 지각된 자기효능, 유익성, 장애성, 활동관련정서를 통해 건강증진 행위에 간접적인 영향을 미친다. 개인적 특성은 생물학적, 심리적, 사회 문화적 요인으로 분류되며, 이 요인들은 건강증진 행위뿐만 아니라 행위에 따른 인지와 감정, 정서에 직접영향을 미치는 요소이나 변화가 어렵기 때문에 건강증진 행위를 변화시키기 위한 중재로 구체화시키기는 어렵다.

2. 행위별 인지와 정서

이 요인은 변화가 가능하기 때문에 중재의 핵심이 된다. 지각된 유익성은 특성행위에 대해 개인이 기대하는 이익이나 긍정적 결과를 말한다. 유익성의 두 가지 형태 중에서 내적 유익성은 피로감 감소, 기민성 등을 들 수 있고, 외적 유익성으로는 경제적 보상이나 사회적 상호 작용이 증가하는 것 등이 있다. 건강행위를 지속시키도록 동기화시키는 데에는 내적 유익성이 더 강력하다. 지각된 장애성은 특정행위에 대해 개인이 지각하는 장애, 걸림돌을 말한다. 이용하기 불편한 것, 값이 비쌈, 어려움, 시간소요가 많은 것 등을 들 수 있다. 앞서 지각된 이익이 장애보다 크면 행위를 할 가능성이 증가하고, 반대로 장애가 이익보다 더 높게 지각될 때는 행위 가능성이 떨어지게 된다. 지각된 자기효능감은 수행을 확실하게 성취할 수 있는 개인의 능력에 대한 판단이다. 이것은 행위와 관련된 정서에 영향을 받아서 정서가 긍정적일수록 자기효능감에 대한 인지가 커지며, 자기효능이 높을수록 지각된 장애 정도는 낮아진다. 자기효능이 중요한 이유는 지식이나 관련기술만으로 수행하는 것이 불충분하기 때문이다. 개인이 자신의 능력을 어떻게 판단하고 효능에 대한 지각이 어떠한지가 그들의 동기화와 행위에 중요한 영향을 미친다. 활동과 관련된 감정은 주관적 느낌으로 행위시작 전·중·후에 일어나며, 긍정적 감정을 동반한 행위는 반복될 가능성이 크지만, 부정적 감정을 동반하는 경우는 행위를 피할 가능성이 높다. 여기에는 행위에 대한 감정, 행위하는 개인과 관련된 감정, 환경과 관련된 감정 등이 있다.

인간 상호 간의 영향은 다른 사람의 태도, 신념, 행위를 인지하는 것이다. 대인관계 영향으로는 가족, 동료 등과 규범(다른 사람의 기대치), 사회적 지지(수단과 정서 측면), 모델링(대리학습) 등이 있다. 상황적 영향은 상황에 대한 개인의 지각과 인지로 행위를 촉진하거나 방해한다. 사람들은 안전하고, 편안한 환경에서 환상적이고, 흥미 있는 곳에서 행위수행을 더 잘한다.

3. 행위의 결과

행동계획 수립은 행동계획에 몰입하고 행위가 이루어지는 것으로 개인의 인지과정을 포함한다. 목적을 가진 의도된 활동이어야 하며 행위를 수행 또는 강화시키기 위해 명확한 전략을 확인하는 것이 포함되어야 한다. 즉각적인 갈등적 요구와 선호성은 경쟁적인 다른 요구가 있을 때 처리하는 자신의 조절능력을 말한다. 건강이라는 요구를 얼마나 좋아하며, 우선시하는가가 중요하며 이는 활동계획을 방해하기도 하므로 자기조절 능력을 가져야 한다. 건강증진 행위는 이 모형의 최종목적지로 이를 통해 대상자가 건강상태에 도달할 수 있도록 한다. 이 모형은 많은 변수들을 고려하여 간편성이 부족하고 실제적용이 까다롭다는 평을 받고 있지만 건강증진에 초점을 두고 있다.

제5절 합리적 행위이론

합리적 행위이론(theory reasoned action)은 가치기대 이론에 기초하여 개발된 이론으로 인간의 행위를 행위의도로 설명하며, 사람들이 행동을 결정하고 환경에 적절히 대처하기 위해 합리적이고 체계적으로 정보를 사용한다고 가정하고 있다.

행동이란 그 행동을 수행하려는 의도에 영향을 받게 되며, 이 행위 의도는 자신이 지닌 행위에 대한 태도와 주위의 의미 있는 사람들이 그 행위를 어떻게 여길 것인지를 검토하여 결정된다고 보았다. 즉, 인간의 행위는 그 행위를 수행하고자 하는 의도에 의해 결정되고, 의도는 그 행위에 대해 개인이 가지는 태도와 주관적 규범에 의해 결정되므로 의도한 행위수행에 장애가 없다고 가정할 때 사회적 행위나 건강관련 행위를 예측할 수 있으며, 행위를 예측하기 위해서는 의도를 파악해야 한다.

행위의도를 파악하고 이해하기 위해서는 태도와 주관적 규범을 고려해야 한다. 태도는 신념에 따라 달라진다. 행동에 대한 태도는 행동이 초래할 결과의 가치와 그 결과들이 발생할 가능성을 따져서 결정된다. 주관적 규범은 주위의 중요한 사람들이 그 행동과 관련되어 어떠한 기대를 하는지에 대한 개인의 판단과 그러한 기대에 부응하고자 하는 사회적 역할수행에 대한 동기의 크기에 의해 결정된다.

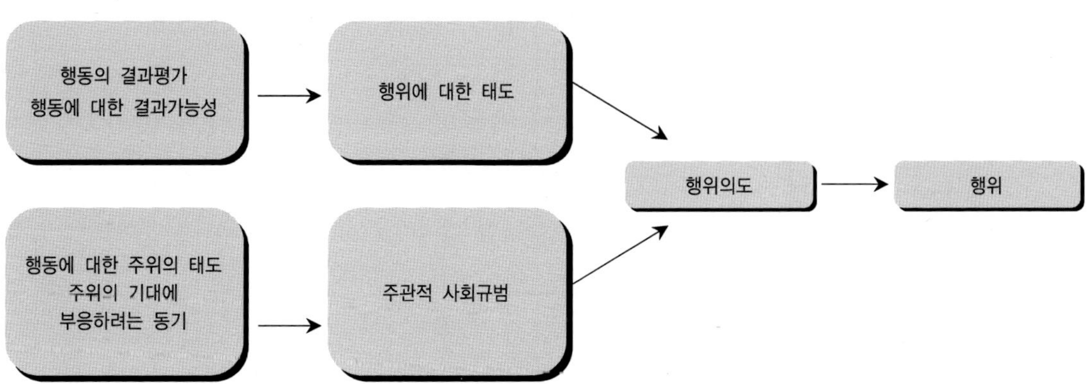

※ 자료: Ajzen, I., & Fishbein, M.(1980), Understanding Attitudes and Predicting Social Behavior Eglewood Cliffs, NJ: Prentice-Hall.

〈그림 4〉 합리적 행위이론

제6절 계획된 행위이론

　계획된 행위이론(theory of planned behavior)은 합리적 행위이론을 확장한 이론이다. 합리적 행위이론에서 인간의 행위의도만으로 행위를 설명하는 문제점을 제기하고, 행위통제를 포함시켜 인간의 다양한 사회적 행동을 설명하고자 계획된 행동이론을 개발하였다. 계획된 행위이론은 인간의 사회적 행동을 이해하고 예측하는 데 관심을 두고 행위에 영향을 주고 바람직한 방향으로 변화시키고자 하는 목적을 가지고 있다.

　계획된 행위이론에서 중심요인은 주어진 행위를 수행하고자 하는 사람들의 의도이며, 의도에는 개인의 지식, 기술, 능력 등의 내적 요인과 시간, 기회, 타인의 협조와 같은 외적 요인이 있다. 행위에 대한 의도의 결정요인은 행위에 대한 태도, 주관적 규범, 지각된 행위통제이다. 태도는 특정행위를 수행하는 것에 대한 개인의 긍정적 또는 부정적 평가 정도이며, 주관적 규범은 제시된 행위를 선택하도록 만드는 사회적 압력을 개인이 지각하는 정도이고, 기각된 행위통제는 특정행위를 실행하는 데 있어서 자원, 기회의 유무, 예상되는 장애물을 지각하는 어려움을 말한다. 태도, 주관적 규범, 행위통제의 선행요인으로 신념이 있는데, 신념은 행위신념, 규범적 신념, 통제신념 등이다. 행위신념은 행위를 수행한 후 기대되는 결과에 대한 신념으로 행위태도에 영향을 미치고, 규범적 신념은 주위의 의미 있는 사람들이 행위실천에 대해 지지할지 반대할지에 대한 믿음이며 이는 주관적 규범에 영향을 미친다. 통제신념은 행위실행에 필요한 자원, 기회, 행위실행에 방해되는 요인의 존재 유무에 대한 신념으로 지각된 통제행위에 영향을 미친다. 인구학적 요인이나 성격, 대상에 대한 태도는 배경요인으로 신념의 일부에 영향을 준다.

　많은 연구에서 행위는 지각된 통제신념과 신도변인에 의해 직간접적으로 많은 영향을 받음을 알 수 있으며 행위에 대한 태도, 행위에 대한 주관적 규범, 지각된 행위통제의 변수들은 의도와 높은 관련성을 갖고 있으며, 이 의도는 행위에 영향을 주는 변수가 된다. 그리고 보건교육은 계획적 행위이론 변수와 의도에 변화를 주어 행위변화가 나타나는 것으로 알려졌다.

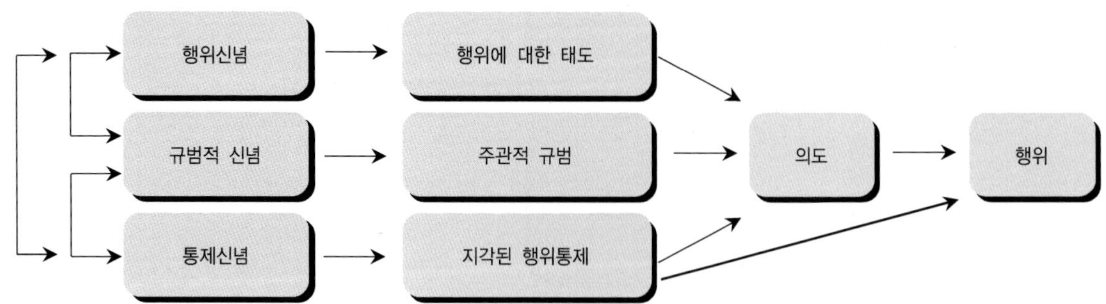

※ 자료: Ajzen, I., & Fishbein, M.(1980), Understanding Attitudes and Predicting Social Behavior Eglewood Cliffs, NJ: Prentice-Hall.

〈그림 5〉 계획된 행위이론

제7절 범이론적(Trans theoretical model) 모형

범이론적 모형(trans theoretical model)은 행동변화 과정과 행동변화 단계를 핵심으로 인간의 행동변화를 설명하는 개념이다. 기존의 심리이론들이 인간의 행동변화를 이끌어 내는 데 한계를 가지고 있으므로 300개가 넘는 심리치료 이론을 체계적으로 통합시켜서 금연 프로그램에 적용하면서 금연행위를 하나의 과정으로 설명하는 모형이다. 즉, 개인의 행동을 변화시키고 그 변화를 유지시키기 위해 개인의 동기와 의지수준을 고려하여 개인에 맞는 중재를 제공해야 한다는 모형으로서 건강행위를 실천하고 유지하기까지 점진적인 변화단계에 의해서 역동적으로 행동이 변화하며 행동변화의 단계에는 동기와 준비 정도가 영향을 미치며 인간의 건강행위는 개인의 의사결정에 기초하며 정서와 인지 및 행위를 포함한다고 설명하고 있다.

특정 건강행위는 다양한 변화단계와 변화과정을 통한 역동적 과정을 거치면서 그 행위로 인한 효과와 손실을 통한 의사결정 균형과 어떤 특정행동을 지속할 수 있다는 자신감인 자기효능을 통하여 형성·유지·지속된다고 보았다. 변화의 초기단계에서는 정서적, 인지적 과정(경험적 과정)을 더 많이 사용하고, 후기단계에서는 행동적 과정이 강조된다고 하였다. 각 변화단계는 무관심단계(precontemplation stage), 심사숙고단계(contemplation stage), 준비단계(preparation stage), 실행단계(action stage), 유지단계(maintenance stage)의 5단계로 구분된다. 또 이 변화단계를 유지하고자 하는 경험적 과정과 행동적 과정이 있는데, 경험적 과정은 행동과 관련된 정서, 믿음, 가치 등 대상자의 인지적인 과정(동기부여)이며, 행동적 과정은 행동변화에 적용이 되는 과정이다.

1. 변화단계

1) 무관심단계(precontemplation stage)

6개월 이내에 행동변화의 의지가 없고 자신의 문제를 인지하지 못한다.

2) 심사숙고단계(contemplation stage)

6개월 이내에 특정 건강행동 할 것을 고려하는 단계로 문제의 장단점과 해결책의 장단점을 고려한다.

3) 준비단계(preparation stage)

1개월 이내에 건강행동을 하려고 고려하는 단계이다.

4) 실행단계(Action stage)

행동시작 기간이 6개월 이내인 단계로 행농변화가 실행되는 단계이다.

5) 유지단계(maintenance stage)

행동변화 후 6개월 이상 지속되는 단계로 이전단계로 돌아갈 수도 있다.

2. 변화과정

변화단계를 계속 유지하기 위하여 사람들이 사용하는 암묵적이거나 명백한 활동들로 크게 경험적 과정과 행동적 과정으로 나눌 수 있다. 경험적 과정에는 정서적 각성, 극적전환, 자기 재평가, 사회적 해방, 환경 재평가 등이 행동적 과정에는 자극통제, 조력관계, 역조건 형성, 강화관리, 자기해방 등이 포함된다.

1) 경험적 과정

(1) 정서적 각성(consciousness raising)

계획단계에서 가장 많이 행해지는 과정으로 관련된 지식과 정보를 추구하며 문제를 이해하려고 대상자가 하는 활동이다.
- 관찰, 직시, 해석, 독서요법 사용

(2) 극적 전환(dramatic relief)

문제행위의 결과에 대한 감정을 경험하고 느끼고 표현하는 것이다.
- 역할극, 사이코드라마, 심리극, 우울감 해결, 역할극 등

(3) 환경 재평가(environmental reevaluation)

환경에 미치는 영향을 재평가하는 것으로 어떤 사람들의 신체적, 사회적 환경에 영향을 미치는가를 정서적, 인지적으로 사정하고 고려하는 과정이다.
- 감정이입 훈련, 글쓰기

(4) 사회적 해방(social liberation)

사회 내에서 생활방식에 대한 개인의 인식이다. 사회적으로 행동이행에 대한 대안이나 환경적 기회를 증가시키고 행동을 하는 것이 바람직하다는 인식과 환영하는 분위기를 조성하는 과정이다.

- 힘 북돋우기, 정책의 개입

(5) 자기 재평가(self reevaluation)

계획단계에서 준비단계로 이동할 때 자신의 가치관과 신념에 맞추어 자신의 행동을 정서적, 인지적으로 재평가하는 과정으로 자기 기준이나 이미지와 맞지 않는 행동을 수정하려는 동기를 스스로 부여하는 일이 일어난다.

- 심상요법, 가치의 명료화, 교정감정의 경험

2) 행동적 과정

(1) 자극통제(stimuli control)

행동을 방해하는 원인이 되는 사람이나 상황을 조절하고 이를 극복할 대안을 시도하여 행동을 일으키는 선행적 상황을 조정하는 과정이다.

- 환경의 재구성, 고위험 신호 피하기 등

(2) 조력관계(helping relationship)

타인과의 행동에 대한 지지관계를 형성하는 것이다. 문제가 있을 때 도와주거나 들어주는 지지세력을 형성하고 지지를 신뢰하고 수용하여 활용하는 과정이다.

- 자조모임, 사회적 지지, 치유적 연대 등

(3) 역조건 형성(counter conditioning)

행동단계나 유지단계에서 자극과 반응과의 연결을 끊어 주는 것과 관련된 과정이다. 행동을 방해하는 상황이나 환경을 대체할 수 있는 능력이나 대처방법 및 기술 등

- 이완둔삼하게 하기(딜김직), 자기구상, 긍정적인 자기진술

(4) 강화관리(reinforcement management)

준비와 행동단계로 강화는 물질적, 사회적 또는 자기 자신을 통하여 이루어질 수 있다. 자신에 대해 스스로 또는 타인에 의한 보상이나 계약으로 행동을 더욱 강화하는 관리능력이다.

- 조건부 계약, 공공연하거나 은밀하게 강화

(5) 자기해방(self liberation)

변화할 수 있다는 능력에 대한 믿음으로 실제 행동화하는 선택과 노력이다.

- 의사결정 치료, 의미치료 등

3. 자기효능감/유혹

자기효능감은 구체적 상황에서 목표달성을 위해 수행에 필요한 행동을 조직하고 수행하는 데 대한 개인능력의 판단 또는 기대로 개인이 긍정적인 행위를 지속시키고자 하거나 또는 문제행위에서 벗어나고자 하는 것에 대한 신념에 영향을 미치며, 유혹은 어려운 상황에 놓여 있을 때 특별한 상황에 충동적으로 열중할 수 있는 강도로 자기효능감과 대립되는 개념으로 사용된다.

4. 의사결정 균형

의사결정 균형은 어떤 행위를 변화시킬 때 자신과 중요한 타인에게 생기는 이득 및 손실에 대한 균형과 자신과 다른 사람으로부터 인정을 받게 되는지 유무에 대해서 비교평가하게 되는 것이며, 이것은 의사결정 과정에서 결정적인 역할을 한다고 보았다.

범이론적 모형을 이용한 많은 연구에서도 행동변화를 위해 적절한 보건교육을 제공하고, 자기효능감과 의사결정 균형을 통해 변화된 행동을 지속유지하는 것이 나타났다.

제5장
건강행위이론 및 행위변화

제1절 건강행위 이론 및 행위변화 방법

1. 건강행위 이론

(1) 건강증진 프로그램에 가장 흔하게 이용된 이론들에 대한 개관을 제공한다. 개인 수준의 이론으로 합리적 행동이론, 계획적 행동이론, 건강신념 모형, 건강증진 모형, 횡이론적 변화단계 모형을 소개하고 있으며, 대인관계 수준의 이론으로는 사회학습 이론, 마지막으로 지역사회 수준의 이론으로는 Precede-proceed 모형과 지역사회 준비모형, 혁신확산 이론, 사회 마케팅론을 소개하고 있다.

(2) 합리적 행위이론은 건강행위뿐만 아니라 의지에 의해 수행될 수 있는 행위까지 설명하기 위해 개발된 이론으로, 태도, 신념, 의도, 행위의 네 가지 구성개념 간의 관계를 설명한다. 합리적 행위이론의 확장인 계획적 행위이론은 불완전한 의지적 조절의 문제를 설명한다. 이 이론은 지각된 행위통제는 의도를 위한 동기 부여적인 의미를 가지고 있으며, 지각된 행위통제와 행동사이에는 직접적인 연관이 있음을 설명한다.

(3) 레윈(Lewin)의 의사결정 모형에 기초한 건강신념 모형은 건강행위의 다양성을 설명하기 위해 사용되어 왔다. Pender의 건강증진 모형은 건강증진 행위를 통제하는 데에 있어서 인식의 조정과정이 중요함을 강조한 사회학습 이론으로부터 유래한 것으로 이 이론의 가장 중요한 특징은 건강증진에 인지요인이 미치는 영향이 크다는 점을 강조했다는 점이며, 특히 인지지각을 변화시켜 건강증진 행위를 촉진할 수 있다는 데 초점을 두고 있다.

(4) 횡이론적 변화단계 이론은 개인과 인구집단들이 최상의 건강을 위한 건강행위 변화를 받아들이고 유지하기 위해 어떻게 진행해 나가는지 이해하기 위한 통합적 틀이다. 행위변화는 사람들이 변화를 의도하지 않는 기획전의 단계, 6개월 안의 변화를 의도한 기획단계, 활동적으로 변화를 기획하는 준비단계, 명백한 활동을 만드는 활동단계 그리고 변화·유지 단계로 진행된다고 설명한다.

(5) 대인관계 수준의 이론인 사회학습 이론은 자극반응 이론과 인지이론을 통합한 이론으로, 상호 결정론, 행위능력, 기대, 강화, 자기조절, 자기효능 등의 구성요소로 이루어진다.

2. 행위변화 방법

(1) 많은 대상자들은 변화에 아직 준비되어 있지 않거나 동기가 없는 경우가 많다. 대상자에게 동기가 있다면 문제해결을 위한 기술을 발전시키고 다른 행위변화 프로그램을 즉시 소개하는 것이 가능할 것이다. 그러나 대상자가 자신의 문제행동을 변화시킬 준비가 되어 있지 않다면 보건교육사는 위협적이시 않은 방법으로 변화에 대한 필요성을 인식시키는 접근을 사용할 필요가 있다. 그러나 동기강화 상담의 목표는 사람들이 변화에 준비하는 것이기에 그들을 변화로 밀어붙일 필요는 없다.

(2) 동기강화 상담은 대상자들이 자신의 변화에 대한 양가감정을 다루도록 도움으로써 초기 단계 변화과정을 사용하도록 격려하는 것이다. 이는 적극적으로 듣고 정중하게 피드백을 주는 기술을 통해 이루어진다. 저항을 부채질하는 전통적인 상담법과 달리 동기강화 상담의 목표는 저항을 줄이고 대상자가 변화를 위한 동기를 갖도록 하는 것이다. 보건교육사는 대상자 자신이 걱정하는 것을 이끌어 내기 위해 개입한다.

(3) 보건교육사가 아닌 대상자가 변화의 이유를 만들어 나갈 때 대상자에게 내적 동기가 생기고 변화에 준비가 될 것이다. 동기강화 상담에서 이루어지는 일의 대부분은 변화에 대한 대상자의 양가감정 혹은 복합적인 감정을 탐색하고 변화에 대한 그들이 현재의 준비 정도에 따라 개입하는 것이다. 따라서 동기강화 상담은 대상자의 동기를 촉진하기 때문에 초기 변화단계에 있는 대상자를 대면할 때 아주 효과적인 상담기법이다.

(4) 최근 만성질환이 증가하면서 건강한 생활습관을 가지는 것이 매우 중요하게 되었다. 건강한 생활습관은 건강과 관련된 행위로 말할 수 있는데, 이에는 건강행위와 건강위해행위가 있다. 건강행위는 예방 및 보호행위, 질병 관련행위 및 환자역할 행위로 나뉜다(Karl & Cobb, 1966). 건강한 사람들이 건강을 유지·증진하도록 예방 및 보호행위를 강화하는 것이 필요하다. 또한 건강행위에 영향을 미치는 요소, 즉 지식, 태도, 신념 등 사회 학습적 요인과 지각된 민감성, 심각성, 이익성, 장애성 등의 건강신념 요인과 건강행위 변화에서 행위 변화단계 등은 건강행위를 하는 데 필수적이다.

(5) 건강행위의 장애요인으로는 경제적 문제, 지식부족 등 개인적 장애요인과 보건의료체계에 의한 장애요인들이 있다. 따라서 보건교육사는 대상자들이 장애요인을 극복하여 건강한 생활습관을 유지할 수 있도록 건강행위 변화를 위한 전략을 수립하여야 한다.

제2절 기획의 과정

1. 기획의 기본과정

(1) 기획팀 조직

(2) 지역사회 상황분석

(3) 주요 건강문제의 설정

(4) 목적과 목표의 설정

(5) 전략과 세부사업계획의 작성

(6) 실행

(7) 평가

2. 보건교육 기획단계

(1) 대상집단의 보건문제와 특성파악(요구사정)

(2) 보건문제 해결을 위해 대상자들이 습득해야 하는 포괄적 보건행위들에 대해 서술

(3) 포괄적 보건행위 학습을 위해 필요한 지식과 기술에 대한 서술

(4) 보건행위 변화에 필요한 자원에 대한 파악

(5) 보건행위 변화에 필요한 보건의료 및 지역사회 서비스에 대한 파악

(6) 예상되는 행위변화에 대한 기술 및 성과에 대한 평가방안 마련

(7) 학습될 구체적인 보건행위 및 평가를 위해 측정할 최종결과 선정

(8) 프로그램을 구성할 구체적인 학습활동에 대한 고안

(9) 조직의 재정비 및 참여인력에 대한 훈련

(10) 예산편성 및 행정조직 개발

3. 보건교육 기획이론

■ 보건교육 기획이론은 7개로 구분된다

〈표 1〉 보건교육 기획이론 모형

[1] Precede-proceed model	① 1단계: 사회진단 ② 2단계: 역학진단 ③ 3단계: 행동/환경진단 ④ 4단계: 교육/조직진단 ⑤ 5단계: 행정/정책진단 ⑥ 6단계: 실행준비 ⑦ 7단계: 과정평가 ⑧ 8단계: 중간결과 평가 ⑨ 9단계: 최종결과 평가
[2] CDCynergy process model	① 1단계: 보건문제를 정의하고 기술 ② 2단계: 보건문제를 분석 ③ 3단계: 보건교육 대상을 파악하고 전체적인 개요기술 ④ 4단계: 커뮤니케이션 전략개발 ⑤ 5단계: 평가계획 ⑥ 6단계: 프로그램을 수행하고 피드백 수렴
[3] Ewles & simnett의 보건 기획단계	① 1단계: 교육대상자와 그 특성을 파악 ② 2단계: 교육대상자의 욕구를 파악 ③ 3단계: 프로그램의 목표를 결정 ④ 4단계: 구체적 목적을 작성 ⑤ 5단계: 목적달성에 필요한 자원을 파악 ⑥ 6단계: 프로그램의 내용과 방법을 상세하게 기술 ⑦ 7단계: 평가법을 제시 ⑧ 8단계: 프로그램을 시행 ⑨ 9단계: 프로그램의 과정과 결과들 평가
[4] MATCH(multi-level approach to community health)	① 1단계: 목적설정 ② 2단계: 중재계획 ③ 3단계: 프로그램 개발 ④ 4단계: 실행준비 ⑤ 5단계: 평가
[5] PATCH(planned approach to community health)	① 1단계: 지역자원의 동원 ② 2단계: 자료수집 및 분석 ③ 3단계: 보건 우선순위 결정 ④ 4단계: 종합적인 개입전략 ⑤ 5단계: 평가
[6] MAPP모형(mobilizing for action through planning and partnerships)	① 1단계: 조직화와 파트너쉽 개발 ② 2단계: 비젼 확립 ③ 3단계: 4Happ 사정(지역현황평가) ④ 4단계: 전략적 과제 파악 ⑤ 5단계: 목적과 전략수립 ⑥ 6단계: 실행
[7] Dignan & Carr의 7단계 모형	① 1단계: 지역사회 분석 ② 2단계: 지역사회 진단 ③ 3단계: 프로그램 초점의 확립 ④ 4단계: 대상집단 분석 ⑤ 5단계: 프로그램 계획 개발 ⑥ 6단계: 프로그램 실행 ⑦ 7단계: 프로그램 평가

1) Precede—proceed모델(predisposing, reinforcing, and enabling causes in educational diagnosis and evaluation— Policy, regulatory, organizational, constructs in educational and environmental development)

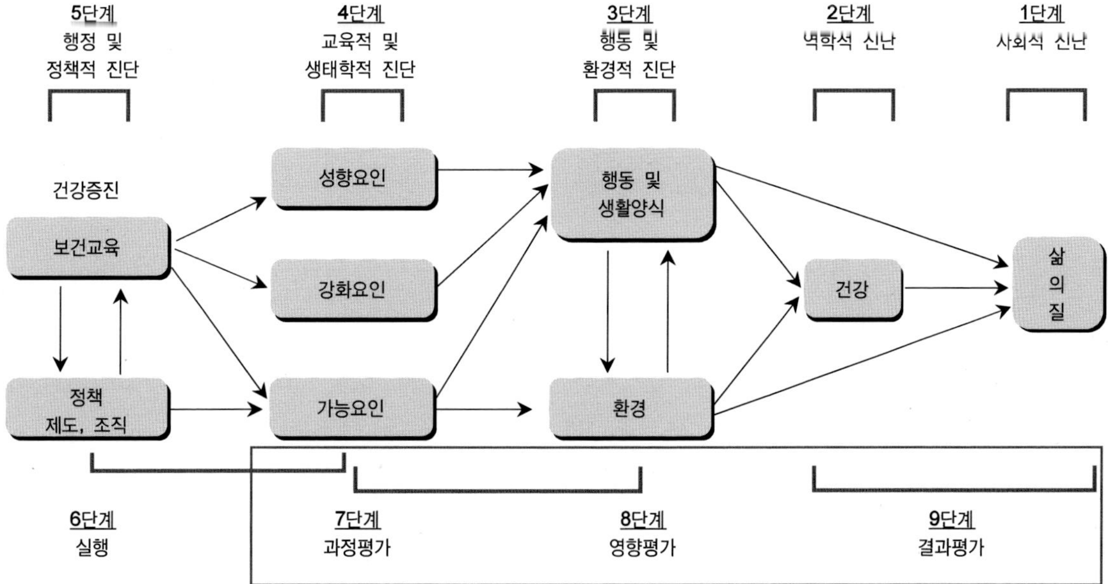

※ 자료: Green, L. W. & Kreuter, M. W.(1991). Health Promotion Planning: An Educational and Environmental approach. Mountain View, CA: Mayfield.

〈그림 1〉 Precede—proceed 모형의 기본틀

(1) 교육적, 생태학적 접근을 통한 건강증진 사업의 기획을 위한 모형

(2) 사람들의 건강행동과 환경적인 요인을 설명하고 이를 중재하기 위해 효과적인 보건교육 프로그램을 기획하고 수행, 평가하는 전 과정을 포괄하는 모델

(3) 여러 측면의 사정과정을 통해 건강과 건강에 미치는 다양한 요인들을 복합적으로 분류 조직화할 수 있는 접근체계 제시

(4) 건강과 건강행위에 사회적, 생태학적인 측면(가족, 지역사회, 문화, 신체적, 사회적 환경)이 중요한 요인으로 작용

(5) 기획에 관한 질문

① 특정한 건강문제가 얼마나 심각한가?

② 그 문제는 어떠한 건강관련 행동에 연루되어 있는가?

③ 그 행동의 결정요소들은 무엇인가?

④ 건강증진 개입을 어떻게 조합하여야 이러한 행동과 그 행동의 결정요소를 변화시킬 수 있는가?(보건교육, 법 제정, 기타 등)

⑤ 어떻게 이 개입들을 시행할 수 있는가?

(6) 9단계: 1단계-사회적 진단, 2단계-역학적 진단, 3단계-행동적·환경적 진단, 4단계-교육적·조직적 진단, 5단계-행정적·정책적 진단, 6난계-실행준비, 7단계-과정평가, 8단계-중간결과 평가, 9단계-최종결과 평가이다.

① 제1단계: 사회적 진단

　㉠ 건강과 삶의 질은 상호 관련되어 있으며 건강증진의 마지막은 삶의 질 향상 정도를 측정하는 것이다.

　㉡ 사회적 진단: 사람들 자신의 요구나 삶의 질을 이해하기 위한 과정으로 계획된 다양한 정보수집 활동을 통해 이루어진다.

　㉢ 삶의 질 향상은 변화를 야기하는 투입(보건교육, 정책, 규제 등)에 의해 일어난다.

　㉣ 삶의 질 측정

　　ⓐ 객관적 측정: 사회적 지표, 환경적 지표

　　ⓑ 주관적 측정: 지역주민의 적응, 삶의 만족도

　㉤ 사회적 사정 측정방법: 면담, 지역사회 포럼, 포커스 그룹활용, 설문조사, 국가적 자료나 연구 자료가 지역수준으로 합성된 통계자료 등 이다.

② 제2단계: 역학적 진단

　㉠ 사회적 사정단계에서 규명된 삶의 질에 영향을 미치는 구체적인 건강문제 또는 건강목표를 규명하고 우선순위를 정해 제한된 자원을 사용할 가치가 가장 큰 건강문제를 규명한다.

　㉡ 사망률, 유병률 등의 역학적인 자료를 이용하여 대상인구의 주요 건강문제에 대한 분포와 크기를 나타냄으로써 건강문제의 중요성을 제시한다.

　㉢ 역학적 진단단계의 의의

　　ⓐ 전체 인구집단과 하부집단에서의 다양한 건강문제의 상대적 중요도를 설정

　　ⓑ 프로그램 우선순위를 정하는 데 기초 자료로 사용

　　ⓒ 협력관계에 있는 담당자 간의 책임할당

　㉣ 건강문제 대표지표

　　ⓐ 사망률(mortality), 이환율(morbidity), 장애율(disability)

ⓑ 평균여명, 체력상태 등

③ 제3단계: 행동과 환경진단

㉠ 전 단계에서 규명된 삶의 질 또는 건강 결정요인들을 통제하는 데 가장 우세한 개
  인적이고 총체적인 행위들과 사회적, 물리적 환경요인 분석

㉡ 행위사정은 구체적인 행위를 목표로 하지만 비행위적인 원인(유전, 성, 연령, 근로
  장소, 주서시 등)도 포함되어 있다.

㉢ 수정이 가능한 비행위적 건강문제 원인: 환경요인, 기술적 요인(의료기관, 의료적
  절성 등)

㉣ 행위사정단계

  ⓐ 건강문제 관련요인 분류: 행위요인 vs 비행위요인

  ⓑ 행위의 분류: 예방행위 vs 치료행위

  ⓒ 행위의 중요도에 따른 분류

  ⓓ 행위의 가변성 정도에 따른 분류(사업을 통해 변화가 가능한 문제(가변적)만이
    사업의 대상이 될 수 있음)

  ⓔ 대상행위의 결정(행위목표는 건강행위 매트릭스의 1면과 2면에서 추출될 수 있음)

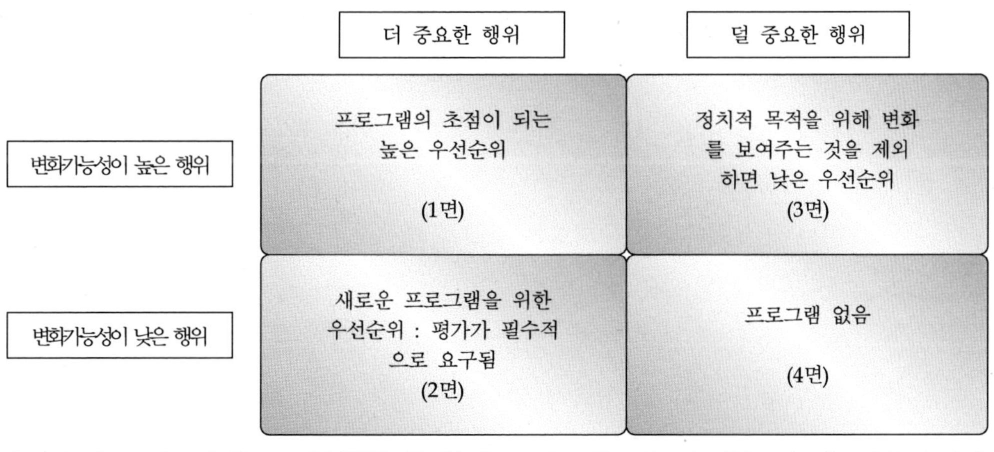

* 자료: Green, L. , & Kreuter M.(1999). Health Promotion Planning: An Educational and Ecological Approach. Mountain View, CA: Mayfield.

〈그림 2〉 건강행위 매트릭스

  ⓕ 행동목표 진술: 변화기대 대상, 성취하여야 할 건강행위, 성취조건의 범위, 변화
    발생 예상시간 등

예) 성인 35~46세 주민은 보건프로그램이 실행된 후 향후 1년 이내에 심장질환으로 인한 사망률이 10% 감소할 것이다.

ⓜ 환경사정단계

　ⓐ 변화될 수 있는 환경요인 규명

　ⓑ 중요도(우선순위)에 따라 환경요인 분류

　ⓒ 가변성에 따라 환경요인 분류(잘 변화되지 않는 환경요인 배제)

　ⓓ 표적 환경요인 결정

　ⓔ 환경목표 진술

　　예) 지역사회 대기 중 일산화탄소의 양을 2010년까지 50% 감소할 것이다.

④ 제4단계: 교육과 생태학적 진단

　㉠ 보건행동과 환경요인에 대해 소인성(predisposing), 촉진성(enabling), 강화성(reinforcing) 요인결정

　㉡ 행위에 영향을 주는 원인

　　ⓐ 성향요인(predisposing) 소인성요인

　　　• 행위를 초래하거나 행위의 근거가 되는 요인

　　　• 지식, 태도, 신념, 가치, 자기효능, 의도 등

　　ⓑ 촉진요인(enabling)

　　　• 행위가 실제로 나타나도록 촉진하는 행위 이전의 요인

　　　• 자원에 대한 이용 가능성, 접근성, 시간적 여유 등

　　ⓒ 강화요인(reinforcing)

　　　• 행위가 계속되거나 반복되도록 보상을 제공하는 행위와 관련된 요인(긍정적 혹은 부정적 피드백)

　　　• 사회적 지지, 동료의 영향, 의료제공자에 의한 충고

　　　• 부정적 강화: 잘못된 행동에 의한 대체보상

　　　　예) 흡연으로 인한 긴장완화, 과식으로 인한 불안감 해소 등

　　ⓓ 일반적으로 세 요인이 균형을 이룰 때 행위가 일어나고 유지된다.

　　✳ 청소년 음주의 예

　　　• 청소년기에는 술이 해롭다는 신념과 부정적인 태도를 가지고 있어서(성향요인)

음주를 하지 않게 되고(행위), 음주를 하지 않으면 학생으로서 교사에게 특별지도를 받지 않으며(강화요인), 청소년에 대한 술 판매 금지규정으로 인하여 술을 구하기도 어렵기 때문에(촉진요인), 이런 경우에는 금주를 하게 될 것입니다.
- 반면, 청소년들이 술을 마시는 또래집단으로부터 술을 먹으라는 압력을 받고(강화요인), 술 구입이 쉬워지면(촉진요인), 술에 대해 수용적인 태도를 가지세 되어(성향요인), 술을 마시게 되어(행위), 그러한 음주 행위는 또래집단에 의해 다시 강화될 것이므로(강화요인) 음주가 지속될 것입니다.
- 건강증진과 보건교육에 있어서 이들 세 가지 성향요인, 촉진요인, 강화요인은 상호 관련성이 있으므로 건강행위에 가장 우선적으로 영향을 미치는 요인을 결정하여 중재에 적용한다.

ⓒ 행위와 환경변화 요인선택 과정 및 우선순위 결정
ⓐ 요인규명 및 분류단계(성향, 촉진, 강화 요인으로 범주화)
ⓑ 세 범주 중 우선순위 결정
ⓒ 세 범주 내 우선순위 결정
- 우선순위 결정 시 중요성과 변화가능성 고려
  - 중요성: 유행성, 즉시성, 필요성
  - 유행성: 그 요인이 얼마나 광범위하게 자주 일어나는가?
  - 즉시성: 그 요인이 얼마나 급한 것인가?
  - 필요성: 이환율은 낮으나 행위나 환경의 변화를 위해서는 필요한 것
- 변화가능성: 문헌고찰을 통한 이전사업의 결과검토
ⓓ 학습과 자원 목표설정
- 학습목표: 성향요인과 중재내용 서술(사업평가의 기준)
- 자원목표: 환경적 촉진요인 정의
⑤ 제5단계: 행정과 정책진단
ⓐ Precede에서 Proceed로 넘어가는 단계
ⓑ 지금까지 규명된 계획이 건강증진 사업으로 전환되기 위해 행정과 정책에 대한 사정과정이 필요
ⓒ 건강증진 프로그램을 촉진하거나 방해하는 정책, 자원 및 조직의 환경분석(보건교

육 프로그램을 시행하는 데 필요한 인력, 물자, 시설, 예산 등의 자원 확보와 행정 조직적인 능력을 개선시킬 수 있는 방안강구)

 ② 행정사정 단계

  ⓐ 필요한 자원의 사정

  ⓑ 이용 가능한 자원의 사정

  ⓒ 수행에 있어서의 장애물 사정

 ⑩ 정책사정 단계

  ⓐ 계획이 기존의 정책, 규제 및 조직에 적합한지 검토

  ⓑ 계획이 기존정책과 일관성이 없는 경우 계획이 정책에 어떻게 기여되는지 보여주고 원칙에 대한 예외를 찾아본다.

참고) 5단계를 통해 설정되는 프로그램의 목적과 목표의 특징

> - 사회적 또는 역학적 진단에서 설정된 목표는 질병의 예방이나 대상인구의 사망률을 감소시키는 것이므로 적어도 수년이 걸리는 장기적인 목표이다.
> - 행동적 또는 환경적인 진단과정에서는 삶의 질 또는 주요 건강문제를 해결하기 위해 중점적인 건강행위와 환경요인에 대해 중단기적인 목표설정이 요구된다.
> - 교육적인 진단에서는 보건교육을 통해 지식, 태도, 기술, 행동의 변화를 단기간에 가져올 수 있도록 매우 구체적인 목표설정이 요구된다.

⑥ 제6단계: 보건교육 프로그램 수행

 ㉠ 효과적인 교육전략과 활동을 선택하여 보건교육 프로그램 시작

 ㉡ 적절한 계획, 적절한 예산, 적절한 조직과 정책의 지지, 적절한 인력훈련과 감독, 과정평가 단계에서의 적절한 감시, 경험, 교육대상자의 요구에 대한 민감성, 상황변화에 따른 융통성, 장기목적에 대한 인식이 중요

⑦ 제7단계: 과정평가

 프로그램 시작과 동시에 할 수 있는 평가방법으로 프로그램 수행 시 생기는 문제점을 조기에 발견할 수 있고 바로 수정 가능한 이점이 있다.

⑧ 제8단계: 영향평가

 ㉠ 프로그램 실시 후 지식, 태도, 신념, 가치관, 기술, 행동변화 등을 측정하여 보건교육 프로그램의 중단기적인 효과를 평가

ⓛ 대상행위와 선행요인, 촉진요인, 강화요인, 환경요인에 대한 즉각적인 효과평가

⑨ 제9단계: 결과평가

ⓐ 유병률 또는 사망률의 감소 등 보건교육 프로그램을 통해 얻어지는 장기적인 효과평가

ⓛ 삶의 질과 건강을 위한 보건교육 프로그램의 궁극적인 목적을 달성했는지 확인

참고) 평가의 기준

> • 임의의 기준: 단순히 변화를 기준으로 삼는다.
> • 과학적 기준: 가장 최근에 보고된 평가나 시도 등에 반영된 기준으로 문헌고찰을 근거로 타당성에 그 기준을 두고 있다.
> • 역사적 기준: 최근에 수행된1 동일한 사업의 결과나 최근 동향 등을 토대로 사업의 목적수립
> • 표준: 다른 사업을 유사한 지역사회, 조직, 인구집단에 적용했을 때 달성할 목표수립 시 어떤 표준에 따른다(지방단체나 국가의 평균치).
> • 타협적 기준: 경험이 풍부한 전문가 집단의 의견을 모아 기준설정

2) MATCH(multi-level approach to community health)

(1) Simons-morton 등(1995)과 McLeroy 등(1988)의 이론을 근거로 개발

(2) 질병과 사고예방을 위한 행동과 환경적 요인이 알려져 있고 우선순위가 정해져 있을 때 적용

(3) 기존자료를 활용하여 지역사회 건강문제를 파악하고 이를 근거로 보건교육사업 측면에서 개인, 조직, 지역사회, 정부차원의 다면적 접근전략을 통한 문제해결 과정제시

(4) 장점은 중재전략을 생태학적인 여러 수준으로 나누어 다양한 접근법을 채택

(5) 5단계로 구성되며, 다른 모형들과 달리 요구사정 단계가 없이 시급히 보건교육사업을 시행하고자 할 때 유용

① 목적설정(goal selection): 목적설정을 위한 4가지 과제

ⓐ 건강상태에 관한 목적선정: 유병률과 사망률 등의 역학자료 분석 및 핵심 건강문제와 위험요인에 관해 중요성과 변화가능성 결정

ⓛ 우선순위(high-priority) 인구집단 선정

ⓒ 행위요인과 관련된 목적선정: 건강상태에 영향을 미치는 위험요인 중 행위요인을 파악, 이에 대한 목적선정

㉣ 환경요인과 관련된 목적선정: 건강위험 요인 중 환경적인 위험요인을 접근성, 이용
가능성, 장애요인 등에 근거하여 파악

② 중재계획(intervention planning)

㉠ 중재목표, 중재대상, 중재 접근방법과 활동을 모두 알맞게 조합

㉡ 중재가 어느 수준까지 영향을 미칠 수 있는지 결정(targets of intervention
action: TIA)

〈표 2〉 TIA에 많이 사용되는 중재접근 전략방법

Simons-Morton 등(1995)	McLeroy 등(1988)
• 정부(government) • 조직(organization) • 지역사회(community) • 개인(individual)	• 공공정책(public policy) • 지역사회(community) • 조직 또는 공공기관(institutional) • 개인 간(interpersonal) • 개인 내(intrapersonal)

㉢ 각 수준별로 1단계에서 파악된 행위적, 환경적 위험요인을 조합

• 개인수준: 상담과 교육

• 정부수준: 정책옹호 활동 및 법 개정을 위한 로비활동 등

㉣ 중재목표의 수준에 맞게 중재활동의 종료선택

③ 프로그램 개발(program development)

㉠ 프로그램 개발과 관련된 내용을 상세하게 기술하는 단계

㉡ 구체적인 절차

ⓐ 프로그램 단위 또는 구성요소

ⓑ 프로그램을 이루는 각 구성요소들은 대상의 하위집단(성별, 연령별), 주제설정
(술, 운동 등), 교육단위, 전달방법 등으로 나누어 자세히 기술

ⓒ 기존의 교과과정을 선택하거나 새로 개발

ⓓ 프로그램의 각 단위별 교육계획안 작성

ⓔ 교육에 필요한 여러 자료수집 및 필요한 자원획득

④ 실행준비(implementation preparation)

㉠ 효과적인 프로그램 수행을 위한 준비

㉡ 준비내용

ⓐ 변화채택을 위한 계획안작성 및 옹호활동 준비

ⓑ 변화를 위한 요구, 준비정도, 환경적인 지지조건 등에 대한 사안개발

ⓒ 중재가 효과적이라는 증거수집

ⓓ 중재를 통한 변화를 지지해 줄 사회적인 지도자나 기관단체를 파악하여 알린다.

ⓔ 사회적인 의사결정권이 있는 사람들과 협조관계 유지

ⓕ 프로그램 수행자들 모집, 업무훈련, 수행업무 모니터링 및 지지할 수 있는 시스템 개발

⑤ 평가

㉠ 과정평가(process evaluation): 중재계획 과정에 대한 유용성, 실제수행에 대한 정도와 질, 프로그램 수행 후 즉시 나타난 교육적인 효과 등

㉡ 영향평가(impact evaluation): 프로그램의 단기적인 결과로 지식, 태도, 기술을 포함한 중간효과와 행위변화 또는 환경적인 변화

㉢ 결과평가(outcome evaluation): 장기적인 프로그램 효과측정

3) CDCynergy process model

(1) CDC의 커뮤니케이션 오피스에서 보건교육과 관련된 보건전문인들의 일을 보조하기 위해 개발(1997)

(2) 보건교육사들이 중재 프로그램을 개념화하고, 기획하고, 수행하며, 평가하는 모든 단계를 체계적으로 실행하도록 도와주는 도구

(3) 특성(NCHEC, 2007)

① 리서치를 이용하여 중재 프로그램의 보건문제 원인을 조사하고 프로그램 대상을 공통적인 특성으로 나누어 정의

② 여러 가능한 전략방법 구상

③ 대상인구 집단에 맞는 적절한 전략을 체계적인 방법을 통해 선택

④ 프로그램을 기획하고 수행, 평가하는 과정에서 커뮤니케이션의 역할이해

⑤ 대상인구 집단에 대한 조사부터 시작, 사전조사, 수행, 평가 등 모든 단계가 포함된 매우 포괄적인 프로그램 개발

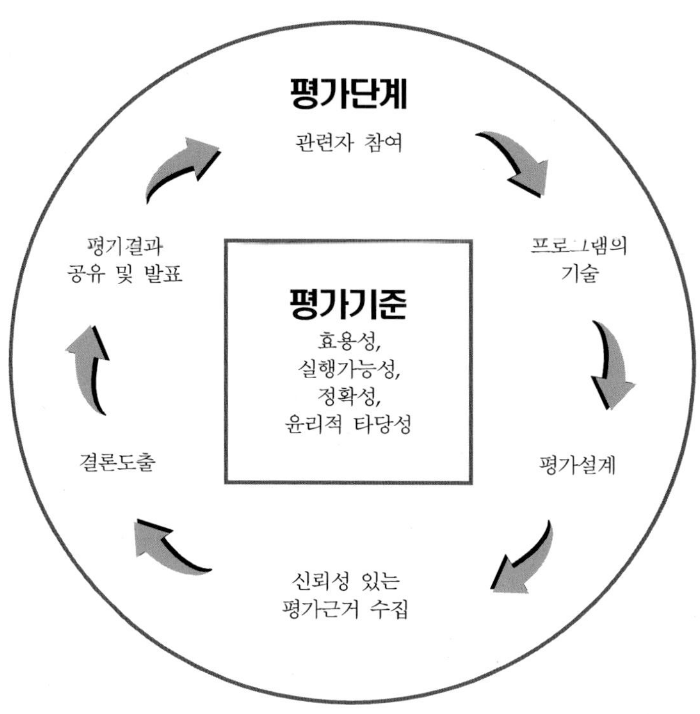

※ 자료: http://books.nap.edu/openbook.php?record_id=10548&page=408.

〈그림 3〉 CDC(1999) 보건프로그램 평가모형

(4) 프로그램 기획과정(CDC, 2003)

① 보건문제 정의 및 기술

② 보건문제 분석

③ 보건교육 대상자 파악 및 전체적인 개요기술

④ 커뮤니케이션 전략개발

⑤ 평가계획

⑥ 프로그램 수행 및 피드백 수렴

4) Ewles & Simnett(1992)의 9단계 모형

(1) 프로그램 계획단계의 순서를 논리에 맞게 제시하고 각 단계의 작성지침 제시

(2) 기획의 9단계

① 1단계: 교육대상자와 그 특성파악

② 2단계: 교육대상자의 욕구파악

③ 3단계: 프로그램 목표결정

④ 4단계: 구체적 목적작성

⑤ 5단계: 목적달성에 필요한 자원파악

⑥ 6단계: 프로그램의 내용과 방법 상세하게 기술

⑦ 7단계: 평가법 제시

⑧ 8단계: 프로그램 시행

⑨ 9단계: 프로그램 과정과 평가

(3) 보건교육 및 건강증진 프로그램의 목적

　① 인지적 목적: 대상자에게 정보를 제공하고 설명하며 이 정보를 확실히 이해하도록 하여 지식수준 높이는 것과 관련되는 목적

　② 감정적 목적: 대상자들의 태도, 신념, 가치관, 의견들을 명확하게 형성하거나 또는 변화시키는 것과 관련되는 목적

　③ 행동적·기술적 목적: 어떤 기술과 실천행동을 어떻게 하여야 제대로 할 수 있는가를 학습시키는 것과 관련된 목적

5) Dignan & Carr(1992)의 7단계 모형

(1) 보건교육 및 건강증진 프로그램의 기획을 상호 연결되어 있는 하나의 순환적 과정으로 본다.

(2) 기획의 7단계

　① 1단계: 지역사회 분석

- 프로그램이 시행될 지역사회에 관한 여러 가지 정보들을 자세하게 수집
- 수집된 정보를 바탕으로 지역사회 검토 후 주민의 건강상태, 보건의료체계, 사회적 지원상황 등에 대해 분석
- 기존의 문헌, 각종 사업토계, 사회조사 등을 통해 자료수집
- 지역사회가 어떻게 기능을 발휘하고 있으며 왜 그렇게 기능하고 있는지 분석

　② 2단계: 지역사회 진단

- 지역사회 분석에 대한 최종단계
- 수집된 자료를 종합하여 발견된 보건문제와 기존의 서비스 간의 격차파악(격차＝지역사회 요구도, 요구를 가지고 있는 개인이나 집단＝프로그램 대상자)
- 파악된 요구는 전문가들과 프로그램 대상자들에 의해 인식되고 확인되어야 한다.

③ 3단계: 프로그램 초점의 확립

- 확정된 요구를 가진 대상자들을 지역사회, 집단, 개인으로 분류
- 대상자 구분에 따른 프로그램 설계

④ 4단계: 대상집단 분석

- 프로그램의 초점이 되는 건강문제가 지적되면 그 문제와 관련된 행동들이 무엇인지 정의한다(현재 건강행동을 철저히 분석함).
- 변화시켜야 할 행동에 대한 수준을 개인적 차원과 사회적 차원으로 정의

⑤ 5단계: 프로그램 계획개발

- 목표(goal)개발
- 중요한 자원과 장애요인 확인
- 목적(objective)정의
- 교육적 방법과 실천 활동을 선택하여 프로그램을 구체화한다.

⑥ 6단계: 프로그램 실행

- 프로그램 실행전략 개발
- 실행에 필요한 인력, 물자에 대한 계획 및 실천 활동을 실시할 시간계획 수립

⑦ 7단계: 프로그램 평가

- 프로그램 계획 시 개발된 목적들을 평가기준으로 사용
- 과정, 영향, 결과 평가

6) Patch의 모형

(1) Patch의 단계

① 지역사회 동원

㉠ 대상지역을 정의하고, 참여자를 모집하는 과정

㉡ 추진위원회(steering committee)와 실무 작업팀 결성 후 지역주민과 지역지도자를 대상으로 PATCH 프로그램에 대하여 널리 홍보

㉢ 지역사회 지도자의 지원이 필수적

② 자료수집 및 분석

㉠ 사망률, 유병률, 지역주민의 건강행위, 인식 및 견해 등에 대한 자료를 수집하여 분석한 후 가장 주요한 건강문제 결정

㉡ 자료분석 결과를 지역주민과 공유

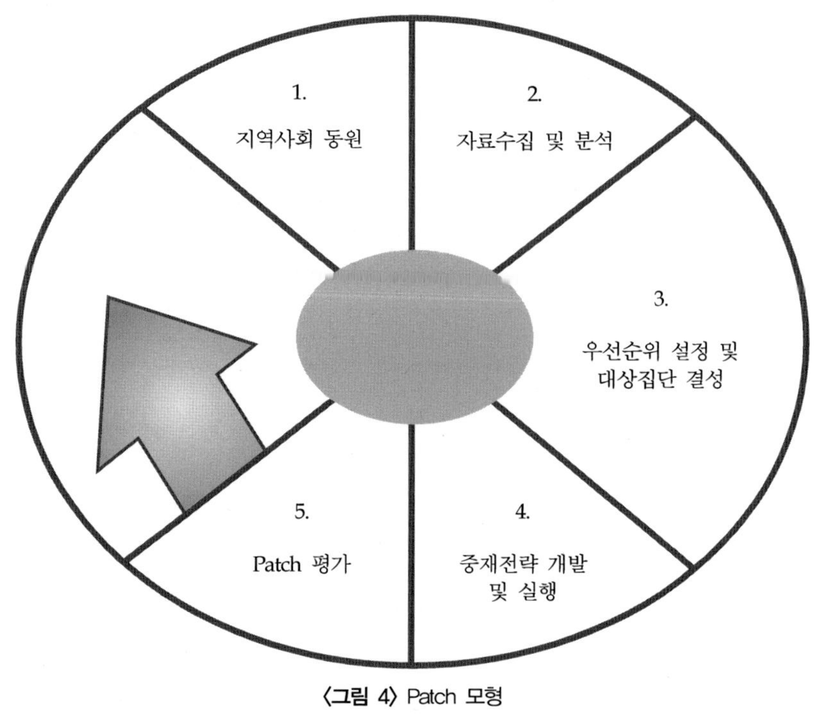

〈그림 4〉 Patch 모형

③ 우선순위 설정과 대상 집단 결정

　㉠ 중요성과 변화가능성을 고려하여 우선순위를 설정한 후 우선순위 건강문제를 해결
　　하기 위한 목표설정

　　ⓐ 중요성: 건강문제가 지역사회에 얼마나 심각한 영향을 주는가 또는 건강문제를 변
　　　화시키면 건강수준에 얼마나 효과가 나타나는가를 평가하는 기준

　　ⓑ 변화가능성: 건강문제가 얼마나 용이하게 변화될 수 있는가를 평가하는 기준으로
　　　변화가능성을 평가하기 위해서는 문헌을 통해서나 다른 지역의 보건사업 경험을
　　　통해 건강문제를 효과적으로 해결한 경험이 있는지 확인한다. 즉, 과학적 근거에
　　　따라 건강문제의 변화가능성 평가 Patch를 이용하여 건강문제의 우선순위를 정하는
　　　단계

　　　● 1단계: 브레인스토밍 등의 방법을 사용하여 지역에 흔한 건강문제 취합

　　　● 2단계: 1단계에서 취합된 건강문제를 건강문제의 중요성과 변화가능성을 고려하
　　　　여 다음 표의 해당영역에 정리

　　　● 3단계: 중요하고, 변화가능성이 높은 문제들을 중심으로 다시 한번 우신순위 설
　　　　정한다. 이때, 사망률, 장애율, 각 위험요인의 발생빈도 등 고려

　㉡ 우선순위 설정과 함께 대상 집단을 선정

〈표 3〉 건강문제의 우선순위 결정(Patch)

	중요함	중요하지 않음
변화가능성이 높음		
변화가능성이 낮음		

〈표 4〉 우선순위에 따른 건강문제의 정리(Patch)

우선순위	사 망	장 애	건강위험	
			행위요인	비행위요인
1	심장질환	사고	술	실업
2	암	당뇨	운동부족	의료서비스 부족
3	사고		음주	열악한 도로상태
4				여가시설의 부족
5				

ⓒ 중재전략 개발 및 실행

ⓐ 기존에 제공되고 있는 프로그램과 중복예방을 위하여 기존 프로그램 파악

ⓑ 가용자원을 사정하여 중재전략 개발

ⓒ 개발된 중재의 목표설정, 중재 및 평가계획 개발, 주요 활동 일정표 개발, 자원봉 사자 모집 및 훈련, 중재의 홍보와 실행 등의 활동이 포함

ⓓ 보건교육, 미디어 홍보, 캠페인, 정책지지, 환경변화 등의 전략 포함

ⓔ Patch평가

ⓐ Patch 전 과정을 모니터링하고, 프로그램의 성공을 측정할 수 있는 지표설정 후 이에 대한 자료수집

ⓑ 결과는 지역사회에 회환하여 향후 프로그램에 참여를 장려하고, 향상된 프로그램 을 개발하는 데 활용

ⓒ Patch의 각 단계에서 이루어지는 일련의 과정 지역사회에 미치는 영향평가 Patch 중재활동으로 인한 지역사회 변화확인 등 2가지 측면에서 이루어진다.

7) MAPP(mobilizing for action through planning & partnerships)모형

(1) 미국 NACCHO(national association of county & city health officials)와 CDC가 공동 개발한 지역보건사업 기획모형

(2) 기획의 6단계

① 1단계: 조직화와 파트너십 개발

② 2단계: 비전확립

③ 3단계: 지역현황평가(4 MAPP assessment)

　　　　지역의 건강수준 평가

　　　　지역사회 관심과 장점

　　　　지역보건 체계평가

　　　　건강문제와 해결능력에 영향을 미치는 환경의 변화

④ 4단계: 전략적 과제(issue)파악

⑤ 5단계: 목적과 전략수립

⑥ 6단계: 실행

✱ 미국의 National association of county and city health officials(NACCHO)가 질병관리
본부(CDC)와 함께 개발한 지역보건사업 기획지침

(3) MAPP의 개념

① 지역사회 계획과 파트너십을 통한 지역사회 동원과정으로 지역사회 건강증진을 위한 전
략적 접근방법의 하나

② MAPP 모형을 이용하여 지역사회 자원을 효율적으로 이용하고, 효율적인 파트너십을
형성하여 지역주민 최상의 건강수준과 삶의 질을 성취하는 방법모색

(4) MAPP 모형의 요소

① 지역사회 주인의식과 지역사회 중심의 접근: 지역사회 강점, 요구, 욕구에 근거하여 기획

② 과거의 경험과 교훈에 근거: 과거의 계획과 사정내용을 활용

③ 과거의 전략적 기획개념을 사용: 자원 확보, 자산과 요구의 조화, 외부환경 변화의 대처,
장기적 방향설정 등 포함

④ 지역보건 체계강화: 보건체계는 정부조직, 민간조직, 비영리조직을 망라한 정보, 재정적,
조직적, 인적 자원 의미

⑤ 공공보건 리더십 창출: 공공보건기관이 지역사회 내에서 리더십 역할수행

⑥ 필수 보건서비스 활용: 건강수준 모니터링, 지역사회 진단, 지역사회 임파워민트, 보건
정책개발, 보건사업평가 등 지역 내 보건서비스와 연계

⑦ 4 MAPP 사정: 지역사회 강점사정, 지역보건체계 사정, 지역사회 건강수준 사정, 변화의
　영향사정 포함

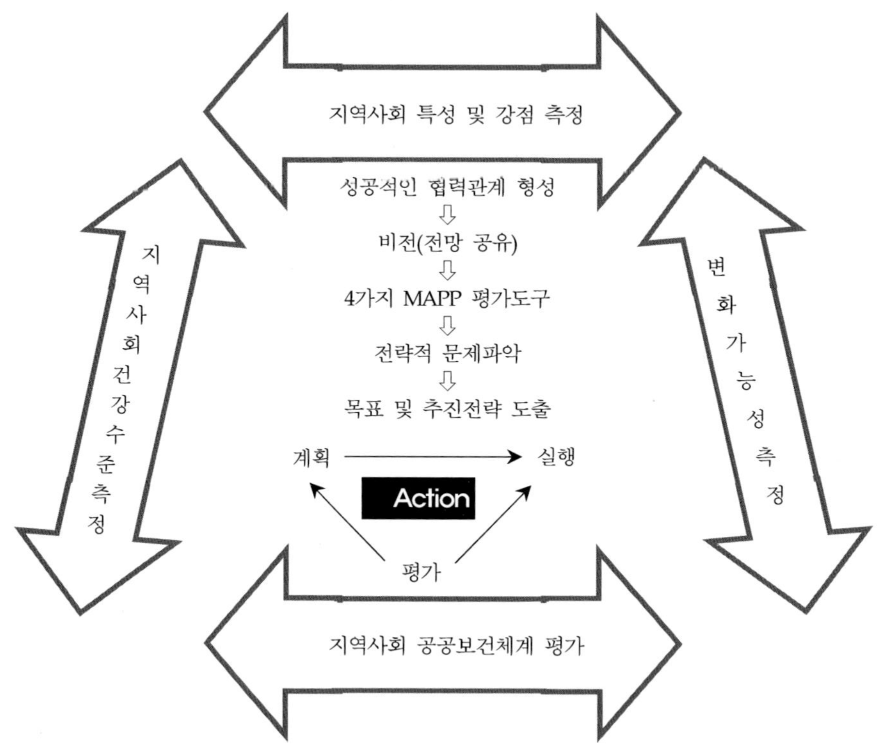

※ 자료: National Association of County and City Health Officials (2004). Mobilizing for Action through Planning and Partnerships, Achieving Healthier Communities through MAPP, A User's Handbook. Washington, DC: National Association of County and City Health Officials.

〈그림 11-5〉 MAPP의 4가지 평가와 진행 과정

(5) MAPP 단계

① 조직화와 파트너십 개발

　지역주민의 참여와 협력을 유도하기 위한 계획을 설계하는 단계

② 비전확립(visioning)

　㉠ 지역사회 비전과 가치는 MAPP 과정의 초점, 목적, 방향을 제시하는 문장

　㉡ 지역주민과 함께 공유

　㉢ 지역사회 내 다른 사업의 비전과 연예가 가능하면 연예시켜 활용

　　예) A 지역사회에서 교육은 정보에 근거한 올바른 결정을 내리도록 가능하게 하는 과
　　정이며, 일생 동안 지속되어야 하는 과정으로 존중한다.

③ 4 MAPP 사정(지역현황 평가)
  ㉠ 4 MAPP 사정을 통하여 지역사회 비전과 현재의 지역사회 상황 간에 격차에 대한 통찰
     제공
  ㉡ 비전을 성취하기 위한 전략이슈를 파악하여 목적설정의 기초가 되는 정보제공
   ⓐ 지역의 건강수준 평가
   ⓑ 지역보건 체계평가
   ⓒ 지역사회 관심과 장점
   ⓓ 건강문제와 해결능력에 영향을 미치는 환경의 변화평가
④ 전략적 과제(issue) 파악
  ㉠ 전략과제란 지역사회가 비전을 성취하기 위해 다루어져야 할 근본적인 정책의 방침과
     주요한 도전과제를 의미
  ㉡ 이 단계에서는 비전과 가치, 4 MAPP 사정결과를 검토한 후, 사정결과 확인된 요인들
     중 비전의 성취를 위해서 다루어져야 할 주요 요인 선정

⑤ 목적과 전략수립
  ㉠ 각각의 전략과제를 위한 목적과 활동전략 형성
  ㉡ 목적은 비전과 연결시켜 설정하며, 전략과제의 해결을 위한 목적설정

⑥ 실행
  계획-수행-평가의 단계를 연결하는 주기

※ 기획단계(Breckon, harvey & Lancaster, 1998)
  기획은 큰 아이디어로부터 일상 업무로, 추상적인 것으로부터 구체적인 것으로 이동한다.
  프로그램 기획은 다음과 같은 요소를 포함한 서면계획(written plan)에 근거한다.
  • 목적(들)
  • 측정 가능한 목표들
  • 적절한 활동들
  • 필수적인 자원들 설명
  • 평가절차

※ 기획자들은 반드시

- 과정을 기획하라(기획하기 위한 시간표와 기획을 위한 시간표를 작성하라).
- 사람들과 기획하라(중재인구의 대표들을 포함하라).
- 자료를 가지고 기획하라(기획의 기초로 정보를 이용하라).
- 지속성을 위해 기획하라(지속적이고 장기간 프로젝트를 기획하라).
- 우선순위를 위해 기획하라(가장 높은 우선순위를 가진 요구를 위해 프로그램을 기획하라. 가장 큰 영향을 미칠 수 있을 것이다).
- 측정 가능한 결과들을 위해 기획하라(측정된 목적들과 목표들에 대한 기준을 확인하라).
- 평가를 위해 기획하라(어떤 자료들이 수집되어야 할 필요가 있는지 언제 누구에 의해서 수집되어야 하는지 확인하라).

◈ 주관식 문제 ◈

1. 사회생태학적 모형의 전략유형별 건강에 영향을 미치는 요인을 설명하시오.

☞ 해답

단 계		내 용
개인적 차원		지식, 믿음, 태도, 가치와 같은 행동에 영향을 미치는 개인적 특성
개인 간 차원		가족, 직장동료, 친구 등 공식적·비공식적 사회적 관계망과 지지시스템
지역사회 차원	조직 차원	조직원의 행동을 제약하거나 조장하는 규칙·규제·시책, 조직 내 환경과 조직문화, 조직원 간의 비공식적 구조 등
	지역사회 차원	개인, 집단, 조직 간에 공식적·비공식적으로 존재하는 네트워크, 규범 또는 기준과 지역사회 환경(이벤트, 홍보, 사회 마케팅)
	정책 차원	질병예방, 조기발견, 관리 등 건강과 관련된 행동과 실천을 규제하거나 지지하는 각급 정부의 정책과 법률 및 조례

2. 터너힐(Tannahill)의 세 가지 건강증진 요소는?

☞ 해답

예방, 건강보호, 보건교육이다. 특히,

- 예방단계 1차: 위험요인 감소를 통한 질병과정의 첫 번째 발생을 예방하는 것
- 예방단계 2차: 초기진단과 중재증진을 통하여 병리학적 질병과정의 진행이나 원치 않는 상태의 진행을 예방하는 것
- 예방단계 3차: 신체결함이나 능력저하를 피할 수 없고, 또한 쉽게 질병으로부터 회복될 수 없을 때 적절한 예방활동을 하는 단계
- ✱ 이 중 건강보호(health protection)는 적극적 건강과 불건강 예방에 목표를 둔 법적·재정적 통제, 법률이나 제반정책, 기타 임의계약으로 정의할 수 있다.

3. 4단계(교육 및 생태학적 진단단계)를 설명하시오.

☞ 해답

보건교육 기획자가 보건교육 실행 시 중점을 두는 성향요인 또는 소인싱 요인(predisposimg factors), 강화요인(reinforcing factors), 촉진(가능)요인(enabling factors)을 사정

소인성 요인	강화요인	촉진(가능)요인
지식, 태도, 신념, 가치, 인지, 성별, 연령	가족, 친구, 교사, 고용주, 보건전문가, 정책결정자의 태도, 긍정 또는 부정적 행위에 대한 대가	자원의 이용 가능성, 접근용이성, 규칙법률, 건강관련 기술

① 성향(소인)요인: 변화하고자 하는 동기를 상화하거나 방해하는 개인 또는 집단, 보건교육 프로그램으로 교정이 불가능하다.

② 강화요인: 학습자가 그 행위를 함으로써 받게 된 보상이나 다른 사람에게 받은 피드백을 말하며, 사회적·물리적·실제적인 보상이나 처벌 등을 통하여 행복을 반복하거나 혹은 하지 않게 하는 역할을 한다.

③ 촉진(가능)요인: 건강행위를 수행하는 데 필요한 기술과 자원이며, 환경의 변화는 물론 바람직한 행위를 촉구하거나 조장하는 자원 등을 말하며 사회적 체계나 영향력에 의하여 만들어진다. 장애요인과 기술 등 행위에 변화를 초래할 수 있는 요인들로서 행동의 변화를 가져올 수 있도록 도와주는 모든 요소가 이에 포함된다.

4. 건강증진 프로그램을 계획하고 평가할 때 이론의 사용이 왜 중요한가?

☞ 해답

목적 & 목표를 설정하는 데 도움, 달성하기 위해 필요한 중재의 유형 선택안내

5. 합리적 행위이론의 4가지 구성개념은 무엇인가?

☞ 해답

태도, 신념, 의도, 행위

6. 계획적 행위이론과 합리적 행위이론의 주요 차이점을 설명하시오.

☞ 해답

계획적 행위이론은 합리적 행위이론에 지각된 행위통제 개념을 포함

7. 건강신념 모형이 행위의 변화에 있어 중요한 이유를 설명하시오.

☞ 해답

행위를 결정하는 것은 개인의 주관적인 지각세계에 의존 → 개인이 특정한 결과에 부여하는 가치와 주어진 행동이 그러한 결과를 초래할 것이라는 기대에 의해 영향을 받는다.

8. 건강증진 모형에서 설명하는 세 가지의 건강증진 행위 결정인자는 무엇이며 각각은 무엇
   을 뜻하는지 간략히 설명하시오.
   ☞ 해답
   개인적 특성과 경험
   ① 이전에 관련행위
   ② 개인적 요인구성(생물학적·심리적·사회문화적 요인 포함)

9. 행위와 관련된 인지와 감정
   ☞ 해답
   ① 행동에 대한 지각된 이익
   ② 행동에 대한 지각된 장애
   ③ 지각된 자기효능
   ④ 행동과 관련된 감정
   ⑤ 대인간계 영향
   ⑥ 상황적 영향

10. 행위결과
   ☞ 해답
   ① 행동계획에 몰입
   ② 즉각적인 갈등적 요구와 선호성
   ③ 건강증진 행위로 구성

11. 횡이론적 변화단계 이론에서 설명하는 행동변화의 5단계를 기술하시오.
   ☞ 해답

변화단계	내 용
1. 계획 전 단계, 인식 선 난계	6개월 내에 행동변화의 의지가 없는 단계
2. 계획 단계, 인식단계	6개월 내에 행동변화의 의지가 있는 단계
3. 준비단계	1개월 내에 행동변화의 의지를 가지고 있으며, 적극적으로 행동변화를 계획하는 단계
4. 행동단계	6개월 내에 명백한 행동의 변화를 갖는 단계
5. 유지단계	6개월 이상 행동변화가 지속되는 단계

12. 사회학습 이론의 구성요소 중, 변화의 발생을 증가시키는 행동들에 대한 반응을 의미하는
    요소와 그 요소의 세 가지 종류를 기술하시오.
    ☞ 해답
    상호 결정론: 행동-개인-환경

13. Precede-proceed 모형의 9단계와 각 단계를 쓰시오.
    ☞ 해답
    ① 1단계: 사회진단
    ② 2단계: 역학진단
    ③ 3단계: 행동/환경진단
    ④ 4단계: 교육/조직진단
    ⑤ 5단계: 행정/정책진단
    ⑥ 6단계: 실행준비
    ⑦ 7단계: 과정평가
    ⑧ 8단계: 중간결과 평가
    ⑨ 9단계: 최종결과 평가

14. Precede-proceed 모형에서 행위에 영향을 주는 3가지 원인은?
    ☞ 해답
    ① 성향요인 ② 촉진요인 ③ 강화요인

15. MATCH를 이용한 기획이론에서 목표설정을 위한 4가지 과제는?
    ☞ 해답
    ① 건강상태에 관한 목적선정
    ② 우선순위 인구집단 선정
    ③ 행위요인과 관련된 목적선정
    ④ 환경요인과 관련된 목적선정

16. CDC에서 지역보건요원의 보건사업 기획지침서로 개발한 우선순위 결정방법은?
    ☞ 해답
    PATCH

17. 지역사회 준비이론의 9단계와 각 단계에 대해 간략하게 설명하시오.

☞ 해답

단 계	설 명
1. 미인식	문제는 지역사회나 지도자에 의해 일반적으로 인식하지 않는다.
2. 거부	문제가 있다는 것을 거의 인정하지 않거나, 아예 인정 않는다.
3. 막연한 인식	몇몇 문제가 있으며 무언가 행해져야 한다고 느낀다.
4. 준비 전	문제가 있으며 무언가 행해져야 한다고 분명하게 인정한다.
5. 준비	계획이 있지만 수집된 자료에 기초하지 않는다.
6. 개시	정보는 정당화하고 작용을 시작
7. 안정화	프로그램을 안정화
8. 조직/확장	프로그램 평가, 수정
9. 전문화	유병률, 위험요소들, 문제의 원인 등이 파악, 효과적인 프로그램 운영

18. 혁신확산 이론의 5단계의 수용과정 중 인지단계를 설명하시오.

☞ 해답

인지: 새로운 변화에 관한 정보를 처음 접하는 단계, 정보가 부족한 상태, 추가적인 정보를
탐색할 만큼의 변화에 대한 충분한 관심을 보이지 않는다.

19. 사회마케팅론의 8가지 본질적 요소를 나열하시오.

☞ 해답

① 대상자 지향성

② 자발적 교환

③ 집단분석과 분화전략

④ 형성연구

⑤ 의사소통 채널분석

⑥ 마케팅전략

⑦ 과정추석제계

⑧ 관리과정

20. 건강행위를 설명하시오.

☞ 해답

건강을 위하여 바람직한 방향으로 이루어지는 행위로 건강행위는 건강을 유지하고 증진하려는 개인 또는 집단의 지식, 신념, 태도 등을 반영하며 기대, 동기, 가치 등 다른 요소들에 의해서도 영향을 받는다.

21. 범이론적 모형(trans-theoretical model)의 금연 실천행위에서 인지적 변화과정은?

☞ 해답

구 분	변화 과정	금연 실천행위에서의 정의
인지적 과정	의식고취(인식제고)	금연(술)에 대한 새로운 정보와 이해력을 얻기 위한 노력
	정서적 각성	변화에 대한 정서적 측면 즉 술과 관련된 정서적 경험
	환경 재평가	술이 물리적·사회적 환경에 미치는 영향에 대한 고려
	자아 재평가	술이 자신에게 미치는 영향에 대한 정서적·인지적 재평가
	사회적 해방	사회 자체가 금연을 촉진시키는 방향으로 변화하고 있다는 것에 대한 인식

22. 범이론적 모형(trans-theoretical model)의 금연 실천행위에서 행동적 변화과정은?

☞ 해답

구 분	변화 과정	금연 실천행위에서의 정의
행동적 과정	대체행동 형성	술을 대안적 행위로 대치
	지원관계 형성	금연을 위하여 노력하는 과정에서 타인으로부터 받은 신뢰와 지원(partnership)
	강화관리	금연으로 인하여 얻게 된 보상
	자아해방	금연을 실천하고자 하는 자신의 선택과 노력
	자극조절	금연실천을 촉진시키는 상황을 만들거나 이를 방해하는 상황이나 원인에 대한 통제

23. 건강행위에 영향을 미치는 요인을 설명하시오.

☞ 해답

- 사회 학습적 요인: 지식, 신념 태도, 기술 등
- 건강신념 요인: 민감성, 심각성, 이익성, 장애성 등
- 건강행위 변화: 행위 변화단계 등

24. 건강행위 변화의 개인적 장애요소를 열거하시오.

☞ 해답

경제적 문제, 지식부족, 논리적인 설득부족 등

25. 건강행위 변화의 보건 의료적 장애요소를 열거하시오.

☞ 해답

제도나 정치적 장애요인이 행동변화를 어렵게 한다.

26. 건강행위 변화를 위한 전략을 설명하시오.

☞ 해답

무엇이 문제인지를 확인 → 가능한 해결방안이 어떤 것이 있는지 대안목록 만들기 → 장점
이 많은 순으로 우선순위를 정하여 최우선적인 해결방안을 선택 → 평가

① 개인을 우선적으로 고려
② 대상자와의 신뢰관계를 유지
③ 효과적인 의사소통
④ 대상자의 건강문제와 행위에 관심을 가지고 공감
⑤ 적극적인 경청을 통하여 대상자의 건강행위에 대하여 문제를 찾아내고 수정인자 의논
⑥ 매일 식이, 운동, 건강행위에 대하여 일기쓰기
⑦ 자기효능감 증진
⑧ 자신의 건강행위를 변화시켜야만 건강 위험요인을 감소시킬 수 있음을 인식, 믿음
⑨ 건강행위 변화를 위한 프로그램은 대상자들이 이해하기 쉽고 수행하기 쉬워야 한다.
⑩ 편리한 프로그램이어야 한다.
⑪ 현실적이고 달성 가능목표를 세워야 한다.
⑫ 프로그램의 내용은 즐거워야 한다.
⑬ 다양성을 가진 프로그램
⑭ 보상을 이용
⑮ 자가 관리가 될 수 있도록 계획된 프로그램
⑯ 대상자와 자주 접촉하여 피드백을 준다.
⑰ 가족, 친구, 동료들의 지지를 유도

⑱ 비용과 시간은 행위변화를 유도하는 중요요인

⑲ 다학제적 접근이 필요

⑳ 프로그램 참여정도를 반드시 평가

27. 동기의 구성요소를 설명하시오.

☞ 해답

변화의 중요성(의지), 변화의 자신감, 변화의 준비

28. 동기강화 상담의 기본원리를 설명하시오.

☞ 해답

공감 표현하기, 불일치감 만들기, 저항 수용하기, 자기 효능감 지지하기

29. 동기강화 상담을 위한 전략을 열거하시오.

☞ 해답

개방형 질문, 긍정하기, 사려 깊은 경청, 요약하기

제6장
요구도 진단

제1절 요구도 진단과 자료수집 방법
*주관식 문제

제1절 요구도 진단과 자료수집 방법

1. 요구사정

모션프로그램 개발을 위한 첫 번째 단계이나, 대상자의 건강관련 문제 또는 필요한 것이 무엇인지 찾아내는 것으로 지역사회 진단이라고 부르기도 한다. 일반적인 정의는 "특정 지역사회를 기반으로 건강관련 통계 및 건강 결정요인에 관한 정보를 수집하고, 건강 결정요인과 건강과의 관계를 검증하는 동의방법을 통해 지역사회의 건강상태를 평가하는 과정(배상수, 2005)"이라고 설명하고 있다. 목적은 지역사회의 건강수준을 파악함으로써 보건교육 프로그램 개발영역의 우선순위를 정하고, 건강문제의 해결역량을 파악하기 위한 인적·물적 자원 확인, 보건교육 프로그램 적용의 효과평가를 위한 자료 확보, 건강문제에 영향을 미치는 외부환경의 변화를 예측하는데 있다(배상수, 2005).

1) 요구의 정의
   (1) 요구란 현 상태와 기대되는 미래상태(혹인 바람직한 상태)와의 차이를 말한다.
   (2) 개인이나 집단이 해결될 수 있는 문제를 가지고 있음을 의미한다.

2) 요구사정(진단)의 목적
   (1) 지역사회 건강문제를 파악하기 위해서이다.
   (2) 건강문제를 해결할 능력이 있는가를 파악하기 위해서이다.
   (3) 보건사업의 평가를 위한 기초 자료를 확보하기 위해서이다.
   (4) 변화하는 환경이 건강문제에 어떤 영향을 미치는지를 예측하기 위해서이다.

3) 요구의 유형(Bradshaw, 1972)
   (1) 규범적 요구: 전문가의 경험과 지식에 기초하여 정의한다.
   (2) 내면적 요구: 대상자가 느끼는 요구, 자신이 바라는 상태에 대해 갖는 요구, 설문조사를 시행하여 내면적 요구 확인한다.
   (3) 외향적 요구: 대상자의 행동으로 나타난 요구로 건강증진 서비스 이용으로 나타난다.

(4) 상대적 요구: 목표인구와 타 집단을 비교하여 정의, 타 집단보다 높거나 낮을 때 문제가
    존재하는 것으로 본다.

2. 자료수집

1) 자료수집 영역: 자료수집 방법들을 선정하기 전에 무엇을 사정해야 하는지를 파악해야 한다.

<표 1> 요구사정 영역

출 처	영 역	지 표
지역보건 의료계획서*	인구	인구변화(인구동태: 출생률, 사망률, 자녀증가율, 인구이동률 등) 및 구조(성, 연령, 가구구성 등), 산업별 인구구성, 의료보장 인구, 의료취약 인구, 학교 및 학생 수, 학교 보건교사 수 및 영양사 수
	의료이용 현황	전체지역보건 의료현황, 지역보건기관 이용현황
	보건의료자원 현황	의료기관 및 인력, 사회복지시설, 보건의료관련 민간조직
	보건기관 현황 및 문제점	보건기관 설치현황, 인력현황, 보건기관 연간예산현황
	건강수준 및 건강행태	건강검진율, 술율, 음주율, 운동실천율, 만성질환 유병률, 예방접종률, 보건의료기관 이용실태
	지역개요	의치, 역사, 자연환경(기후, 지형, 면적 등), 교통(도로포장률, 주민접근성), 사회경제적 수준, 학교 수, 지역개황도

※ 자료: 보건산업진흥원(2005), 제4기 지역보건 의료계획 작성지침 및 평가체계개발.

2) **자료종류**
  (1) 자료원에 따른 종류
    ① 1차자료: 조사목적에 따라 새롭게 수집하는 자료로 직접자료라고 부른다.
    ② 2차자료: 이미 조사되거나 보고된 기존자료를 의미하여 간접자료라고 부른다.
      예) 통계연보, 국민건강 영양조사, 지역보건의료 계획서, 인구센서스 등

  (2) 수집주기에 따른 종류
    ① 정기적 자료: 일정한 시기나 주기에 따라 실시하여 조사되는 자료로 2차자료에 해당되
      는 경우가 많다.
      예) 통계연보, 지역보건의료 계획서, 인구센서스 등

(3) 자료의 성격 따른 종류

　① 양적 자료: 양적 변수로 측정하는 자료이다.

　　예) 측정도구, 설문지 등

　② 질적 자료: 질적 변수로 측정하는 자료로 일반적으로 수량화할 수 없는 내용을 얻고자

　　할 때 사용된다.

　　예) 면담, 참여관찰, 기록물, 일기 등

3) 자료수집 방법

한 가지 방법으로는 지역사회에 대한 포괄적인 자료를 수집하는 데 부족함이 있으므로 지역 상황에 따라 두 가지 이상의 방법들을 병행해서 사용한다.

(1) 직접법에 의한 자료수집

　① 관찰

　　㉠ 조사자가 지역사회를 다니면서 지역사회의 특성을 관찰하는 것이다.

　　㉡ 주의할 점은 지역사회에 대한 어떤 편견도 갖지 않는 것이다.

　　㉢ 장점: 직접 눈으로 확인하므로 상황의 발생과정을 잘 파악할 수 있고 비언어적 자료수집이 가능하다. 자료수집이 발생 즉시 가능하다. 다양한 종류의 많은 자료를 수집할 수 있다.

　　㉣ 단점: 조사자에 따라 다른 의미를 부여할 수 있으며, 행동이 특수상황에 따라 다르게 나타날 수 있으므로 관찰결과의 신뢰성과 타당성을 결정하는 데 문제가 있을 수 있다. 자료의 수량화가 어렵고, 많은 대상을 동시에 관찰할 수 없어 일반화가 어렵다. 장시간의 시간과 노력이 필요하고 이로 인한 경제적, 심적 부담이 크다.

　② 면접조사

　　㉠ 해당지역사회에 거주하는 주민 또는 보건의료 전문인력 등 초점집단(focus group)과 대화를 통해 자료를 수집하는 것으로 가장 기초적은 자료수집 방법이다.

　　㉡ 인터뷰를 통해 간호사는 그 지역의 역사, 장점 및 단점, 지역주민을 위한 공공기관의 프로그램, 자원봉사 단체 등의 프로그램에 대한 정보를 얻을 수 있으며 대상자와 신뢰관계 형성을 위한 기초로 활용할 수 있는 방법이다.

　　㉢ 종류: 개별면접, 전화면접, 집단면접이 있다.

　　㉣ 개별면접법: 면접자가 개인을 일대일로 만나서 자료를 수집하는 방법, 면접자는 면

접조사표를 통한 구조화된 질문지나 비구조화된 질문지를 사용한다. 일반적으로 시간과 비용이 많이 드는 방법으로 대상자들이 제공하는 정부의 깊이와 질에 초점을 맞추는 경우에 사용한다.

　ⓜ 전화면접법: 개별면접보다 비용이 적게 들지만 효율성이 떨어지며 상세한 정보를 필요로 하는 경우에는 부적절한 방법이다. 일대일 면접보다 신뢰 있는 관계형성이 어렵다.

　ⓗ 집단면접법: 집단구성원들과 자유로운 대화를 통해 종합적인 정보를 얻는 방법으로 개인면접에 필요한 내용을 탐색적으로 얻기 위해 활용할 수 있다.

③ 설문조사법

　㉠ 건강상태에 대한 정보를 체계적으로 얻을 수 있는 방법이다.

　㉡ 특정한 목적을 두고 작성한 설문지를 사용함으로써 사정지표를 확인하고, 지역사회의 강점과 요구에 대한 진단을 내릴 수 있으며 지역주민이 요구하는 지역사회 중재도 확인할 수 있다.

　㉢ 설문조사 방법의 장단점

	면접조사	배포조사 (자기기입법)	우편조사	전화조사
배포 횟수	조사원	조사원	우편	조사원
기입자	조사원	피조사자	피조사자	조사원
장점	• 지정한 본인을 직접 조사 가능 • 질문을 상대방에게 이해시키기 유용 • 조사의 유효율이 비교적 높다.	• 조사원의 노력이 개인면접법보다 적게 든다. • 조사 유효율이 높다. • 방문 시 기억재생보다 정확한 자료를 얻을 수 있다.	• 조사 경비 저렴 • 피조사자가 어디에 있어도 조사 가능 • 표본추출 정도를 높일 수 있다. • 응답자가 충분한 시간을 갖고 솔직하게 답변할 수 있다.	• 조사결과를 신속히 얻을 수 있다. • 지역을 한정하면 조사비가 저렴
단점	• 조사비용이 많이 든다. • 조사원의 편견이 작용하기 쉽다. • 사생활 침해의 우려가 있다.	• 회답의 피조사자 여부가 불분명하다. • 회답이 주위의 의견에 좌우되기 쉽다. • 회답의 기입이 부정확할 우려가 있다. • 어려운 질문에 대해서는 무기입, 무응답에 경향이 있다.	• 회수율이 낮다. • 회수에 시간이 소요된다. • 피조사자 본인 답변한 것인지 불분명하며 응답자 주의사람의 의견이 반영될 염려가 있다. • 응답자가 질문을 잘못 알아들을 수 있으며 회피적인 대답을 할 수 있다.	• 피조사자는 전화가 있는 세대에 한정된다. • 피조사자의 협력을 얻기 힘들다. • 질문의 양이 한정된다. • 간단한 문제만을 취급할 수 있다.

ⓐ 설문조사의 형태

- 구조적 질문(폐쇄형 질문): 질문에 대한 답을 미리 정하여 제시해 주고, 그중에서 하나를 선택하도록 제한시키는 것이다.
- 비구조적 질문(개방형 질문): 질문에 대한 답을 제시해 주지 않고 응답자가 자유로이 자신의 의견을 쓰게 하는 것으로 응답의 범주가 너무 많거나 몇 개의 범주로 압축시키는 것이 어려울 때 적합하다.

ⓑ 설문조사지 장단점

	개방형 설문지(비구조적 설문지)	폐쇄형 설문지(구조적 설문지)
장점	• 응답의 다양성 • 시간적 여유가 있어 심사숙고하여 대답할 수 있다. • 기대하지 않았던 새로운 사실을 발견할 수 있다. • 자유롭고 자발적인 응답을 얻을 수 있다.	• 주어진 시간 내에 많은 질문에 응답할 수 있다. • 언어적 구사능력이 불충분한 사람에게도 자료수집이 가능 • 계량적 분석이 용이 • 응답률을 높일 수 있다.
단점	• 응답하는 데 시간과 노력이 요구되어 무응답이 많다. • 응답결과를 수량화하는 과정이 어렵고 시간소모가 많다. • 응답자가 많은 시간을 투자하여 응답해야 하므로 심리적 압박감이나 지루함을 느낀다.	• 충분한 선택지가 주어지지 못할 때 응답자가 원하지 않은 답을 강요받아 정확한 답을 얻을 수 없다(아무 것에나 응답할 수 있음). • 질문의도를 잘못 이해하고 응답하거나 응답을 의도와 다르게 잘못 기재하여도 이를 알아낼 방법이 없다.

ⓒ 설문내용의 구성

- 질문 수: 응답자에게 30분 이내에 조사를 마칠 수 있도록 하는 것이 좋으므로 질문의 수가 30~50개 정도를 넘지 않는 것이 좋다(이은옥 외, 1998).

ⓓ 질문순서

- 응답자로 하여금 흥미를 갖게 하는 질문을 앞에 오도록 한다.
- 관련되는 질문은 연속적으로 배열하는 것이 원칙이나 응답의 일관성을 보려고 할 때는 떼어 놓는다.
- 일반적인 질문에서 구체적인 질문으로 좁혀 간다.
- 조사목적과 직접 관련이 적은 질문은 맨 끝에 놓아 일관된 사고의 흐름을 막지 않도록 한다.

ⓔ 질문형식

- 이분식 질문: 두 개의 선택지 중 하나를 선택하는 것이다.

(이분식 질문 예)

예) 당신은 보건간호사의 회원이십니까?

① 예(   ) ② 아니오(   )

- 여과형 질문: 먼저의 질문에 대한 반응에 따라 질문과 선택지를 선택하도록 설계된 것이다.

(여과형 질문 예)

예) 1. 당신은 술을 하고 계십니까?

① 예(   ) ② 아니오(   )

2. 하루 평균 술량은 어느 정도입니까?   개피/일

- 선다식 질문: 이분식 질문보다 더 많은 정보를 줄 수 있으며 의견이나 태도를 묻는 데 적합하다. 보통 3~5개의 선택지를 미리 만들어 놓고 그중 하나를 선택하게 하는 것이다.

(선다식 질문 예)

예) 승진기회가 마련된 보건소에서 일하는 것이 당신에게는 얼마나 중요합니까?

① (   ) 절대로 중요하다.

② (   ) 비교적 중요하다.

③ (   ) 약간 중요하다.

④ (   ) 전혀 중요하지 않다.

✱ 선다식 질문 시 주의사항: 각 항목이 총망라되어야 한다. 농촌 주민들에게 질병에 걸렸을 때 가장 먼저 찾는 장소가 어디냐고 묻는다면 그 선택지로 의원, 보건소, 보건지소, 보건진료소뿐만 아니라 약종상, 약국 등도 포함시켜야 한다. 또한 선택지가 상호 배타적이어야 한다.

- 서열식 질문: 문항을 정도에 따라 순서로 항목을 선택하도록 질문하는 방식으로 항목이 너무 많으면 응답자가 순위를 결정하기 힘들기 때문에 10개 미만의 항목으로 제시하는 것이 좋다.

(서열식 질문 예)

좋지 않은 예	좋은 예
당신의 연령은 몇세 입니까? ① 10세 이하 ② 10~20세 ③ 20~30세 ④ 30~40세 ⇨ 이 경우 응답자가 20세인 경우 ②번과 ③번 중 하나를 임의로 표시할 수 있다. 따라서 선택지가 상호 배타적이지 않다.	당신이 연령은 몇세 입니까? ① 10세 미만 ② 10~19세 ③ 20~29세 ④ 30~39세

- 평정척도식 질문: 강도를 알아내려는 척도로 가장 일반적인 것이 Likert 형식의 질문이 가장 보편적이다. "보건교육사 제도에 대해 어떻게 생각하십니까?" 하는 질문에 대해 "절대 찬성, 찬성, 중립, 반대, 절대 반대" 등의 5단계 답을 주어 답을 통해 점수화하는 방법이다. 가장 일반적으로 사용하는 것은 3점 척도, 5점 척도로 항목이 너무 적으면 신뢰도가 낮아질 가능성이 있고, 너무 많으면 표시하는 데 어려움이 있다.

(평정척도식 질문 예)

예) 다음 중 중요하다고 생각하는 순서대로 1, 2, 3등의 번호를 매기시오.
    (   ) 성공
    (   ) 가족관계
    (   ) 우정
    (   ) 건강
    (   ) 돈
    (   ) 종교

ⓕ 설문지 작성 시 고려 사항

- 질문어구는 간단명료하게 한다. 문장이 너무 길면 이해에 문제가 있으며, 문장을 완결시키지 않고, 구나 절로 남겨 둔 문장도 피해야 한다.
- 문장 내에 서로 다른 내용이 두 가지 이상 포함되지 않도록 한다. 예로 "편마비인 뇌졸중 환자는 자신을 돌볼 수 없다. 그러므로 자신의 권리를 주장해서는 안 된다."라는 문항이 주어지면, 응답자에 따라 앞부분은 동의하지만 뒷부분은 반대할 수도 있게 된다. 이 경우 응답자는 이 답을 선택할 수도 있고, 하지 않을 수도 있으므로 신뢰도 상의 문제가 발생한다.
- 전문 용어는 피한다.
- 긍정문으로 제시
- 응답자의 응답수준을 고려

④ 참여관찰

㉠ 지역사회 건강관련 회의, 사회적 모임, 종교행사, 특별한 행사 등에 참여한 대상자들을 관찰(participant observation)하는 것이다.

㉡ 지역주민들의 행동, 차이점과 유사점, 의사결정 과정, 지역사회 모임의 참여자 특성, 지역주민의 관심도, 지역문화, 주 정보제공자(key information) 등을 알 수 있다.

⑤ 초점집단기법(focus group technique)

㉠ 조사하려는 내용에 맞게 선정한 소수의 사람들을 대상으로 수행하는 심층적인 질적 면접조사를 말한다.

㉡ 초점집단을 구성할 때는 구성원 간에 동질성이 보장되어야 한다. 예로 비슷한 경험을 지니거나 이해관계가 같은 사람들이 모일수록 생산적으로 토의하기가 좋다.

㉢ 집단의 크기는 6~12명 정도가 이상적이며 소요시간은 대략 두 시간 정도로 계획하되, 실제 토의시간은 90분 정도가 적당하다.

㉣ 장점: 짧은 시간에 광범위한 정보를 얻을 수 있으나 모집단을 대표하는 것이 아니므로 일반화가 어렵다. 예로 노인의 만성질환 관리에 대한 정보를 얻기 위해 6~10명 정도의 동일지역에 거주하고 있는 노인대표를 모시거나 당뇨대상자의 자조관리 과정운영을 위한 자료 수집을 위해 당뇨대상자 10명을 대상으로 보건소에 모이게 해서 당뇨로 인한 일상생활상의 문제들을 묻는 것도 좋은 방법이다.

⑥ 델파이 기법(delphi technique)

　　㉠ 내용이 아직 알려지지 않았거나 일정한 합의점에 달하지 못한 내용에 대해 여러 차
　　　 례 전문가들의 의견조사를 통해 합의된 내용을 얻는 방법이다.

　　㉡ 거리와 시간상 면접이 불가능한 경우에 사용한다.

　　㉢ 장점: 소수의 의견을 수렴할 수 있고, 권위 있거나 발언권이 우세한 특성 선분가의
　　　 영향을 줄 수 있고, 시간을 효율적으로 사용할 수 있다.

　　㉣ 단점: 회답의 기피로 인한 대상자의 편견을 제거하기 어려움, 응답결과의 피드백
　　　 형식 및 설문조사 횟수 등이 표준화되어 있지 않아 조사자의 편의대로 운영될 수 있다.

(2) 간접법에 의한 자료수집

① 2차 자료 분석

　　㉠ 이미 존재하는 자료를 분석함으로써 지역사회의 건강상태에 대해 알 수 있다.

　　㉡ 2차 자료를 통한 자료수집의 장단점은 다음 표와 같다.

　　㉢ 가장 일반적인 자료형태는 인구 및 건강상태에 대한 통계이다.

　　㉣ 인구 및 건강상태 통계에 대한 자료원은 국가 및 지방자치단체, 도서관 등에서 얻
　　　 을 수 있다.

　　㉤ 종종 원하는 자료를, 전화를 통해 얻을 수 있으며 요즈음은 인터넷을 통해 비교적
　　　 정확한 자료를 얻을 수 있다.

〈표 2〉 2차 자료의 장단점

장 점	단 점
대규모의 조사 자료인 경우가 많음.	지역 대표성이 낮음.
즉시 활용 가능하며 자료수집 시간이 절약	자료가공을 위한 유연성 적음.
다양한 목적으로 활용할 수 있어 효율적	자료접근이 어려운 경우가 있음.
공공기관 자료가 많아 신뢰성이 높음.	관심을 갖고 있는 항목이 포함되어 있지 않을 수 있음.
지역전체에 대한 자료	규모가 커서 분석이 어려움.
비용이 적게 듦.	자료의 신뢰도, 타당도가 명시되지 않은 경우 사용이 곤란함.

※ 자료: 배상수(2004), 보건사업기획에서 일부 인용.

3. 자료분석

1) 분류/범주화

(1) 여러 자료수집 방법을 통해서 수집된 정보들을 관련 있는 영역끼리 묶어 주는 단계이다.

(2) 일반적으로 인구학적 특성, 건강문제 자원 및 환경, 상호 작용, 지역사회 경계 등으로 분류/범주화(categorization/classification)할 수 있다.

2) 요약

(1) 수집된 자료들을 범주화된 요소에 따라 요약하는 것이다.

(2) 자료의 특성에 따라 도수분포표, 도표, 지도 등으로 요약(summarization)한다.

① 지역사회 자원의 경우: 자원 목록철을 만들 수 있다.

② 지역사회 경제: 지도로 표기

③ 인구학적 특성: 인구학적 분포 등을 활용하여 부양비, 노인 인구비, 인구피라미드 등으로 요약할 수 있다.

3) 비교/해석

(1) 건강수준 관련 자료는 그 절대적 크기도 중요하지만 다른 지역과 비교한 상대적 크기나 기간에 따른 변화도 중요하다.

(2) 보건사업은 사회적 형평성이 중요한 가치가 되므로 건강수준에 대한 지역별, 계층별로 세분화하여 수집하고 비교해석 하여야 한다.

4) 추론

추론(infer/validiatation)은 위의 과정 등을 통해서 나타난 문제들을 지역사회 건강문제와 관련하여 결론을 내려 기술하는 단계이다.

4. 문제점 파악

1) 문제점 파악방법

(1) 보건프로그램 개발을 위해 수집된 일반적 특성, 건강문제 및 건강행태, 자원, 환경 등의

자료를 분석하여 문제점을 파악하기 위해서 적용하는 기법 중 보건소 등의 공공조직에서 보건사업 전략개발에 활용하는 기법으로 SWOT 분석이 있다.

(2) SWOT은 강점(strength), 약점(weakness), 기회(opportunity), 위협(threat)의 머리글 자를 모아 만든 단어로 경영전략을 수립하기 위한 분석 도구이다.

(3) SWOT 분석복석

불확실한 미래의 환경예측, 내부역량을 감안하여 적합한 사업전략 수립한다(배상수, 2005).

(4) 내부역량 분석

조직이 갖는 강점과 약점 분석으로 보건소 등의 조직분석에 활용할 수 있으며 조직의 노력 여하에 따라 바뀔 수 있다.

(5) 외부환경 분석

기회와 위협분석으로 조직의 노력과 상관없이 통제하기 어려운 환경적 요인으로 조직에 도움이 되는 기회와 나쁜 영향을 줄 수 있는 위협으로 구분된다.

(6) 보통 X, Y축으로 2차원 사분면을, 그리고 각각 하나의 사분면에 하나씩 배치하여 연관된 사항들을 우선순위로 배치한다.

(7) SWOT 분석을 통해 보건소 조직이나 지역사회가 처한 건강문제에 대한 인식을 할 수 있 으며 향후 보건프로그램 개발전략을 수립하기 위한 중요한 자료로 삼을 수 있다.

<예>
- 외부환경이 유리하고, 내부역량에 강점이 있는 경우: 보건사업을 확대하는 전략이 필요
- 외부환경도 좋지 않고 내부역량도 취약할 경우: 보건사업을 중단하거나 축소
- 외부환경은 유리한데 내부적으로 취약할 경우: 구조조정이나 혁신운동을 통해 조직의 역량을 강화할 필요가 있다.
- 내부역량에 강점이 있으나 외부환경이 불리한 경우: 환경의 불리를 극복하기 위해 새로 운 대상자를 개발한다.

2) 문제점 목록작성 및 요약

    (1) 수집된 자료의 분석을 통해 문제점이 파악되면 문제목록을 작성해서 요약하여 실무에 활용하도록 준비해야 한다.

    (2) 서울시 1개 동을 대상으로 무작위로 선정한 4,024명에 대한 지역사회 진단결과에 대한 문제목록을 작성한 내용은 다음과 같다.

<표 3> 지역사회 진단의 문제목록

영역	문제(진단)	증상, 증후
환경영역	빈곤	의료급여 대상비율 높음, 빈곤 및 무능력의 비율이 높음.
	주거환경 불량	난방, 환기, 채광, 식수문제 호소, 사생활이나 공간부족
사회심리영역	지지자원 부족	가족 결손력, 지지자원 부족
	정서적 불안정	스트레스 호소
생리영역	부적절한 건강관리	노인 및 영유아 집단의 건강문제 호소, 만성질환 비율 높음.
	통증	통증 호소율 높음.
건강관련 행위영역	물질남용의 위험성	술자, 음주자 비율 높음.

3) 문제분석 방법

구체적으로 누가 그 문제(요구)를 얼마나 가지고 있는가를 계산하는 과정이다. 문제에 대한 정확한 개념정의가 중요하고 각 하위집단별로 문제가 어떻게 분포되어 있는가를 추적한다.

  (1) 문제의 분석적 정의

    ① 문제에 대한 조작적 정의를 내린다.

      (예: 정신건강 문제—어떤 상태를 정신건강의 문제로 정의하고, 누구를 대상으로 정신건강을 측정할 것인가?)

  (2) 분포확인

    ① 문제가 어느 정도로 대상지역에 퍼져 있는가를 파악한다.

    ② 대상 집단을 성별, 소득, 지역 등 인구학적 정보를 이용하여 하위집단으로 분류하고 하위집단별 문제파악, 그 문제를 가장 많이 가지고 있는 집단을 위험집단 또는 보건프로그램 표적집단이라고 한다.

(3) 표적집단 사전계산

  ① 구체적인 자료 없이 문제의 위험집단이 누군가를 추정하게 되는 경우이다.

  ② 이때 인구학적 자료를 바탕으로 해당문제의 발생정도를 다룬 조사자료(국가통계) 등을 이용하여 문제집단의 규모를 추정 → 표적집단 추정방법

(4) 문제규모 계산

  ① 문제의 발생과 확산 정도가 어떻게 되는가를 파악한다.

  ② 발생은 일정기간 중 새로 발생한 건수를 지칭

   (예: 1/4분기 중 새롭게 술을 시작 청소년 건수)

  ③ 확산은 특정시점에서 현재 존재하고 있는 사례

   (예: 2009년 12월 30일 현재 술을 하는 청소년의 확산건수)

(5) 문제의 경향분석

  ① 문제발생 성격이 시간에 따라 어떤 모습을 보이고 있는가를 시계열적으로 측정한다.

  ② 문제의 전반적인 실태, 경향을 잘 반영할 수 있도록 분석한다.

(6) 기존서비스 분석

  ① 문제해결 노력이 얼마만큼 또는 얼마나 효과적으로 이루어지고 있는지 파악한다.

  ② 해당기관의 기존 서비스나 관내 타 기관의 유사서비스 제공도 파악한다.

5. 문제의 우선순위 결정

자원은 한정되어 있기 때문에 어떻게 우선순위를 결정하느냐가 중요하다. 보건문제의 우선순위는 현황과 관련된 보건통계자료 등의 2차 자료에 사람들이 중요하다고 믿는 가치와 판단을 부여하는 방법이다.

1) 우선순위 결정 시 고려사항

  (1) 대표성 있는 자료를 비교하여 우선순위 결정, 전체현황을 파악하지 못하고 일부자료만 가지고는 우선순위 결정이 어렵다.

  (2) 업무 담당자들이 현실적으로 가장 적절한 우선순위 결정방법을 함께 선택한다.

  (3) 일단 방법이 결정되면 모든 후보문제들에 동일한 기준을 적용하고 임의적이고 주관적인 의사결정 방법을 배제하려는 노력이 필요하다.

2) 우선순위 결정방법

(1) 단순결정 방법

① 결정기준 항목을 구조화된 설문지로 작성하여 의사결정 집단에게 배포한다.

② 의사결정에 참여하는 위원들은 설문지의 각 문항에 대하여 주관적으로 판단하여 결과를 작성한다.

③ 제출된 설문지의 점수를 집계하여 최고점 또는 최하점을 우선순위로 결정한다.

(2) 대표집단에 의한 방법

① 다양한 전문지식과 식견을 갖춘 전문가들로 의사결정 집단을 구성하여 이들의 견해를 수렴하여 의사결정합의에 도출한다.

② 광범위한 토론과 정보의 교환을 통하여 결정요인과 결정기준을 도출한다.

(3) Patch

① 앞의 절에서 기술되었던 Patch 모형의 우선순위 설정방법을 이용한다.

② 1단계: 브레인스토밍을 이용하여 여러 건강문제를 파악하여 나열한다.

③ 2단계: 각 문제를 중요도와 변화가능성을 고려하여 정리한다.

④ 3단계: 중요하고 변화가능성이 높은 문제들을 중심으로 다시 우선순위를 설정한다.

(4) BPRS(Basic Priority Rating System)

① Hanlon과 Pickett (1998)이 개발

② 다음의 세 가지 기준을 이용하여 설정

- 건강문제의 크기(A): 10점
- 건강문제의 심각도(B): 10점
- 보건프로그램 효과(C): 10점

③ $BPRS = (A + 2B) \times C$(만점은 300점)

④ 건강문제의 크기나 심각도보다 보건프로그램 효과가 결정적인 영향을 미치도록 공식이 만들어져 있다.

⑤ 보건프로그램 효과(C) 측면에서 예방접종 사업은 90% 이상의 효과를 보이고 있으므로 매우 효과적인 사업이며, 금연사업은 통상 30% 정도의 효과를 보여 다소 효과적인 사업에 해당한다.

〈표 4〉 BPRS에서 건강문제의 크기, 심각도, 보건프로그램 효과개선

	분 류	평 점
건강문제의 크기(A)	25% 이상 10~24.9% 1~9.9% 0.1~0.9% 0.01~0.09% 0.01% 미만	9 or 10 7 or 8 5 or 6 3 or 4 1 or 2 0
문제의 심각도(B)	매우 심각 심각 다소 심각 심각하지 않음	9 or 10 6, 7, 8 3, 4, 5 0, 1, 2
보건프로그램 효과(C)	매우 효과적(80% 이상) 상대적으로 효과적(60~80%) 효과적(40~60%) 다소 효과적(20~40%) 상대적으로 비효과적(5~20%) 거의 비효과적(5% 미만)	9 or 10 7 or 8 5 or 6 3 or 4 1 or 2 0

(5) PEARL 검사

① 적절성(propriety): 건강문제 해결을 위한 보건프로그램이 적절한가?

② 경제성(economics): 문제를 해결하는 것이 경제적으로 적절한가?

③ 수용도(acceptability): 지역사회가 보건프로그램을 수용할 것인가? 지역사회가 원하는 사업인가?

④ 자원(resources): 프로그램을 위한 재정을 조달 가능한가?

⑤ 합법성(legality): 현행법 하에서 수행 가능한 프로그램인가?

⑥ 건강문제별로 각 항목에 0점 또는 1점을 부여한 후 5가지 항목의 점수를 곱하여 우선순위 설정(P×E×A×R×L)

◆ 주관식 문제 ◆

1. 요구도 조사의 4가지 목적을 서술하시오.

☞ 해답

① 대상집단의 건강문제 확인　　② 문제의 해결가능성 판단

③ 대상집단의 문제해결 능력파악　　④ 보건프로그램의 평가를 위한 기초자료 확보

2. 지역사회 요구도 진단에서 우선순위 설정을 위한 측정도구를 설명하시오.

☞ 해답

① PERT(performance evaluation review technique)와 CPM(critical path method): 여러 가지 복잡한 활동을 수행·통제해야 하는 사업일정 계획표이다. 한눈에 사업계획과 진행 정도를 파악할 수 있다.

② BPRS(basic priority rating system): John Hanlon과 George Pickett이 개발한 방법으로 보건프로그램의 우선순위 선정분석에 활용된다.

③ NIBP(needs/impact-based planning): 캐나다의 metropolitan toronto district health council(MTDHC)이 개발한 보건프로그램 기획방법인 건강문제의 크기(need)와 해결을 위한 방법의 효과(impact)를 기준으로 한다.

④ <u>CLEAR는 NIBP(needs/impact-based planning)의 보완방법</u>

⑤ PATCH(planned approach to community health): 1980년대 미국질병관리본부(CDC)에서 지역보건요원의 보건사업 기획지침서로 개발 지역사회 건강을 위한 계획된 접근방법을 안내하는 지침 → 건강문제의 중요성과 변화가능성(미국 질병관리본부에서 지역보건요원의 보건사업 기획지침서 개발)

3. 요구도 조사과정 3단계를 제시하며 단계별 절차를 설명하시오.

☞ 해답

① 1단계 자료수집: 1차자료 수집방법별 특징, 2차 자료의 장점, 데이터베이스 자료검색 및 역량 자료수집 방법 등을 이용하여 우선순위를 둔 대상인구 집단의 보건프로그램 요구가 무엇인지를 찾아낸다.

② 2단계 자료 분석: 수집된 자료에 대한 분석의 단계로 Precede-Proceed 모형의 첫 번째

단계와 두 번째 단계인 유전, 환경, 행동요인을 세 번째 단계인 건강행동에 영향을 미치는 성향, 기능, 강화요인을 분석하는 과정이다.

③ 3단계 요구도 조사 분석자료 종합단계: 요구도 조사의 분석을 종합하는 단계로 건강문제와 관련된 위험요인을 확인, 확인된 요구의 우선순위를 정하는 BPR을 이용해 요구의 우선순위화를 양적으로 분석·종합하고 우선순위화된 요구의 타당성을 검증하는 단계이다.

4. 1차자료 수집방법 중 집단을 대상으로 하는 방법을 설명하고 각각의 특징을 서술하시오.

☞ 해답

① 집단면담: 짧은 시간에 여러 대상자에게서 자료를 수집할 수 있는 경제적 방법이다.

- 지역사회 여론지도자 및 핵심정보제공자와의 면담: 대상집단의 견해를 정확하게 표현해 줄 수 있는 여론지도자와 대상집단 내 지식과 능력을 갖춘 핵심정보 제공자와 면담을 통해 자료를 수집하는 방법이다.

② 지역사회 공청회: 지역의 모든 사람들이 참여할 수 있는 공청회를 통해 대상집단의 요구와 문제를 파악하는 자료수집방법이다.

③ 초점집단면담: 대상집단이 관심을 갖는 생각, 의견, 신념 등에 정보유용, 규모는 8~12명이 적당, 면담내용은 기록, 녹음 등이다.

④ 명목집단과정: 우선순위 집단의 대표자들 5~7명 정도로 구성하여 구체적인 요구를 위해 질문을 한다. 토의가 아니라 구체적인 요구를 각 개인별 응답을 기록함을 알린다.

5. 지역사회의 건강문제에 대한 관심을 파악하기 위한 조사방법은?

☞ 해답

초점집단기법, 개별면담, 공청회

6. 질문에 대한 응답에 따라 다른 종류의 질문에 응답하도록 하는 질문의 형태는?

☞ 해답

여과식 질문

7. 사전에 개발된 면접조사표를 이용 표준화가 가능하고 응답의 비교가 가능한 방법을 무엇이라고 하는가?

☞ 해답

구조화 면접조사

8. 2차 수집방법을 제시하고 각각의 장단점을 설명하시오.

☞ 해답

관심주제가 포함되어 있는 다양한 자료원을 수집하는 방법, 이미 수집된 기존자료로 관련문헌, 연구자료, 기존의 조사나 정부의 행정자료가 있다.

- 장점: 자료수집시간이 절약, 얻는 비용이 적게 든다는 점
- 단점: 우선순위 인구집단의 참 요구를 파악할 수 있는 자료인지 확인하기 위해서는 자료수집 시기, 방법, 자료수집 대상 등에 대해 파악해야 한다.

9. 자료분석에서 건강행위에 영향을 미치는 3가지 교육적·생태학적 진단에 대해 설명하시오.

☞ 해답

① 성향요인: 행위를 초래하거나 행위의 근거가 되는 요인(인지, 지식, 태도, 신념, 가치, 자기효능, 의도 등)
② 촉진요인: 개인이나 조직으로 하여금 행동을 취하도록 촉진하는 것(지역사회 보건의료, 자원에 대한 이용 가능성, 접근성, 시간적 여유 등)
③ 강화요인: 행위의 결과로 행동을 한 후 받게 되는 긍정적 or 부정적 피드백(사회적 지지, 동료영향, 의료제공자에 의한 충고와 피드백)

10. 요구도 사정을 위한 자료의 구분은?

☞ 해답

① 자료원의 따른 분류: 1차, 2차자료
② 자료의 성질(데이터)에 따른 분류: 양적, 질적 자료
③ 자료 수집주기에 따른 분류: 정기, 부정기 자료

11. 면접조사의 종류는?

☞ 해답

개별면접법은 면접자와 응답자가 1:1로 직접 만나기 때문에 자료수집 과정에서 심층적이며

유연성 있는 자료를 얻을 수 있는 반면, 전화면접은 시간과 비용을 절약할 수 있는 대신, 단순한 질문으로 한정해야 한다. 구조화된 면접은 자료를 수량적으로 표준화하여 수집할 수 있으므로 응답을 비교하는 데 용이하며, 비구조화된 면접은 질문순서를 변경하여 심층적으로 조사가 가능하며, 구조화된 면접조사표 없이 면접자에게 질문순서나 캐어묻기의 재량을 주는 방법이다.

12. 면접의 영향요인은?

☞ 해답

① 면접상황: 시간, 장소, 제3자의 존재 등

② 면접자: 인구학적 특성, 인성, 기술과 경험, 동기, 태도, 기대, 행동 등

③ 피면접자: 인구사회학적 특성, 인성, 응답능력, 응답용의, 동기 등

④ 주제의 내용: 정치적 민감성, 사생활 관련성, 난해도, 관심도, 불안요소 등

13. 인터넷 조사법의 장점은?

☞ 해답

① 많은 사람들 중에서 표본으로 삼을 수 있기 때문에 대표성 측면에서 유리하다.

② 조사비용과 노력을 절약할 수 있다.

③ 광범위한 지역을 조사할 수 있다.

④ 응답자가 발생하는 오류나 면접진행상 나타나는 오류를 줄일 수 있다.

⑤ 익명으로 반송되도록 조사대상자의 비밀에 소하는 정보라도 어느 정도는 얻을 수 있다.

14. 2차 자료의 장점은?

☞ 해답

① 일반적으로 1차 자료에 비해 수집하는 데 시간이 적게 든다.

② 1차 자료에 비해 수집비용이 상대적으로 적게 든다. 자료가 주기적으로 발간되는 경우 주기적으로 새로운 자료를 얻을 수 있다

③ 2차 자료는 신뢰성이 있는 공공기관에서 발간되는 경우가 많아 이들 기관에서 생산된 자료는 신뢰성이 높다고 할 수 있다

제7장
프로그램의 기획

제1절 기획개념, 우선순위 결정, 목적과 목표설정, 시장세분화와 표적집단 결정, 전략개발, 실행계획의 수립

1. 보건기획의 의미

1) 보건기획(health planning)이란?

기업이나 조직이 생존경쟁에서 살아남기 위해서는 남보다 얼마나 더 정확하게 미래를 예측하느냐에 달려 있다. 보다 더 정확한 미래를 예측하기 위해서는 정확한 정보를 기초로 조직을 싸고 있는 환경변수를 잘 통제하고, 과학적인 분석의 틀을 활용하여 검증하는 등의 다양한 기법이 동원되어야 한다.

2) 기획(planning)의 정의

최적수단으로 목표를 달성하기 위하여 장래의 행동에 대한 사전결정을 준비하는 합리적이고 지적 과정(intellectual process)이다. 즉 특정목표를 달성하기 위하여 누가, 언제, 어떠한 방법으로, 어느 정도의 예산으로, 어떤 활동을 할 것인가를 결정하는 것이다.

  (1) 일반적 정의

  ① 기획이란 행동하기 전에 무엇을 어떻게 해야 하는지를 결정하는 것이며, 미래를 예측하는 것이다.

  ② 특정한 목표를 달성하기 위하여 최상의 이용 가능한 미래의 방법 및 절차를 의식적으로 개발하는 조직적인 계속적 동태적 과정이다.

  ③ 기획은 현재보다 더 좋은 미래를 만들고, 미래의 일에 대한 불확실성을 경감시킬 목적을 갖는 하나의 사회적 과정이다.

  (2) 대상별 기획

  ① 개인적인 수준의 기획: 가장 협의적인 차원인 단순히 일반적인 문제를 해결하는 과정이다. 기획을 인간이 장래에 발생할 일에 대하여 미리 사고하는 과정이다.

  • Newman: 무엇을 할 것인가를 사전에 결정하는 대단히 광범한 인간의 형태이다. 결국 우리가 일상생활에서 문제를 해결하기 위하여 개인적인 수준에서 세우는 계획이다.

② 조직사회 수준의 기획

　　㉠ Gulick: 조직이론에서 행정관리기능의 단계이다. 기획, 조직, 인사, 방향(지시), 조
　　　정, 기록보고, 예산[POSDCoRB(planning, organization, staff, direct, coordination,
　　　report, budget)]이라는 7단계의 과정으로 설명되는데 여기서 기획은 최초단계로
　　　매우 중요하다.

　　㉡ Stone: 조직사회 장래의 경영을 가능한 정확하게 예측하고 통제하려는 신중히 준
　　　비된 노력이다.

③ 국가수준의 기획: 사회변화나 국가의 발전을 위한 주요한 수단이다.

　　㉠ Merriam: 국가정책을 결정함에 있어 사회적 예지를 활용하려는 조직적 노력이다.

　　㉡ Drror: 보다 나은 수단으로 목표를 달성하기 위하여 장래행동에 관한 일단의 결정
　　　을 준비하는 과정이다(planning is the process of preparing a set of decisions for
　　　actions in the future, directed at achieving goals preferable means).

(3) 세계보건기구(WHO)

보건기획(health planning): 한 국가가 동원 가능한 자원의 범위 내에서 국민들의 보건의료 수
요를 충족시키기 위하여 보건사업을 체계적으로 개발하고 주의 깊게 지적으로 설명하는 것을
말한다(health planning means the careful, intelligent interpretation and orderly development
of these services, in accordance with modern knowledge and experience, to meet the health
needs of a nation within its resources).

(4) 미국국가자원 기획위원회(National resources planning board)의 정의

인간이 가지고 있는 최선의 가용지식을 공공분야 내에서 공통성을 띠고 있는 사업을 추진하
는 데 체계적이고 계속적이며, 선견성 있게 적용하는 것이다.

① 기획은 연속적 과정으로서 최소의 마찰 및 손실로 정부정책을 채택 조절시키기 위해
　　일반적인 추세나 동향, 정책 등에 관한 상시적인 재검토를 요청한다.

② 기획은 목적이 아니고 수단으로, 작게는 우리가 가지고 있는 재화를 효율적으로 사용하
　　기 위한 수단이며, 크게는 속박으로부터 해방되고 인류의 번영을 구현시키는 수단이다.

3) 보건기획의 목적: 미국공중보건협회 기획위원회(1937)

(1) 보건사업을 위한 조직의 개선

(2) 새로운 필요사업의 개발촉진과 기존사업의 강화 및 그 활용의 촉진

(3) 보다 나은 협조로 보건사업의 실적 향상

(4) 지역사회의 불필요한 사업계획의 중지

(5) 정부와 민간기관과의 사업의 중복회피

(6) 보건사업의 지역 간 배분개선

(7) 신규사업 계획의 우선순위 결정과 보건사업 기획의 균형 있는 발전, 그리고 지역사회 특수보건 수요를 위한 서비스

(8) 부족한 보건인력의 효율적 이용과 훈련시설의 개발육성

(9) 보건의료 요구와 문제의 파악, 해당지역 특성에 맞는 변화를 위해 현실적 목표설정 지원

(10) 새로운 보건지식의 신속한 응용

(11) 보건사업 연구와 훈련의 밀접한 관계조성

(12) 지역사회 발전을 위한 경제적·물리적 계획과 보건수요의 종합조정

4) 보건기획의 이유

(1) 국민의 건강은 국가책임

① 국가의 정치이념과 사화·경제·문화·보건에 대한 가치기준에 따라 정도와 범위가 결정된다.

㉠ 19세기 이전: 자유주의 개념 → 보건사업을 사적권리침해로 간주

㉡ 19세기 이후: 복지국가 개념 → 평등개념(형평성 강조)

② 세계보건기구 헌장(1948): 건강은 인간의 권리(human right) → 정부의 책임 → 보건기획

③ 헌법 제36조 제3항(1987): 모든 국민은 보건에 관하여 국가의 보호를 받는다.

> 보건의료기본법 제10조(2000): 모든 국민은 자신과 가족의 건강에 관하여 국가의 보호를 받을 권리를 가진다.

(2) 기획의 경제적 편익

① 보건기획의 최종결과는 사망률, 이환율, 영양, 환경오염 등 보건문제를 많이 해결하였다.

② 직접적 편익(건강증진 등)과 간접적 편익(노동생산성 향상 등)이 있다.

(3) 보건행정 영역의 확대

　① 보건분야의 범위확대, 보건예산 증대, 공공수요 기대증대, 행정과 정부의 복잡성 등이다.

　② 복잡한 체계(system): 국가보건의료체계 및 보건관리체계의 복잡성

　③ 임기응변식 행징으로는 대처하지 못한다.

(4) 보건향상은 경제적 성장의 필수 요건

　① 보건기획은 선진국보다 개발도상국에서 더 필요하다.

　　㉠ 개발도상국은 효과적인 기획을 하기 어렵다.

　　㉡ 기획을 위해선 능력 있고 부패 없는 강력한 행정기관이 요구된다.

　　㉢ 기획의 중요성 인식도 부족하다.

　② 보건개발은 지역사회개발 노력의 하나: 보건개발은 사회변화의 중재자이다.

2. 보건기획의 발전

1) 미국

(1) Shattuck report(lamuel shattuck 1849, 미국)

　① 공중보건의 필요성 강조: 매년 구할 수 있는 수천 명이 생명을 잃고, 예방할 수 있는 질병이 수만 건씩 발생한다. 그리고 실제질병으로 정의되지 않는 건강손상이나 육체적 쇠약도 많다. 이러한 재난을 경감 내지 제거하기 위한 방법은 우리 손에 있다.

　② 50가지 권고사항을 제시: 공중보건의 궁극적 원칙과 행동지침 마련

　　㉠ 주 및 지방 보건부 신설, 위생경찰 및 감시관 제도

　　㉡ 생정통계 분석, 자료와 정보의 상호 교환 제도

　　㉢ 시가지의 건물청소, 학생건강문제 연구, 결핵연구

　　㉣ 알코올 중독자 관리, 정신병자 감독, 이민자 위생관리

　　㉤ 모범주택과 공중목욕탕 및 세탁소 건립, 매연공해 관리

　　㉥ 부패식품 관리, 교회에서 건강에 대한 설교

　　㉦ 부정 의료업자 문제, 간호원 양성기관 설립, 의과대학 위생학 강의

　　㉧ 개업 시 정규 신체검사 및 가족병력 고려하고 예방의학적 면을 고려할 것 등

(2) 정부의 보건기획 관련법규의 제정

① 사회보장법(social security act, 1935)

② Hospital survey and construction act(hill-burton act, 1946) → health and medical
facilities survey and construction act(hill-harries act, 1964)

③ Comprehensive health planning and public health service amendment act, 1966

④ National health planning and resources development act, 1974

- 지역별로 Health system agency 설치: 지역보건 기획기능

(3) 영국의 Chadwick report(1842)

① 대영제국의 노동자 계층의 위생상태에 관한 보고(1842)

② 위생개혁의 긴요성, 지역공중보건 활동의 중요성, 이를 위한 중앙·지방을 일괄하는 보
건행정의 기구 확립의 중요성 등 제시

③ 이를 근거로 세계 최초로 공중보건법(public health act, 1848)

(4) 국가기획의 확대

① 1928년 소련의 5개년 계획: 기획의 시작

② 2차 대전 후 후진국에서 보건기획이 국가적 이슈로 대두 → 점차 확대

ㄱ 인디아: 최초의 Comprehensive planning

ㄴ 영국: 국민보건 서비스 제도(national health service, 1948)

(5) 대한민국

① 1962년: 제1차 경제개발 5개년계획

② 1977년: 제4차 경제개발 5개년계획에서 사회개발 강조

ㄱ 보건기획의 중요성 대두

ㄴ 1974 USAID/ROKG Health planning project agreements → 수정협정(1975)

ㄷ 미국: 기술자문관 파견

③ 기획조직의 개발

ㄱ 국가보건정책협의회(national health council: NHC)

- 경제기획원장관(의장), 보건사회부·내무부·문교부장관, USAID, 대학대표로 구성

- 모든 국가보건기획의 계획·조정·통합

ⓛ 보건기획단(national health secretariat: NHS): 한국개발연구원(KDI) 내에 설치·
연구·평가, 전문인력 제공(NHC 업무), 정부기관에 전문적 자문

ⓒ 경제기획원에 보건부문특별위원회(health sector task committee) 설치·보건 및 사
회보장 국가기획 및 조정

• 보건사회부 기획관리실에 기획담당관 설치

④ 국민건강증진법(1995. 1. 5.), 동 시행령(1995. 9. 1.)의 제정

• 지방자치단체는 주민건강의 증진에 관한 세부계획을 수립·시행해야 한다(법 제4조)

⑤ 지역보건법(1995. 12. 29.), 동 시행령(1996. 7. 13.)의 제정

• 지역보건 의료계획의 수립·시행·평가(법 제3~6조, 시행령 제2~6조)

⑥ 보건의료기본법(2000. 1. 12.)

• 보건복지부장관: 보건의료 발전계획수립-5년마다(법 제15조)

• 지방자치단체장: 지역보건의료 계획수립·시행(법 제17조)

⑦ 공공보건의료에 관한 법률(2000. 1. 12.)

• 공공보건의료기관장: 공공보건의료 계획수립-5년마다(법 제7조)

2) 기획의 유사용어

기획과 유사하게 사용되는 용어는 다음과 같다.

(1) 모형(model)

모형은 어떤 행위를 예측하여 실제현상을 추상적으로 그려 보는 실제의 모조품으로 이
론을 바탕으로 도출한 예측의 그림으로 정책 및 계획수립에 긴요한 수단으로 활용된다.

(2) 정책(policy)

행정에서는 주로 공권력이 포함된 행위의 지침을 정책이라 한다. 그래서 정책은 일종
의 상비계획(standing plan)이며 장래의 의사결정에 일반적인 지침이 되는 것이다. 기획
은 정책결정보다 장기적으로 포괄적으로 이루어진다.

(3) 예측(forecasting)

장래를 예측하는 활동은 기획이나 프로그램에서 가장 중요한 단계이자 기초이다. 미래
를 미리 내다보는 것을 예상, 예견(prediction) 또는 예측이라고 한다.

3. 기획의 필요성, 기능, 특성

1) 기획의 필요성

(1) 각종 요구와 희소자원의 적정배분

① 자원은 한정, 요구는 증대 → 개발도상국은 더욱 심하다.

② 사회경제적 중요성에 따른 우선순위를 설정하여 기대되는 요구와 자원의 배분을 상호 조정해야 하기 때문에 기획이 필요하다.

(2) 이해대립의 조정 및 결정

① 지역 간, 집단 간에 상호 충돌하는 상이한 가치 및 견해를 가진다.

② 모든 집단이 받아들일 수 있는 목적 및 전략의 결정이 필요하다.

- 방법과 수단의 결정에서 갈등이 생길 수 있어서 최소화하기 위해 기획이 필요하다.

(3) 변화하고 발전하는 지식과 기술개발에 따른 적응

① 지식, 과학기술의 급속한 발전 → 기술의 소화능력과 이용 가능성 여부에 대한 선택이 어려움 → 부적절한 기술을 버리고 효율적인 기술 도입: 적절한 선택이 필요

② 많은 지식 · 기술을 검토하여 선택 · 도입

- 기획과정에서 효과적이고 효율적인 방법을 활용하게 된다.

(4) 합리적 결정수단 제공

① 가용자원을 가장 효과적으로 활용

② 합리적인 정책결정이 필요: 기획과정 전반을 통해서 가능

2) 기획의 관점

(1) 문제해결의 과정으로 보는 입장

① Newman: 기획은 문제를 진단하고 그 해결을 위한 대안을 채택하는 과정

② 이 경우 기획은 과학적인 문제해결 방법의 한 유형에 불과

(2) 관리기능의 한 단계로 보는 입장

① 전통적으로 행정과 경영은 POSDCoRB로 대표되는 일련의 과정으로 설명

② 여기서 기획은 최초이면서 가장 중요한 관리기능의 하나

(3) 사회변화, 국가발전의 도구로 보는 입장

① 국가발전 목표를 달성하기 위한 수단: 적극적인 입장

② 변화와 개혁의 계기, 국가자원의 합리적 동원·배분, 정책의 안정화·지속화, 정책의 타
당성·효율성 제고, 조정과 통제의 수단적 기능 담당

3) 기획의 기능

(1) 목표의 통합화

① 전체적 기획은 각 기능부문별 및 계층별로 관리구조에 따라 체계화

② 조직규모 확대 → 전문화·분업화 → 전체 조직목표에 어긋난 경우가 생김 → 기획은
이를 통합

(2) 불확실성의 대응

외부 및 내부환경 예측 → 최적의 행동계획 선택

(3) 문제해결의 기능

계획은 부문계획 조정이나 통합하는 것이 아니라 문제점을 사전에 발견하고 그 문제해
결책을 검토·준비

(4) 사전준비

① 사전준비기간＝기획작성기간＋기획실시기간＋여유기간

② 전략기획에도 사전준비가 필요

③ 병원 증개축 등의 기획도 1~3년 정도의 선행기간이 필요

(5) 사전조정

① 사전에 각 부문의 활동을 조정하는 역할

② 업무활동이 효과적으로 수행되기 위해서 필요

4) 기획의 특성

(1) 기획은 하나의 과정(process)

계획은 장래의 행동을 위한 설계 그 자체이며, 따라서 과정으로서의 기획과 구분되어
야 한다. 기획의 과정은 하나의 계획을 작성하는 데 그치지 않고 그 집행결과를 평가하여
차기계획에 반영하는 계속적이고 순환적인 활동이다.

(2) 기획은 미래지향적(future directed)

기획은 과거의 경험과 현실분석을 바탕으로 장래 수행해야 할 행동방안을 강구
하는 것이다. 기획은 불확실한 미래를 대상으로 하기 때문에 예측과 판단 등과 고도의
전문성이 필요하다.

(3) 기획은 행동지향적

기획은 실천과 행동을 통한 문제해결이나 현실의 개선에 목적이 있으며 바람직한 목표를 달성하기 위해 장래의 행동대안을 설계하여 그것을 실현하고자 하는 노력이다.

(4) 기획은 목표지향적(purposeful)

장래에 달성하고자 하는 목표가 어느 정도 수립되어야 기획이 수립된다. 기획은 매우 구체적이고 명확한 목표가 제시되어야 기획에 착수할 수 있는 것은 아니고 정책탐색 단계에서 제시된 모호하고 불분명한 목표들을 구체화, 명료화하는 작업이 기획의 첫 단계이다.

(5) 기획은 과정지향적(process oriented) 준비과정

집행할 결정을 준비하는 과정이다. 보다 나은 결정을 위한 시안 작성하는 과정으로서 안을 채택하여 집행하는 것과는 별개의 기능이다.

(6) 기획은 복합적인 결정을 대상

기획은 단일의 결정을 대상으로 하는 것이 아니라 복합적인 결정을 다룬다는 점에서 의사결정 혹은 정책결정과 다른 차이점이다.

(7) 기획은 변화지향적

계속적인 준비과정이며 동적인 과정이다.

(8) 과학적 방법의 적용

합리적, 논리적, 체계적으로 효율적인 수단을 강구한다. 기획은 자료의 모집과 체계적이고 종합적인 분석 등 합리적인 과정을 통하여 소망하는 목표를 효율적으로 달성할 수 있는 수단을 제시하려는 활동인 것이다.

(9) 통제성

국민의 동의, 지지를 득하는 수단이다.

4. 기획의 효용

1) 정책수행과 행정의 안정화에 기여

행정에 있어서 시행착오를 배제하고 연관성 있는 정책을 지속적으로 수행해 나가려면 장기적인 전망 하에 수립된 계획이 요청된다. 기획을 통해서 뚜렷한 발전목표와 방향을 견지한다면 조령모개식의 정책변경이나 방침변경은 일어나지 않을 것이다.

2) 정책수립 및 행정의 타당성을 높임

　목표와 수단을 합리적으로 연결시키는 지적 준비과정을 거침으로써 그만큼의 정책과 행정의 합목적성과 타당성을 높이게 된다. 또 기획은 곧 목표를 가장 효율적으로 달성할 수 있는 대안을 선택하는 과정이므로 행정의 효율성을 제고하는 데 크게 기여한다는 것이다.

3) 한정된 재원을 합리적으로 배분하는 기능을 수행

　재정수요에 비추어 재원이 한정되어 있는 것은 어느 사회나 국가를 막론하고 공통적으로 당면하고 있는 문제이다. 이러한 제약 속에서 정책의 우선순위에 따라 투자의 효과를 극대화하도록 재원을 분배하는 것이 기획의 핵심적인 기능인 것이다.

4) 변화와 개혁을 촉진하는 계기

　여건의 변동에 따라 수동적으로 대응책을 강구하는 것이 아니라 변화를 미리 예견하여 능동적으로 대처하고 나아가서는 변화를 기획함으로써 발전을 촉진하는 데 기여한다. 변화에 대한 저항이 조직의 발전에 가장 큰 저해요인 이다.

5) 효과적인 통제수단

　계획에 제시된 발전목표는 행정가나 국민들에게 발전방향에 대한 지표를 제공할 뿐만 아니라 계획이 집행된 후에 실적에 대한 평가의 기준이 된다. 이러한 분석평가를 토대로 보상과 책임이 가려지며 차기 계획수립에 반영될 것이다. 통제활동은 계획집행이 끝난 다음에는 물론 집행과정에도 계속적으로 행해져서 필요한 시정조치를 적시에 취할 수 있어야 한다.

5. 기획의 한계

1) 미래예측의 한계

　미래는 가변적이므로 정확하게 미래를 예측한다는 것은 실제적으로 있을 수 없는 일이다. 근래 계량적인 예측기법이 개발되고 성능이 높은 컴퓨터의 활용으로 미래를 내다보는 기술이 많이 발전되었으나 예상이 빗나갈 때가 많다. 정치적인 안정 여부, 국제정치의 변화 등도 지대한 영향을 미치게 되므로 예측은 더욱 어려워져 가고 있다. 부정확한 예측은 계획수립에 있어 당위성과 합리성이 떨어지므로 많은 자료를 바탕으로 기획의 정확성을 높여야 한다.

2) 자료 및 정보의 부족

장래에 대한 정확한 예측과 합리적인 정책결정을 위해서는 조사 축적된 분석자료와 연구결과, 그리고 관련요인들에 관한 정확한 정보가 뒷받침되지 않고 신뢰도도 떨어진 경우가 많다. 더구나 지방자치단체의 경우는 지역 간의 격자가 공개되는 것을 막기 위하여 정보를 공개하지 않는 등 다양한 이유로 인하여 정보의 공유가 어렵다.

3) 정책결정자의 인식부족

정책결정자나 고위행정 집행자들이 사업수행에 있어서 기획의 중요성을 인식하고 필요한 행정적, 재정적 지원을 전폭적으로 해 줘야 한다. 그러나 일부 정책결정자들이 기획과정에 별로 참여하지 않고 소홀히 하거나 공표된 계획까지도 집행과정에서 도외시하는 경우가 적지 않다.

4) 기획가의 자질문제

수립된 기획에 의해 프로그램을 수행하는데 기획에 대한 이해가 부족하거나 소홀히 하는 경우, 능력 있는 인재의 기획부서 등용이 어렵게 되어 부적절한 기획가에 의한 기획과 프로그램이 작성되어 사업성과를 기대할 수 없게 되는 경우도 있다.

5) 예산과 관리제도의 비효율성

예산을 중심으로 기획이 구성되고 있어 결과적으로 한정된 예산의 범위 내에서는 경직된 기획이 나올 수밖에 없다. 그러한 기획은 참신성이나 실현가능성이 현저히 떨어지는 문제를 초래하게 된다. 계획의 집행평가통제를 담당하는 행정관리 면에서도 기술 및 경영관리 인력의 부족, 절차의 복잡, 부서 간의 갈등 등으로 충분한 기능을 수행하지 못하는 경우가 많다.

6) 시간과 비용의 절약

충분한 시간적 여유와 재정적 지원 하에 자료의 수집과 분석, 그리고 나양한 계획을 수립해야 하는데 대부분 급격한 사회변동에 따른 정책을 결정하는 과정에서 시간과 예산이 부족한 가운데 기획이 이루어지고 있어 부적절하거나 부실한 기획이 우려되고 있다.

6. 보건사업과 기획의 유형, 접근 방법

1) 사업기획이론

기획이론(planning theory)은 기획현상의 어떤 측면을 설명 예측하기 위해서 변수들 간의 관계를 검증해 놓은 일련의 명제이다.

(1) 내용이론

다양한 종류의 기획활동에 있어 각기 필요한 분야별 전문지식에 관한 이론들이다. 즉 경제기획, 사회기획, 농업발전기획과 같이 해당분야의 현상을 설명하고 예측하는 이론으로서 기획의 과정보다는 대상 분야별로 전문적인 지식체계에 관한 것이다.

(2) 절차이론

기획 자체 활동에 관한 일반적인 이론으로 사회기획이냐, 경제계획이냐에 상관없이 기획활동 자체가 추구하는 이념, 가치, 목적, 원칙과 절차, 기구제도 등을 다루는 일종의 절차이론(procedural theory)이다. 즉 기획과정 자체를 어떻게 하면 가장 효율적으로 추진할 수 있는가에 관한 계획의 수립, 즉 '기획의 기획(planning of planning)'이다.

(3) 사회이론

기획과 사회의 관계를 다루는 정치적, 도의적 측면의 이론들이다. 이 영역에서는 기획에 있어서 사회 경제체계와 관련성, 자유와 통제, 사회정의 및 형평, 민주성과 부응성, 시민참여, 인권과 윤리성 등의 문제를 다룬다.

McConnell은 기획을 위한 사회이론(theory for planning)으로 기획이론이 갖추어야 할 조건으로 검증가능성(falsifiablilty), 부응성, 정의(justice), 잠재적 효과성(potential effective-ness)을 들고 있다.

보건의료분야에서는 내용이론의 접근으로는 장애인, 청소년, 노인, 저소득층 등 사업대상을 기준으로 정책을 기획하는 것이다. 절차이론은 이러한 대상에 대한 정책을 추진할 때 합리적이고 효율적인 계획을 수립하여 집행하기 위해서 기획 그 자체가 능률적으로 이루어지도록 제도적인 뒷받침을 사회적인 합의를 도출하기 위한 이념적, 제도적인 문제를 다룬다.

이익집단 간의 갈등이 심화되고 이를 해결하기 위해 다양한 제도적인 접근이 이루어지고 있는데 이는 절차이론으로 접근이 가능하다.

사회이론은 정부가 보건정책을 추진하고자 하는 과정에 국민적 합의를 도출하기 위해서 개발하는 과정이다. 예를 들어 국민의 정부가 들어서면서 우리나라 사회복지정책의 전반에 정책기조로

밝힌 '생산적 복지'와 같은 경우에 해당되며, 우리나라 의료보험제도가 소득재분배 기능이 중요한가 아니면 의료보장 기능이 중요한가에 대한 논란도 사회이론의 한 측면으로 접근이 가능하다.

2) 기획의 종류와 분류

(1) 계획기간에 의한 유형

① 장기계획(long-range plan): 10년 이상

② 중기계획(middle-range plan): 2~5년

③ 단기계획(short-term plan): 1~2년

(2) 조직상의 계층에 의한 유형

① 정책기획(policy planning): 정책형성(policy formulation)

② 운영기획(operational planning)

③ 전략기획(strategic planning)

(3) 주체에 의한 유형

① 사업기획(program planning)

② 관리기획(management planning)

(4) 이용빈도에 의한 유형

① 임시계획(single-use plan)

② 상시계획(standing plans)

(5) 기획형성과정에 따른 분류

① 하향적 방법(top down planning)

② 상향적 방법(bottom up planning)

(6) 범위에 따른 분류

① 종합적 기획(overall planning)

② 부문적 기획(sectoral planning)

(7) 부여된 권한에 따른 분류

① 지침적 기획(indicative planning): 계획이 목표량에 구애되지 않고 오직 활동의 지침

② 지시적 기획(prescriptive planning): 관련분야가 해당영역에서 목표량을 의무적으로 수용

(8) 계획의 정밀도에 따른 분류

① 거시계획(macro plan)

② 미시계획(micro plan)

(9) 계획대장에 따른 분류

① 자연계획(physical plan): 자연계획, 토지계획, 공간계획 등

② 경제계획(economic plan): 생산지향적

③ 사회계획(social plan): 복지지향적

(10) 목적대상에 따른 보건기획

① 인적 자원 기획(manpower resource planning)

② 물적 자원 기획(physical resource planning)

③ 행정조직 기획(administrative organization planning)

④ 환경 기획(environmental planning)

⑤ 보건교육 기획(health education planning)

⑥ 조사 및 연구 기획(survey and research planning)

(11) 공식기획과 반응기획

① 공식기획(overt planning): 미래사건을 예상하고 이에 대처하기 위한 수단을 강구하는
체계적 공식적 기획

② 반응기획(reaction planning)

㉠ 반동적 임기응변적 기획: 시간이 없는 경우에 많이 사용

㉡ 반동적 임기응변: 이것은 행정 철학, 기획의 중요성 인식 정도, 개인적 태도, 재정과
인력 면에서 기획에의 자원투입의 가능 여부 등에 달려 있다.

(12) 개발기획과 적응기획

① 개발기획(developmental planning)

㉠ 고도의 자율성 부여, 목적설정 시 제약이 없고 목표달성을 위한 수단 등이 포함

㉡ 새로운 의료보험제도의 도입 등

② 적응기획(adaptive planning)

㉠ 목표설정 시 자율성과 장단기 계획들은 내적·외적 환경요인에 영향을 받음: 제약
요인이 크다.

㉡ 정치적 조정을 통해 개발 계획자에 영향을 미칠 수 있다.

(13) 최적기획과 만족기획: 행정 철학에 따른 분류

    ① 최적기획(optimizing planning)

        ㉠ 목표와 목표달성을 위한 수단을 변형시켜 계량화

        ㉡ 성과(performance), 즉 양질이 이르를 극대화하려는 시도

    ② 만족기획(satisfying planning)

        ㉠ 그런대로 괜찮지만 최선은 아닌 기획

        ㉡ 성과(양질의료)와 서비스비용(자원) 사이에 균형에 이르고자 한다.

        ㉢ 계량적 표시가 어려운 경우에 한다.

        ㉣ 보건의료조직에서는 만족기획의 철학이 필요

3) 기획의 접근방법

접근방법은 문제를 해결하기 위한 중점적인 시각이나 관점이다. 기획의 접근방법론은 다음과 같다.

(1) Faludi

    ① 청사진중심의 기획과 과정중심의 기획

    ② 합리적인 종합적 접근과 단편적 접근

    ③ 규범적인 접근과 기능적 접근

(2) Hudson

    ① 총괄적 접근

    ② 점진적 기획

    ③ 교류적 기획

    ④ 창조적 기획

    ⑤ 급진적 기획

(3) Healey

    ① 절차적 기획이론

    ② 정치 경제적 집근

    ③ 신인본주의

    ④ 실용주의

    ⑤ 사회적, 창조적 기획

⑥ 정책집행

⑦ 점증이론 등 학자에 따라 다양한 관점과 입장

4) 1960년대 이후 Hudson의 기획이론

(1) 총괄적 기획

대부분의 문제를 체제접근의 관점에서 보며, 관련변수들을 단순화시켜 모형을 구성하고 계량적인 분석이 많이 활용된다. 특히 개발도상국에서 압도적으로 많이 적용되고 있으며, 국제기구들의 기술적인 원조계획에 의한 자문활동 등으로 활용되어 후진국 경제발전기획에 귀감이 되었다. 그러나 총괄적인 기획은 제한된 정보, 한정된 자원, 인간의 지적능력의 한계 등으로 비현실적이라는 비판을 받고 있다.

(2) 점진적인 기획

윤리적 일관성이나 최적의 해결책보다는 계속적인 조정과 적응을 추구하는 접근방법이다. 특히, 민주사회 및 시장경제 체제하에서는 이익갈등의 조정과 절충에 의해서 분권적인 의사결정과 기획이 이루어져야 한다는 것이 점진적인 입장이다. 그러나 점진적인 기획은 체계적인 접근이나 기획의 형태라기보다는 임기응변적인 문제해결 방식이라는 비판을 받는다.

(3) 교류적 기획

공익이라는 불확실한 기준을 내세우지 않고 결정에 직접 관련이 있는 사람들과의 대면접촉을 통해서 계획을 수립하기 때문에 자료조사나 통계분석보다는 개인 상호 간의 대화를 통하여 서로를 이해하고 배우는 과정을 형성하는 데 중점을 둔다.

(4) 창조적 기획

지역사회 주민집단의 이익을 대변하고 주창하는 성격으로 강자에 대항해서 약자의 이익을 보호하는 데 활용되어 왔다. 그러나 실제로 자원운동이나 계획추진에 있어서는 다원적인 계획존재가 결코 생산적이거나 효율적이기보다는 오히려 장애요인이 된다.

(5) 급진적 기획

자발적 실행주의 사조에 기초를 두고 단기간 내에 구체적인 성과를 가져올 수 있는 집단행동을 실현시키려는 접근방법이다.

7. 보건기획의 대상, 계층, 기획조직과 과정

1) 기획의 대상

인력기획, 물적 자원 기획, 행정기획, 환경기획, 보건교육 기획, 조사 및 연구 기획

2) 개인의 기획

(1) 인력, 물자, 재정 등의 자원을 포함한 관리책임자는 반드시 계획해야 한다.

(2) 개인이 하는 기획의 시간, 범위, 중요성, 기획성격 등은 전형적으로 개인 업무의 책임

3) 기획의 계층

(1) 담당부서에서의 기획(departmental level): 주로 생산적이고 행정적 기능에 종사

(2) 조직이나 기관에서의 기획(institutional or agency level): 기획이 관리기능, 직원 필요

(3) 지역사회 수준의 기획(regional and community level): 기획업무를 맡는 민간기관이 있다.

(4) 이익집단이나 지역주민을 대표하는 위원회

(5) 정부차원의 기획(government level): 지방 및 중앙정부–전문적인 기획담당 부서, 직원

    ① 최고정책 결정계층 및 국가수준의 기획

        ㉠ 일차적으로 사업의 집행과 지침 설정에 관심을 가진다.

        ㉡ 정책으로 표현되고, 기획은 그 규모나 방법에 있어 광범위하고 다양하다.

    ② 중간계층이나 도 단위 조직의 기획

        ㉠ 여러 가지 정책을 행정적으로 구체화시키는 데 관심을 가진다.

        ㉡ 자체의 목적과 목표 및 가용자원에 따라 구체적인 계획을 성안하는 데 주력한다.

    ③ 기술계층이나 지방조직의 기획: 개별적 사업계획의 성안과 같은 집행을 위한 조치에 관심을 가진다.

4) 기획 조직의 구성

(1) 내부의 기획조직

    ① 조직 내 최고의사결정권자가 운영하는 방법

    ② 기획단위(planning unit)의 선택

        ㉠ 집행이사회 및 집행위원회

ⓛ 최고담당직원 위원회(committees of chief operating officials)

ⓒ 기획위원회, 조정위원회, 자문위원회, 조사연구위원회 등 여러 형태로 구성 가능

③ 기획참모(staff planning groups): 집행부가 기획과정 내에 포함된 작업을 전문적 참모들에게 위임할 때 고급인력이 필요하다.

(2) 프로젝트조직과 특별위원회

(3) 외부 자문가 위촉

5) 기획의 과정(planning process)

(1) 일반적인 사업계획의 과정

① 현황 및 장래추세의 분석: 사업의 대상 분석

ⓐ 해결해야 할 문제 또는 변화시켜야 할 현상: 인간의 건강과 질병

예) 결핵관리사업: 결핵과 관계된 인구집단의 건강,

ⓑ 전인구: 인구특성별 결핵 발병률, 유병률, 사망률, 이환기간, 치료추구 행위, 결핵에 관한 의식과 태도 등

② 사업의 실적분석: 실시되고 있는 사업의 실적분석: 활동량, 목표량 달성 정도, 필요의 충족도

예) 결핵사업: 교육매체 제작량, 교육활동량, 예방접종률, 객담 검사 수, 방사선 검진 수, 환자 발견 수, 치료받고 있는 환자 수, 완치 수, 중단 수 등을 목표량 및 대상 수와 비교한다.

③ 사업의 환경분석: 사업을 통해 쉽게 변화시킬 수 없는 것(소득수준, 교육 정도, 인구학적 특성, 문화·전통, 정치행정 체제, 교통·통신 등) 사업의 환경은 대상현상의 결정 요인의 하나이다.

④ 사업체계의 구조 및 과정분석: 기존사업의 경우 분업구조, 기술적 과정, 행정적 과정을 파악하며 보건사업의 공공기관 간, 공공과 민간 간의 분업, 물자보급, 자금조달과 집행, 인사, 지도감독, 시간계획, 보고, 지도력, 의사전달과정 등을 대상을 하여 사업 활동의 통합·조정이 있는지를 파악

⑤ 사업자원의 분석: 인력·시설·장비와 자원의 양과 질, 유형별 구성, 지역적 분포, 수요 및 필요량을 분석한다.

⑥ 사업의 성과 및 결정요인의 분석

㉠ 사업을 통해서 그 대상이 바람직스런 방향으로 변화한 정도: 결핵사망률, 유병률, 발생률의 감소정도, 수질오염의 변화 등

㉡ 사업성과의 결정요인: 사업산출의 효과도, 산업산출의 양과 질, 사업의 환경, 사업과정과 조직의 구조, 사업자원 등

㉢ 결정요인은 사업발전을 위한 접근방안을 마련하는 기초가 된다.

(2) 보건사업 기획의 기본과정

① 목표설정: 기획과정에 있어서 목표설정은 달성하려는 목적을 구체화하는 것이다. 목표의 요건으로는 목적달성에 초점이 있어야 하고 타당성, 일관성, 현실가능성이 있어야 한다. 최근 보건정책의 기조는 국민의 삶의 질을 향상시키기 위하여 생산적 복지를 추구하고 있다. 실제적으로 보건의료분야의 목표는 의료비 절감, 질병예방, 보건의료의 접근성 제고, 그리고 보건의료 서비스의 질 향상 등이다.

② 상황의 분석: 보건사업 기획에서 필수적으로 파악되어야 할 것은 대상지역과 주민 기존의 문제점, 목표달성과 관련이 되는 예상 문제점 그리고 사업 수행상 장애요인 등이다. 가장 먼저 수행해야 할 것은 현황파악으로 관련정보 및 자료수집으로 정기 또는 비정기 발간 통계집, 간행물, 관련연구결과 등과 과거의 현황과 미래의 전망에 관한 연구결과 등 보건의료분야의 정확한 자료가 확보되어야 한다. 그러나 일반적으로 보건의료분야의 자료들은 빈약하고 부정확하다. 의료보험 진료실적 자료나 보건복지부 통계연보, 인구센서스 결과, 그리고 관련연구기관에서 생산하는 자료가 대부분으로 장래 보건복지분야의 좋은 자료생산을 위한 투자를 아끼지 말아야 한다.

③ 기획전제의 설정: 기획전제(planning premises)란 계획을 수립하는 과정에서 토대를 삼아야 할 기본적인 예측(forecast) 또는 가정(assumption)을 말한다. 예를 들어서 한 나라의 경제정책을 수립하는 데 유가가 상승하는 등의 최고정책결정자라 하더라도 통제가 거의 불가능한 변인들에 대하여 계획수립 당시 이를 전제로 수립되어야 한다. 예를 들어서 통제 불가능한 변인은 홍수와 같은 자연재해로 국민의 건강을 심각하게 위협받는 경우이며, 제한된 범위 내에서의 통제 가능한 변인은 의약분업 시 각 이익집단 간의 예상치 못했던 심각한 저항 등이다. 이를 대비하여 비상계획과 같은 상황적응계획(contingency plan)을 수립해 두는 것이 바람직하다.

④ 대안의 탐색과 평가: 목표달성을 위하여 도출된 여러 가지 대안의 비교평가는 대안의 장단점 또는 비용과 효과를 비교 분석하여 최고의사결정자가 최선의 선택을 다할 수

있도록 기초 자료를 제공해야 한다. 그리고 선택한 대안의 영향(impact)을 예측하여 비교 평가하는 것이 중요하다. 비용효과 분석, 비용편익 분석도 활용될 수 있다. 이러한 대안들은 이익집단의 이익을 보장하는 측면에서보다는 국민의 건강과 편의 및 의료비를 절감할 수 있는 목적이 달성될 수 있는 방향으로 결정되어야 한다.

⑤ 최종안 선택: 최종안의 선택에는 다음과 같은 사항을 고려해야 한다.

　㉠ 가치판단의 문제이다. 개인이 주관적인 선호나 가치관이 개재되므로 문제가 발생할 수도 있다.

　㉡ 불확실성에 대한 해결문제이다. 정확한 통계자료로 시뮬레이션 등 방법으로 검정해 보거나 불완전한 자료는 보완이 필요하다.

　㉢ 합리적인 결정인지를 검증한다. 기획전체의 타당성을 검토하고 선택된 대안의 실현가능성(feasibility)을 검사함과 동시에 선택된 대안에 대해 이해관계가 있는 자들의 동의를 확보해서 전반적인 실시 이전에 시험적인 시행(pilot runs)을 한다.

⑥ 계획의 집행과 평가: 최종적으로 기획과정 속에서 수립된 계획을 집행하고 그 결과를 평가하여 환류 시키는 일련의 과정을 의미한다.

(3) 기획의 과정별 내용

기획의 기본적인 과정을 계획하고 목표를 달성하기 위하여 기획의 목적을 파악하고, 관련자료를 수집하여 이를 분석하고 파악하여 최종으로는 이를 토대로 기초업무를 추진하는 일련의 과정을 말한다.

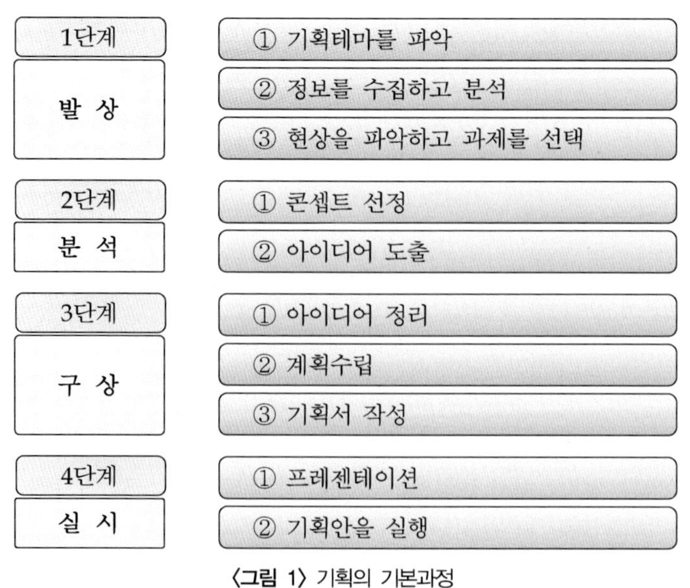

〈그림 1〉 기획의 기본과정

① 오리엔테이션 시트의 작성: 제1단계의 발상에서는 발상 전에 기획의 목적, 기획의 배경, 기획의 내용, 기획의 전제조건 예산 등을 기술한 기획 오리엔테이션 시트를 작성해야 한다. 일반적으로 기획을 의뢰받을 때 통상 시행자는 다음과 같은 오리엔테이션을 준비하여 사업목적이 벗어나지 않도록 한다.

② 기획테마(목표)의 파악: 목표파악은 기획과정에 있어서 첫 단계로 궁극적으로 달성하려는 목적을 구체화하는 것이다. 기획의 목표는 현실에 대한 불만이나 장래에 내한 희망 등에서 도출되는 것이 가장 큰 목표가 된다. 기획테마의 요건으로는 표방된 목표와 실제목표 사이에 괴리가 없어야 하고, 테마설정에 있어서 타당성과 내적일관성 그리고 실제적이고 현실가능성이 있어야 한다. 최근 보건정책의 기조는 국민 삶의 질을 향상시키기 위한 방법으로 생산적 복지를 추구한다는 것이다. 전통적으로 보건의료분야의 목표는 보건의료의 접근성과 생산성, 의료비 절감, 보건의료 서비스의 질 향상 등이었다. 기획의 테마를 파악하는 것은 조직이 문제해결을 위해서나 달성하고자 하는 궁극적인 목적이 무엇인지를 규명하기 위해서 기획의 전제조건을 회의를 통해서 정리하고 이를 6W3H에 대입하여 기획의 테마를 명확히 하는 것이 우선 필요하다. 기획의 테마를 체크하는 방법은 이유(why), 목적(what), 대상(whom), 시기(when), 장소(where), 방법(how), 예산(how much), 기간(how long) 등으로 이를 통하여 구체적이고 실현가능한 테마를 결정한다.

③ 정보수집 및 분석: 잠정적이지만 기획의 테마가 설정되면 현재 및 장래 상황 목표를 달성하는 데 필요한 정보를 수집하고 예상되는 장애요인과 문제점 등을 규명해야 한다. 정보수집을 통한 정확한 상황분석을 위해서 가장 먼저 수행해야 할 것은 관계정보 및 자료수집으로 통계집, 간행물, 연구문헌 등에 게재된 과거의 현황, 미래의 전망에 관한 전반적인 지식과 통계, 연구결과를 분석하는 것이다. 수집된 정보를 통하여 미래를 예측하는 방법으로는 법칙이나 논리적인 사유에 의한 연역적인 예측, 델파이 기법 등을 이용한 주관적 질적 예측, 추세분석이나 회귀분석 등 통계적 기법을 이용한 계량적인 예측 등 다양하다.

〈표 1〉 정보 수집원과 특성

	정보 수집원	특 성	정보수집의 유형
인력	• 친구 • 가족 • 이웃	• 주관적인 정보이지만 현재의 생생한 목소리를 들을 수 있음.	• 여러 세대와 폭넓은 접촉 • 다른 업종에 종사자와 깊은 교제 필요 (명함교환)
장소	• 점포 • 공공시설 • 상가 • 쇼룸	• 광고, 쇼윈도, 패션, 여론 등 최근에 살아 있는 정보를 획득함.	• 관찰요점을 정함. • 가볍게 메모하며 사진촬영 • 정보수집 항상 생각
매체	• 신문, 전문잡지 • TV, 라디오 • 서적 • 인터넷	• 공개정보로 개개의 정보가치는 낮지만, 가공, 편집으로 가치를 높일 수 있음.	• 신문, 잡지의 항목별 스크랩, 필요한 프로그램 체크다운, 녹화하여 정리
데이터 베이스	• 데이터베이스 • 도서관 • 자료실	• 광범위하게 공개된 정보를 역으로 입수할 수 있으나, 질적인 제고가 필요함.	• 각 데이터베이스의 장점을 파악 • 도서관에 가는 습관이 필요

④ 현상분석의 과정: 정보가 입수되었으면 이를 근거로 현상분석을 하여야 한다. 현상분석이란 기획대상에 관련된 수많은 환경을 파악하는 것을 뜻한다. 현상분석은 우선 정보의 계통을 세운 후 분류하여 서로 연관성이 있는지 명확히 파악해야 한다. 그리고 어떤 이유로 현재의 상황에 이르렀는지 그 인과관계를 파악한다. 그 원인이 바로 문제점이 된다. 문제점을 발견했으면 이를 타파하고 개선하기 위해서 어떻게 해야 할 것인지를 연구해야 한다.

⑤ 콘셉트 정하기: 현상파악이 완료되면 다음 단계는 발상의 단계이다. 발상의 핵심이 바로 콘셉트이다. 어떤 과제를 해결하기 위한 기획의 중심적인 사고방식을 간결하게 표현하는 것이 콘셉트라고 한다. 콘셉트는 곧 기획의 구심점으로 기획의 본질을 꿰뚫어 매력적인 언어로 표현하기 위해서는 경험뿐만 아니라 느낌과 창조력을 필요로 한다.

⑥ 아이디어 내기: 콘셉트가 결정되면 과제해결을 위한 구체적인 아이디어를 발상하는데 이것은 기획작업의 클라이맥스라고 할 수 있다. 기획을 성공으로 이끄는 아이디어를 내기 위해서는 상식에 얽매이지 않는 것이 중요하다, 아이디어를 내는 방법(발상법)을 훈련하여야 한다.

⑦ 구상력의 강화: 도출된 아이디어 그 자체만으로는 단순한 생각에 불과하다. 기획으로서의 격을 갖추기 위해서는 서열화, 구조화의 작업을 통해 아이디어에 살을 붙여 주어야 한다.

　　㉠ 기획 도입부: 표지, 머리말, 차례

　　㉡ 기획의 개요: 콘셉트 지도

　　㉢ 기획의 의도: 기획의 배경, 기획의 목적, 기획의 목표

　　㉣ 콘셉트: 콘셉트

　　㉣ 기획의 구상: 구체적인 방안, 각각의 구체적인 방안, 대체방안, 리스크

　　㉤ 실시계획: 스케줄, 예산, 스태프

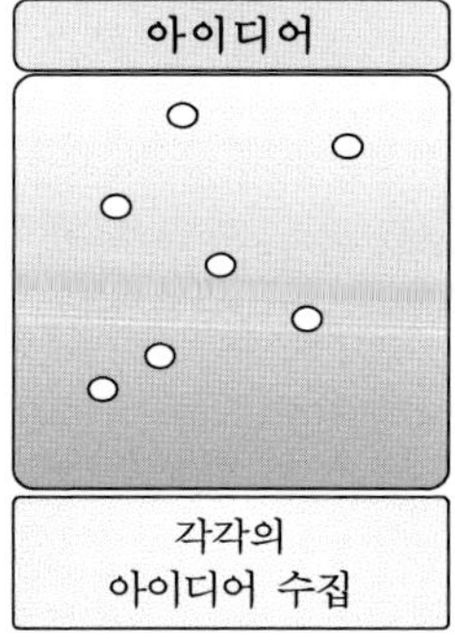

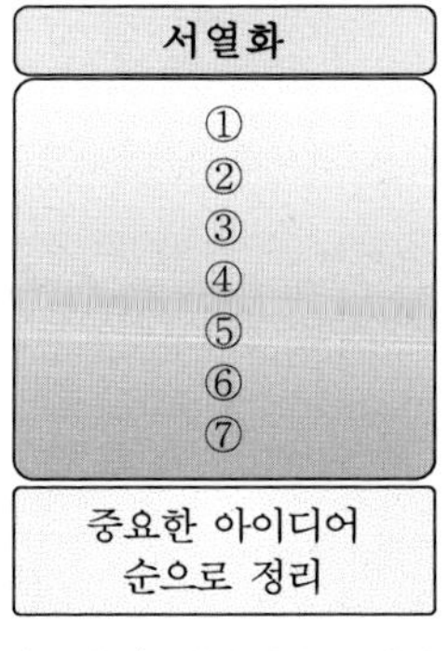

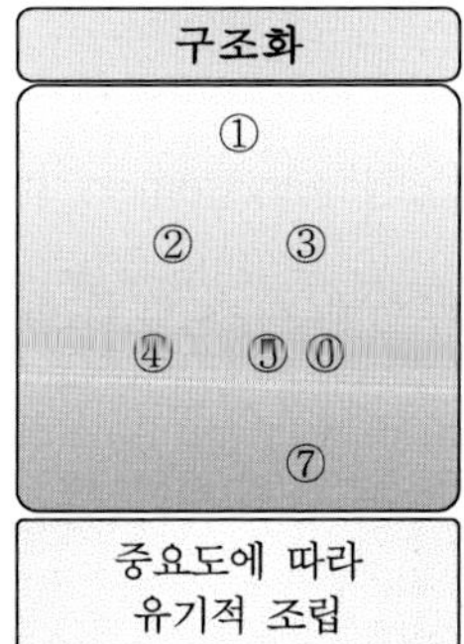

〈그림 2〉 아이디어 구상화

　⑧ 실행계획: 구체적인 계획이 없으면 기획도 실행되지 못한다. 실행계획에는 스케줄, 스태프, 예산의 3요소가 필요하다.

　⑨ 기획서 작성: 좋은 기획서를 작성하는 것은 사업의 성패를 좌우한다. 기획서는 기회도입부, 기획의 개요, 기획의 의도, 콘셉트, 기획의 구상, 실시계획의 여섯 개로 구성된다.

(4) 기획기법

　① 선형기획(linear programming): 한정된 자원을 적정 배분하는 수학적 분석방법

　② 목적기획(goal programming): 단일차원의 목적을 전제로 한 선형기획의 제한점을 개선시켜 경영상의 많은 상호 이해가 상충된 여러 개의 목적을 동시에 해결하는 기법

　③ 게임이론(game theory): 시뮬레이션(simulation), 대기선이론(queueing theory)

　④ PPBS(planning, programming and budgeting system): 미 국방부에서 개발한 기획절차(기회, 계획, 예산체계)

　⑤ PERT(performance evaluation review technique)와 CPM(critical path method) 여러 가지 활동을 기획하고 일정계획표를 작성하여 통제해야 하는 대안의 복잡한 일회용 사업에 전형적으로 사용되는 절차방법이다.

6) 관리과정과 기획

(1) 관리과정(management process)

　　보건관리는 업무를 기획하여 집행한 후 그 결과를 평가하고 이를 다시 기획에 반영한다.

- 기획과정(planning process), 집행과정(executing process), 평가과정(evaluation process)

(2) Gulick의 관리과정: POSDCoRB

- planning, organizing, staffing, directing, coordinating, reporting, budgeting

(3) 관리모형(Management model)

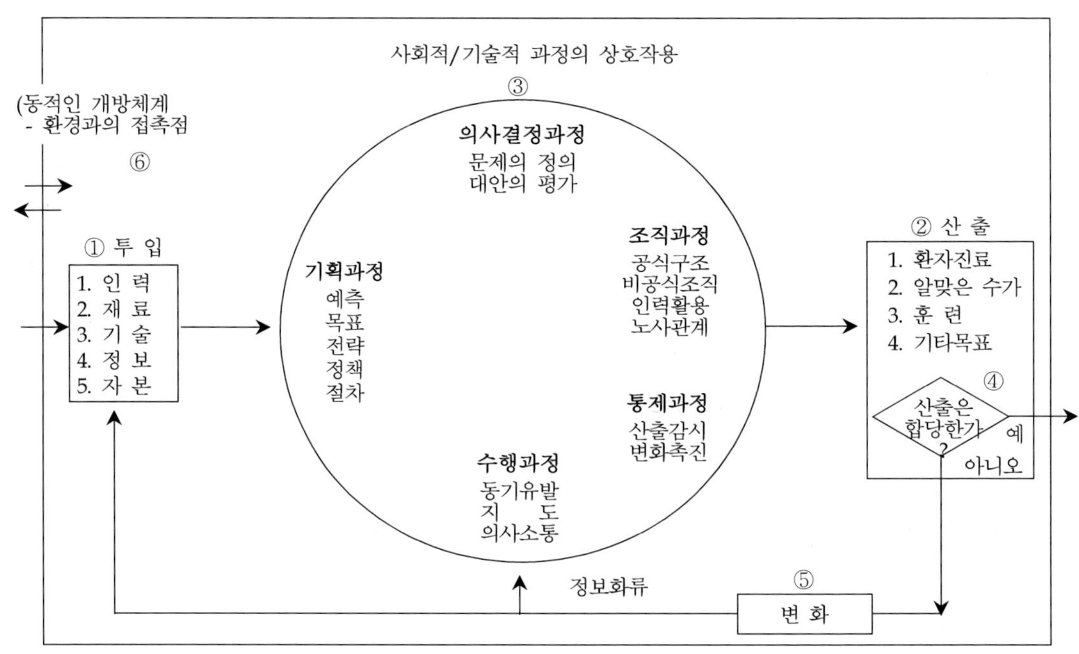

〈그림 3〉 관리모형

7) Taylor의 기획과정(planning process) – 8단계

(1) 기획의 구상(developing the capacity to plan)

① 기획책임조직의 결정과 기획능력의 함양: 기획부서 및 기획담당자 결정

② 보건행정가, 보건경제학자, 보건통계학자, 산회과학자, 의학자, 보건학자 등 참여

③ 모든 계층의 보건인력이 참석하는 단기 기획교육과정 조직

④ 기획이론, 자료수집방법, 경제이론, 분석기법 등의 교육이 필요

(2) 정책, 목적(statement of policy and broad goal)

① 기호기의 정책과 목적은 정책적으로 결정된다.

㉠ 목적은 시행에 책임이 있는 정치집단의 정책과 조화되어야 한다.

ⓛ 기획부서는 정책을 구체화시켜야 한다.

② 장기목적(long-term goal)과 단기목표(short-range objectives)를 구별

(3) **자료의 수집 및 분석**(data gathering)

① 상황분석(situational analysis) 및 지역사회 진단(community diagnosis)

· 장래예측이 포함

② 가장 기초가 되는 기획과정: 상황판단의 근거가 된다.

③ 기회과정 중 상당히 많은 시간과 노력이 여기에 소요된다.

④ 인구현황 및 예측: 인구규모, 인구구성, 생정통계 등

⑤ 보건문제 및 수요: 빈도·분포를 포함한 역학적 자료, 보건의료 수요와 필요

⑥ 경제적 정보: 보건사업의 비용 및 회계 포함

⑦ 보건자원의 이용 관련정보: 시설, 인력 등

(4) **보건문제의 우선순위의 결정**(priority statement of health problems)

① 기획과정의 핵심

② 보는 관점에 따라 달라짐: 균형된 관점이 필요하다.

예) 경제학자: 비용, 정치가: 투표, 보건학자: 형평

③ Bryant J는 ㉠ 유병도(prevalence), ㉡ 심각도(seriousness), ㉢ 지역사회 관심도 (community concern), ㉣ 관리의 난이도(vulnerability to management)를 기준으로 경험과 판단력을 기초로 1~4점 척도로 점수산출

(5) **대안의 제시**(plan outline with statement of major alternative proposal)

① 결정된 우선순위별 각 문제들을 해결할 수 있는 주요 대안을 마련

② 대안은 시행이 가능하고 합리적이어야 한다.

· 대안에 관해 시행가능 여부, 기대효과, 효율, 현실성, 합리성 등을 고려해 대안을 선택

③ Outline에는 ㉠ 사업계획의 기술적 측면에 관한 설명, ㉡ 요구되는 행정조직 체계, ㉢ 필요한 인력 및 시설, ㉣ 소요비용, ㉤ 기대효과 등이 포함

④ 우선순위 결정과정에서 고려되는 중요한 요소를 세부항목으로 구분

⑤ 비용-편익(cost-benefit)에 기초하여 결정할 수 있다.

(6) **세부계획서의 작성**(development of detailed plan with targets and standards)

① 목표량 설정을 포함한 세부계획서의 작성

② 기간별 목표설정: 연간계획

(7) 사업의 수행(implementation as part of the planning process)

① 보건사업의 실제적인 전달이며, 변화와 개발을 촉진하기 위하여 제안된 활동과 계획추진을 위하여 승인된 안을 시행하는 것이다.

② 집행계획의 수립목적

㉠ 관계담당자로부터 업무수행을 승인받고 시행하기 위한 법적 조치와 변경되어야 할 행정수단의 승인 등을 확실히 하기 위해 필요하다.

㉡ 시간과 지역에 따른 부문계획 및 승인된 프로젝트계획을 준비하기 위함이다.

㉢ 합리적인 감시통제 체제와 계획추진 체계를 미리 달성하기 위해 필요하다.

③ 기획집행의 첫 단계는 계획의 승인을 얻어내는 것: 의회 등

④ 업무수행 계획에 따라 필요한 기술 및 행정인력에 대한 교육을 시행하고, 실제 업무집행을 관리하기 위한 기획·조직·감독·지휘·조정 및 예산집행 등

(8) 평가(evaluation)

① 계속적 평가: 관리목적을 위해

② 주기적 집중적 평가: 계획수정을 위해

③ 환류(feedback)가 필요

④ 평가기준의 설정

㉠ 업무량 분석

㉡ 업무의 효과

㉢ 효과발생 과정

㉣ 효율

㉤ 업무량 분석

㉥ 과정 분석

㉦ 영향력 분석

㉧ 적합도 분석

8. 기획의 이해

1) 기획의 개념

기획(planning)은 행동을 하기 전에 무엇을 어떻게 해야 하는지를 결정하는 것이며 미래를 예측하는 것이다. 기획은 미래지향적, 목표 지향적이며, 의식적으로 최적수단을 탐색하고 선택하는

의사결정 과정으로 지속적인 과정이다. 기획은 계획을 작성하는 과정이며, 계획(plan)은 기획을 통해 산출된 결과이다. 기획은 절차와 과정을 의미하고 계획은 문서화된 활동목표와 수단이다. 기획의 개념은 포괄적으로 사용되는데 이를 구분해서 살펴보면 다음과 같다.

첫째, 가장 협의적인 개념으로 개인적인 수준에서 보면 기획은 단순히 문제를 해결하는 과정이다. 기획은 인간이 상래에 발생할 일에 대하여 미리 사고하는 과정으로 머릿속에 각종정보를 종합하고 분석해서 행동방안을 강구하는 과정이다. 즉, 우리가 일상생활에서 문제를 해결하기 위하여 개인적인 수준에서 세우는 계획에 불과하다는 입장이다.

둘째, 조직사회의 수준에서 설명하려는 입장으로 기획을 관리기능의 단계로 이해한다. 행정의 일반적 관리과정은 POSDCoRB[planning(기획), organization(조직), staffing(인사), directing(지휘), co-ordination(조정), reporting(보고), budgeting(예산)]라는 단계로 설명되는데 여기서 기획은 최초단계로 매우 중요한 위치에 있다. 즉, 기획은 수립된 정책을 능률적으로 집행하기 위한 수단이다.

셋째, 기획을 사회변화나 국가의 발전을 위한 주요한 수단으로 인식한다. 이는 기획의 기능을 단순히 관리능률의 향상에 결부시켰던 전통적인 관점을 비교할 때, 보다 광의적이고 적극적인 해석이다. 어느 국가를 막론하고 국가 발전목표를 효율적으로 달성하기 위한 수단으로서 기획의 중요성을 공통적으로 인식하고 있다는 입장이다.

2) 보건기획의 의미

세계보건기구(WHO)는 보건기획(health planning)을 한 국가가 동원 가능한 자원의 범위 내에서 국민들의 보건의료 수요를 충족시키기 위하여 보건사업을 체계적으로 개발하고 주의 깊게 지적으로 설명하는 것이라고 했다. 미국에서는 2차 대전 이후 증가하는 의료수요에 대처하기 위하여 1946년 Hill-Burton Act를 제정하였으나 병상증설 등의 시설투자는 확대되었으나 지역 간의 불균형을 해결하지는 못했다. 1964년 포괄적인 보건기획 프로그램이 입안되어 지역사회 보건의료자원에 대한 평가를 시도했고 이후 지역의료보험 프로그램 등이 제정되었고 이후 최종적으로는 이들 법을 총괄하는 보건기획과 의료자원개발법이 제정되면서 미국의 보건기획, 통제, 조정이 정착되었다.

우리나라에서 보건기획을 중요시하게 된 것은 1970년대 후반 의료 보험의 도입으로 의료수요가 증가함에 따라 한정된 의료자원을 효율적으로 공급하고 이를 분배하는 과정에서 비롯되었다. 그 후 보건소법을 지역보건법으로 개정하고 지역사회 보건의료 수요에 맞는 보건의료 계획을

하도록 법적으로 의무화함으로써 과거 장기적인 계획이나 기획과정 없이 무질서하게 집행되어
온 지역사회 보건정책이 체계적으로 정착되는 계기가 되었다.

3) 기획의 특징

기획(planning)의 기본철학은 미래지향성, 합리성, 통제성으로 요약될 수 있다. 이러한 기획
의 특징을 구체적으로 정리하면 다음과 같다.

(1) 기획은 보다 나은 수단으로 목표를 달성하기 위하여 장래의 행동에 관한 결정을 준비하는
과정이다.

(2) 기획은 계획을 수립하여 집행하는 과정이며, 특정목표를 달성하기 위하여 누가, 언제, 어
떤 방법으로, 어느 정도의 예산으로, 어떤 활동을 할 것인가를 결정하는 것이다.

(3) 기획의 과정은 하나의 계획을 작성하는 데 그치지 않고 그 집행결과를 평가하여 다음의
계획에 반영하는 계속적이고 순환적인 활동이다.

(4) 기획은 과거의 경험과 현실분석을 바탕으로 장래에 수행해야 할 행동방안을 강구
하는 것이다. 불확실한 미래를 대상으로 하기 때문에 과학적 근거에 따른 예측과
판단이 필요하다.

(5) 기획은 실천과 행동을 통한 문제해결이나 현실의 개선에 목적이 있으며, 바람직한 목표를
달성하기 위해 장래의 행동대안을 설계하여 그것을 실현하고자 하는 노력이다.

(6) 매우 명확하고 구체적인 목표가 제시되어야 기획에 착수할 수 있는 것은 아니지만, 장래
에 달성하고자 하는 목표가 어느 정도 수립되어야 기획이 수립될 수 있다.

(7) 기획은 보다 나은 결정을 위한 시안을 작성하는 과정으로서 그것을 채택하여 집행하는 것
과는 별개의 기능이다.

(8) 기획은 자료의 모집과 체계적이고 종합적인 분석 등 합리적인 과정을 통하여 소망하는 목
표를 효율적으로 달성할 수 있는 수단을 제시하려는 활동이다.

9. 보건프로그램 기획과정

1) 프로그램의 의미

프로그램(program)은 ① 교육과정, 시간표, 수업, ② 각종행사의 활동 계획, ③ 조직이나 부서
에서 해야 될 일의 개요, ④ 추진절차에 관한 사전계획, ⑤ 라디오나 TV의 방송내용 또는 순서,

⑥ 조직에서 계획한 모든 종류의 활동, ⑦ 컴퓨터 자료를 처리하기 위해 수행해야 할 조작들의 논리적 계열 등 다양한 의미로 사용되고 있다. 한편, 여기에서 제시하는 프로그램은 '조직에서 계획한 모든 종류의 활동'을 의미한다. 즉, 프로그램은 목적을 달성하기 위하여 추진되는 실행 과정이다. 프로그램은 정책이 서비스로 구체화되어 전달되는 과정으로 정책의 수단이며 매개체로 볼 수 있다. 정책이 목적개념이라면 프로그램은 목적달성을 위하여 사용되는 방법론적인 수단이다.

2) 보건프로그램의 의미

보건프로그램은 국가, 지방정부, 특정기관에서 설정한 목적을 달성하는 데 필요한 활동내용, 자원관리, 실행, 평가 등에 관한 전체적인 계획이라 할 수 있다. 보건프로그램은 보건정책이 추구하는 목적을 달성하는 수단으로 보건문제해결을 위하여 개인 또는 집단에 의도적으로 개입하여 변화를 유도하게 된다. 한편, 보건문제해결을 위한 방향과 목적이 결정되면 이 목적을 달성하는 데 필요한 실천 활동을 만들어 내는 과정이 보건프로그램 개발이다.

3) 보건프로그램 기획과정

보건프로그램 기획은 미래지향적인 활동으로 새로운 변화와 발전을 창출하기 위한 대응이라고 할 수 있다. 따라서 보건프로그램을 기획하는 과정에서 가장 먼저 수행되어야 할 것은 보건프로그램을 기획해야 하는 필요성을 확인하고 분석하는 것이다. 이것은 해결하려는 문제를 분석함으로써 가능하다. 보건프로그램을 효율적으로 기획하기 위해서는 사전에 어떠한 절차를 거쳐야 하는지를 결정하고, 보건프로그램 기획에 참여하는 관련자들의 역할을 분담하고, 필요한 제반자원들을 예측해야 한다. 또한, 보건프로그램 기획의 각 단계마다 필요한 의사결정이 이루어져야 하므로 관련된 담당자들은 기획절차를 함께 공유해야 한다.

보건프로그램 기획과정은 다양하게 구분될 수 있는데, 여기에서는 6단계로 구분한다. 그런데, 문제분석과 요구조사는 문제 진단에 포함되며, 목표설정 및 보건프로그램 설계는 중재방법 개발에 포함되기 때문에 크게 4단계로 구분할 수도 있다. 즉, 보건프로그램 기획과정은 문제진단 → 중재방법 개발 → 실행 → 평가 → 수정·보완 등의 순환과정으로 구분할 수도 있다.

〈표 2〉 보건프로그램 기획과정

단 계	내 용	주요 내용
1단계	문제분석	• 문제파악 • 우선순위
2단계	요구조사	• 요구파악 • 대상자 결정
3단계	목표설정	• 목적설정 • 목표설정
4단계	보건프로그램 설계	• 내용선정 • 예산배분
5단계	실행	• 실행계획
6단계	평가	• 효과성 평가 • 효율성 평가

※ 자료: 이주열, 보건프로그램 개발 및 평가, 계축문화사, 2009, p.24.

제2절 우선순위(Priority)의 개념

1. 정의

(1) 우선순위

다른 어떤 것보다 앞서 매겨진 차례나 위치
(2) 우선순위 결정

다양한 문제나 대안들 중 어떤 것을 먼저 선택할 것인가를 결정

2. 우선순위의 필요성

(1) 한정된 자원으로 지역사회의 모든 보건문제를 해결할 수 없기 때문에 가장 중요한 문제나 대상자 선정을 통해 집중함으로써 보건사업의 효과증대
(2) 다양한 분야에 속한 보건사업 관련 이해관계자들은 다양한 배경과 다양한 가치관, 목표, 사업에 대한 선호도 등을 가지고 있기 때문에 기획과정에서 우선순위가 결정되지 않으면 이들 사이에 혼선이 발생할 여지가 있고 그 결과로 원활한 진행을 기대하기 어렵다.

3. 우선순위 선정목표

(1) 정서적 목표: 가지고 있는 태도와 신념의 변화에 관한 목표
(2) 지식적 목표: 지식수준을 향상하고 올바른 지식의 소유에 관한 목표
(3) 행태적 목표: 유익한 행동을 실행할 수 있도록 새로운 능력향상에 관한 목표
(4) 기술적 목표: 필요한 기술습득 및 실천에 관한 목표

4. 우선순위 선정에 영향을 미치는 요인

(1) 보건에 대한 국가의 목표

(2) 지역사회의 요구도(관심)

(3) 해당지역의 주요 건강 결정요인

(4) 가용자원 및 실용성 정도

(5) 대상자의 선택(이용) 여부

(6) 비용에 따른 효과

(7) 변화와 평가 가능 여부

제3절 우선순위 결정기준

1. 절대적 기준 사용법: BPRS(basic priority rating system)

1) BPRS의 개념
    (1) John honlon & George pickett

    (2) Honlon/Pickett method라고도 한다.

    (3) 건강문제의 절대적 크기에 따라 우선순위를 결정

2) 방법
    (1) 정해진 공식에 따른 점수계산을 통해 우선순위 결정

    (2) 각 평가항목에 점수를 부여하는 기준 제시($\therefore$ 어느 정도 자의적인 판단배재)

    (3) 공식: $BPRS = (A + 2B) \times C$

        ① A: 문제의 크기

        ② B: 문제의 심각도

        ③ C: 사업의 추정효과

> **A, B, C 모두 10점 만점이며 식에 의해 도출된 값의 만점은 300점**

3) 각 항목의 평가기준
    (1) 문제의 크기

        ① 만성질환: 유병률의 크기를 이용하여 점수화

        ② 급성질환: 발병률의 크기를 이용하여 점수화

〈표 3〉 건강문제 크기 계산

건강문제를 지닌 인구의 비중	점 수
25% 이상	9 또는 10
10~24.9%	7 또는 8
1.0~9.99%	5 또는 6
0.1~0.9%	3 또는 4
0.01~0.09%	1 또는 2
0.01% 미만	0

(2) 문제의 심각도

① 세부항목

㉠ 긴급성: 문제가 긴급한 정도, 질병발생이나 사망경향, 주민입장에서의 상대적 중요도

㉡ 중증도: 생존율, 조기사망률, 잠재수명 손실연수, 장애 정도

㉢ 경제적 손실: 국가, 지역사회, 가구 또는 개인에 대한 경제적 손실

㉣ 타인에게 미치는 영향: 집단 혹은 가정에 대한 경제적 손실 이외의 사회적 영향

② 각 세부항목별로 측정지표를 선정하고 측정지표의 척도결정(5점 또는 3점 척도)

③ 측정지표 간의 상대적 비중을 부여하되, 심각성 측정점수의 총점은 10점이 되게 하고, 건강문제별로 심각성 측정

〈표 4〉 건강문제 심각도 계산

문제의 심각도	점 수
매우 심각함.	9, 10
심각함.	6, 7, 8
다소 심각함.	4, 5, 6
심각하지 않음.	1, 2, 3

(3) 사업의 추정효과

① 사업효과의 정확한 추정은 곤란하지만 전문가의 조언과 평가, 체계적 논문고찰 및 메타분석 결과 등을 통해 사업의 최대효과와 최소효과를 추정하여 점수부여

② 객관적인 근거자료의 확보가 어렵다 하더라도 주관적인 판단은 금물

〈표 5〉 사업효과 계산

사업의 추정효과	점 수
매우 효과적, 80~100% 효과적(예: 예방접종)	9 또는 10
상대적으로 효과적, 60~80% 효과적	7 또는 8
효과적, 40~60% 효과적	5 또는 6
조금 효과적 20~40% 효과적(예: 금연사업)	3 또는 4
상대적으로 비효과적, 5~20% 효과적	1 또는 2
거의 전반적으로 비효과적, 5% 미만 효과적	0

4) BPRS 점수계산 작업지

   (1) 아래와 같은 표에 건강문제별로 평가항목 점수를 기재하고 BPRS 계산공식에 의
      해 최종점수 계산

   (2) 계산된 점수의 크기에 따라 우선순위 결정

<표 6> BPRS 점수계산 작업지

건강문제	요 소			(A+2B)×C	순 위
	A(0~10)	B(0~10)	C(0~10)		

5) BPRS의 문제점

   (1) BPRS의 목적은 질병 간 우선순위 결정을 위해 개발된 것으로 건강행태에 대한 우선순위
      결정 시 적용이 어렵다(기준의 조작이 요구됨).

   (2) 건강행태에 의한 문제의 크기를 알기 위해서는 그 건강행태가 야기할 수 있는 모든 질환
      의 크기를 계산, 비교하여야 하지만 역학적 자료의 부족으로 계산의 어려움이 있다.

   (3) 표면적으로는 객관적인 자료로 보이나, 일부지표나 점수부여는 주관적인 판단에 의존하
      는 경우가 종종 발생할 수 있다.

   (4) 건강문제의 크기보다는 심각성이, 건강문제의 심각성이나 크기보다는 사업효과가 점수에
      더 큰 영향을 미치기 때문에 산출된 점수의 타당성 여부 저해 가능성이 있다.

6) 보완(PEARL: Propriety, Economic feasibility, Acceptability, Resources, Legality)

   (1) Vilnius & Dandoy (1990)

   (2) BPRS에 의해 높은 우선순위를 받은 문제가 중요한 문제라 하더라도 환경적 문제나 여러
      가지 상황적 요인으로 인해 반드시 실행 가능한 것은 아니다.

(3) BPRS 계산 후 실현가능성 여부를 판단하기 위해 PERAL을 기준으로 사용

(4) 사업의 우선순위가 쉽게 드러나지 않거나 장기계획 수립 시 유용하다.

(5) 공식: 0 또는 1(P×E×A×R×L)

① P[propriety(적정성)]: 해당기관의 업무범위에 해당되는가?

② E[economic feasibility(경제적 타당성)]: 문제를 해결하는 것이 경제적으로 의미가 있는가?

③ A[acceptability(수용성)]: 지역사회나 대상자들이 사업을 수용할 것인가?

④ R[resources(자원의 이용 가능성)]: 사업에 사용할 재원이나 자원이 있는가?

⑤ L[legality(적법성)]: 문제 미해결 시 법적 책임이 발생하는가?

(6) 방법

① 각 평가항목에 0점 또는 1점의 점수를 부여

② 부여된 점수에 5가지 항목의 점수를 곱하여 사업의 시행 여부를 결정

③ 5가지 평가항목 중 하나라도 불가판정(0점)을 받으면 사업시작이 불가하다.

〈표 7〉 PEARL 점수계산 작업지

건강문제	P 적절성	E 경제성	A 수용성	R 자 원	L 적법성	PEARL (0 or 1)

2. 상대적 기준 사용법: Golden diamond model

1) Golden diamond model의 개념

(1) 미국 Maryland주의 우선순위 결정방법

(2) 보건지표의 상대적 크기와 변화의 경향을 이용하여 우선순위를 결정하는 방식

2) 방법

  (1) 기획관계자들에 의해 우선순위를 결정할 주요 건강문제 선정

  (2) 선정된 건강문제의 이환율과 사망률, 변화의 경향을 미국 전체와 비교

  (3) 상태에 따른 단계별 구분[① 주(state)가 좋음, ② 같음, ③ 수(state)가 나쁨]

  (4) Golden diamond 상자에 표시

  (5) 1순위 사업은 미국 전체에 비해 주의 지표가 좋지 않고, 변화추세도 나쁜 경우

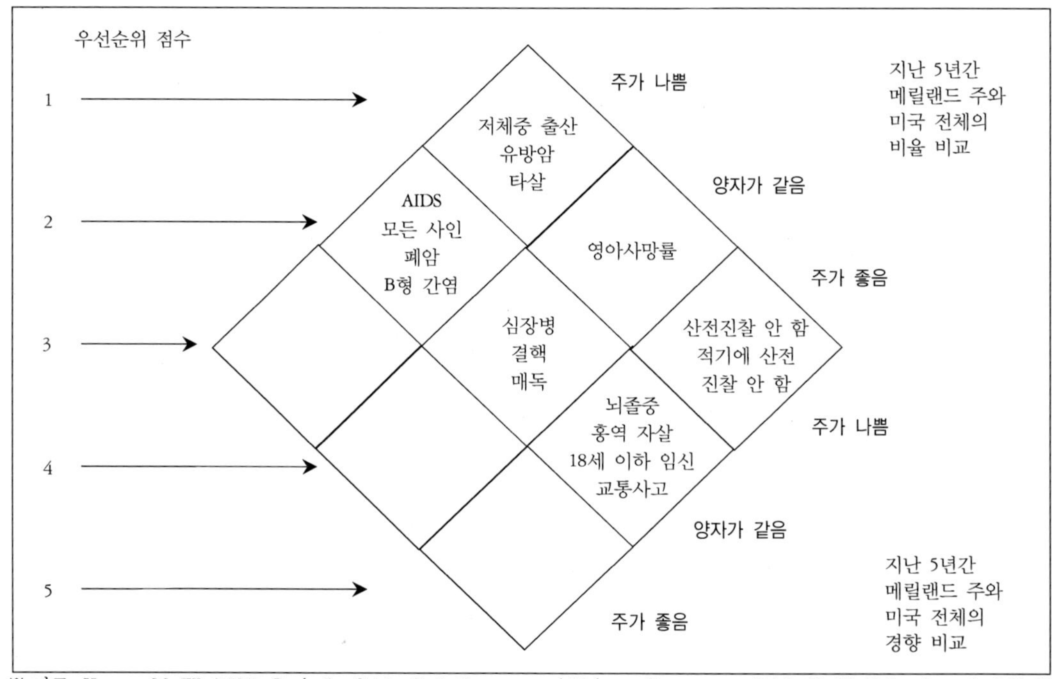

※ 자료: Kreuter, M. W. (1992). Patch: Its Origin, Basic Concepts, and Links to Contemporary Public Health Policy. Journal of Health Education, 23(3), 135~139.

〈그림 4〉 Golden Diamond

3) 고려할 점

  (1) 자치단체별 건강지표 자료를 확보하여 과거의 추세를 알 수만 있다면, 이 방법으로 쉽게 우선순위를 정할 수 있으며 형평성을 추구하는 데 매우 적합한 우선순위 결정가능 방법이다.

  (2) 해당지역의 유병률과 사망률이 아무리 높고 그 추세가 악화되더라도 기준지역에 비해 양호하거나 낮으면 우선순위가 처지는 문제점이 존재한다.

  (3) 건강문제의 절대적 크기와 사업의 효과를 감안하여 보정하는 것이 바람직하다.

3. 기타 방법

1) Bryant 우선순위 결정기준

    (1) 문제의 크기

    (2) 문제의 심각도

    (3) 사업의 기술적 해결가능성

    (4) 주미의 관심도

2) PATCH(planned approached to community health)

    (1) 미국질병관리본부(CDC)에서 지역보건요원의 보건사업 기획지침서로 개발

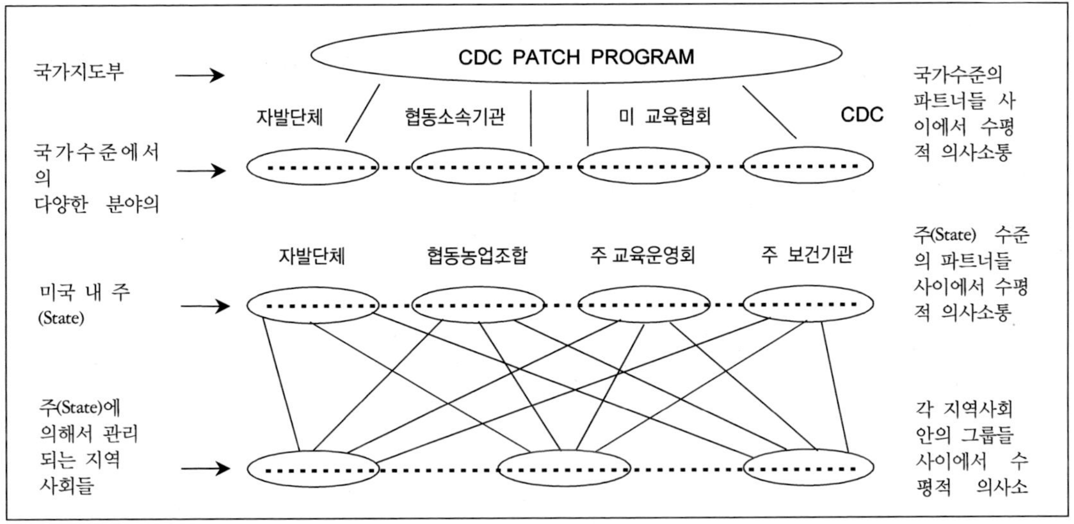

※ 자료: M. W. Kreuter, Patch: Its Origin, Basic Concepts, and Links to Contemporary Public Health Policy, Journal of Health Education, April 1992, Volume 23, No. 3, pp.135~139.

〈그림 5〉 PATCH: 수직적 수평적 의사소통과 국가, 지역, 지역사회 사이의 지지 동원

    (2) 건강문제의 우선순위를 결정하는 기준: 중요성과 변화가능성

      ① 중요성

          ㉠ 건강문제가 지역사회에 얼마나 심각한 영향을 주는가 또는 건강문제를 변화시키면 건강수준에 얼마나 효과가 나타나는가를 평가하는 기준

          ㉡ 평가기준

               ⓐ 건강문제가 얼마나 흔한가를 평가(유병률, 발병률 등의 절대적 크기와 상대적 크기)

               ⓑ 해당문제가 지역의 건강수준(질병으로 인한 사망률, 장애발생률, 질병부담 측정지표 등)에 얼마나 심각한 영향을 미치는가(건강문제의 위중도)를 평가

⟨표 8⟩ 중요성 평가기준

사망 or 상병	건강 결정요인
광범위하게 유포된 문제인가? 유병률	광범위하게 유포된 문제인가? 술율
(유병률이) 전국평균이나 비교지역보다 높은가?	(술율이) 전국평균이나 비교지역보다 높은가?
건강수준이나 삶의 질에 심각한 영향을 미치는가? (질병부담)	건강수준이나 삶의 질에 심각한 영향을 미치는가?
	행위와 건강문제가 밀접하게 관련되어 있는가? 귀속위험도

② 변화가능성

　㉠ 건강문제가 얼마나 용이하게 변화될 수 있는가를 평가하는 기준

　㉡ 과학적 근거(문헌, 다른 지역의 사업경험 등)에 의한 건강문제 변화가능성 평가

　㉢ 건강행태의 경우 그 행태가 생활습관으로 고착된 경우보다 그렇지 않은 경우 변화
　　가능성이 더 높은 것으로 평가

⟨표 9⟩ PATCH 방식의 변화가능성 평가기준

사망 or 상병	건강 결정요인
다른 사업에서 사망 or 상병을 성공적으로 감소시킨 경험이 있는가?	다른 사업에서 건강 결정요인을 성공적으로 감소시킨 경험이 있는가?
사망 or 상병을 감소시킬 수 있다고 제시한 문헌이 있는가?	건강 결정요인을 변화시킬 수 있다고 제시한 문헌이 있는가?
	건강 결정요인(행태)이 고착되지 않고 아직 형성단계에 있는가?

(3) 우선순위 결정단계

　① 1단계: 브레인스토밍 등의 방법으로 지역에 흔한 건강문제 취합

⟨표 10⟩ PATCH에 의한 우선순위 결정 1단계–주요 건강문제 목록작성

사 망	장 애	건강 결정요인	
		행태요인	비행태요인

　② 2단계: 1단계에서 취합된 건강문제를 중요성과 변화가능성을 고려하여 정리

〈표 11〉 PATCH에 의한 우선순위 결정 2단계-문제의 우선순위 결정

	중요함	중요하지 않음
변화 가능성이 높음		
변화 가능성이 낮음		

③ 3단계: 중요하고 변화가능성이 높은 문제들을 중심으로 우선순위를 재결정

〈표 12〉 PATCH에 의한 우선순위 결정 3단계-우선순위에 따른 건강문제 정리

우선순위	사 망	장 애	건강 결정요인	
			행태요인	비행태요인
1				
2				
3				
4				

〈표 13〉 건강증진 사업의 우선순위 선정의 실례

우선순위	사 망	장 애	건강 결정요인	
			행태요인	비행태요인
1	악성신생물	각종질병(노인성 장애)	술	건강생활 실천환경 부족
2	뇌혈관질환	사고(교통, 재해)	운동	공단(공해)지역
3	심장질환	퇴행성장애	영양	실업
4	사고	선천성	음주	의료서비스 부족

※ 자료: 제4기 지역보건 의료계획(2007~2010), 김천시.

3) NIBP(needs impact-based planning)

(1) 캐나다의 Metropolitan toronto district health council(MTDHC)이 개발한 보건사업 기획방법

(2) 건강문제의 크기(need)와 해결방법의 효과(impact)를 기준으로 우선순위 평가

(3) 보건사업의 분류

    ① 반드시 실행해야 할 문제

    ② 실행해야 할 문제

    ③ 연구를 촉진해야 할 문제

    ④ 사업실행을 금지해야 할 문제

〈표 14〉 NIBP 방식에 따른 보건사업의 우선순위와 실행 여부

효과의 추정	필요의 크기		
	높 음	보 통	낮 음
매우 좋음.	반드시 실행	반드시 실행	실행
좋음.	반드시 실행	실행	실행
효과가 있을 것 같음.	시행 검토 또는 연구 촉진	시행 검토 또는 연구 촉진	연구 촉진
효과가 없음.	사업의 중지 또는 시작 금지	사업의 중지 또는 시작 금지	사업의 중지 또는 시작 금지

(4) 보완: CLEAR 평가항목

① 지역사회 역량(community capacity)

    ㉠ 건강문제에 대한 일반인의 관심은 어떠한가?

    ⓑ 문제 확인 및 사업을 위한 지역사회의 역량은 충분한가?

    ㉢ 환경변화에 대한 지역사회의 탄력적 대응능력은 어떠한가?

② 합법성(legality)

    ㉠ 문제가 누구에게 위임되어 있는가?

    ㉡ 문제 미해결 시 법적 책임이 발생하는가?

③ 효율성(efficiency)

    ㉠ 비용효과적인 방법이 존재하는가?

    ㉡ 비용편익이 높은 방법이 존재하는가?

④ 수용성(acceptability)

    ㉠ 목표집단에 의해 사업전략이 수용되겠는가?

    ㉡ 문제를 해결하기 위한 사업시행 시 다른 보건서비스를 중단하거나 제한해야 할 필요가 있는가?

    ㉢ 서비스 공급자나 목표 집단에 의해 축소된 서비스가 수용되겠는가?

    ㉣ 만일 타당성 미확보로 사업을 시작하지 않거나 중단한다면 국민, 서비스 공급자, 정부가 이를 받아들일 수 있는가?

    ㉤ 문제를 해결하려는 정부의 의지는 있는가?

⑤ 자원의 활용가능성(resource availability)

    ㉠ 대상지역에 사업실시 가능성이 존재하는가?

    ㉡ 사업 중단이 발생한다면 중단에 필요한 비용조달 능력은 있는가?

    © 적절한 인력, 재원 및 시설활용은 가능한가?

(5) 윤리적 문제보완 평가항목

    ① 공정한 자원배분을 위한 기준은 무엇인가?

    ② 예방, 치료, 재활 및 복지서비스 간에 공정한 자원배분이 가능한가?

    ③ 의사설성 과징에 목표 집단이 참여학 수 있는가?

    ④ 의사결정 과정에서 과정의 공정성은 지켜지는가?

    ⑤ 목표 집단의 희망이 계획결정에 반영되는가?

    ⑥ 서비스 이용에 차별이 없도록 사전에 주의를 기울이고 있는가?

제4절 우선순위 결정과정

1. 주요 이해관계자가 참여하는 보건사업 기획팀을 구성하여 공정성이 보장될 수 있도록 한다.

2. 관계자들에 의해 우선순위 결정기준과 척도를 결정

    (1) 사업기획의 목적과 상황을 고려하여 보건사업 기획팀에서 평가기준 마련
    (2) 우선순위 결정을 위한 평가항목에 건강문제의 크기와 심각성, 사업의 효과항목은 반드시 포함
    (3) 선정된 기준에 가중치 부여
    (4) 평가기준을 측정하기 위한 척도결정 및 점수부여 기준마련

3. 건강문제별로 우선순위 선정

    (1) 각 평가기준에 점수를 부여하기 위해 필요한 자료수집
    (2) 지역사회 건강수준에 대한 역학적 자료 확보를 통한 건강문제의 크기나 중요성 파악
    (3) 보건사업의 과학적 근거를 기반으로 한 자료 수집을 통해 사업효과 측정
    (4) 지역주민 혹은 외부전문가에 대한 조사 실시로 주민의 관심사, 지역사회의 역량, 사업의 합법성과 같은 기준측정

4. 참여자 사이의 우선순위 차이에 대한 토의 및 수정

5. PEARL이나 윤리적인 문제를 고려하여 우선순위를 보완

제5절 우선순위 결정 시 유의사항

1. 비교대상 건강문제의 선정

(1) 주요 건강문제를 선정하기 위해서는 질병에 의한 사망률이나 유병률의 크기 또는 건강위
   험 요인의 비교(건강수준과 건강 결정요인을 같이 비교하는 것은 부적절)
(2) 질병의 위중도 차이 보정을 위해 DALY(disability adjusted life years)과 같은 질병부담
   자료를 이용하는 것이 바람직

2. 우선순위 판단기준

(1) 보건사업 기획팀의 합의에 의해 지역사회의 현실에 맞는 자체적인 판단기준을 결정
(2) 사업의 효과측정은 건강문제의 성격을 고려하여 치료적 효과, 예방적 효과, 사회적 효과
   로 구분

3. 평가기준별 점수부여

(1) 유병률이나 사망률의 절대적 수치로 점수부여가 어려운 경우 비교대상 건강문제를 크기에
   따라 나열하고 상대적 순위(상, 중, 하)를 이용하여 점수부여
(2) 건강문제의 절대적 크기뿐만 아니라 상대적인 중요성도 평가되어야 한다(기준지역과의
   크기차이나 과거와의 비교를 통해 점수부여).

4. 최종적으로 선정되는 사업대상 건강문제의 수 제한(사업에 투입 가능한 자원의 양 고려)

(1) 협력 또는 활용이 가능한 기관, 지역의 전문조직, 자원봉사, 지역사회의 문제해결을 위한
   지지정도를 고려하여 최종적으로 사업대상 건강문제 선정
(2) 일단 선정된 건강문제에 대해서는 포괄적인 해결방법 제시

5. 의사결정의 공정성과 전문성

(1) 이해당사자들의 폭넓은 참여로 의사결정의 공정성을 높인다.

(2) 의사결정에 있어서 전문가와 일반인을 적절하게 배치한다.

　① 일반인: 지역사회의 건강문제에 대한 관심사 조사에 참여

　② 전문가: 계량적 판단을 요하는 의사결정에 참여

(3) 보건사업 기획팀의 의사결정을 안내할 전문가가 필요하다(전문가의 의견을 참조하되 전적인 의존은 금물).

(4) 순위결정을 위한 의견수렴 단계

　① 전문가의 지도 하에 팀 토의(자료수집, 분석, 결정)

　② 필요시 외부전문가에게 자문

　③ 주민에게 공개

　④ 지역사회의 역량에 맞추어 해결할 문제를 선정

(5) 의사결정을 위한 토론방법의 종류

　① 브레인스토밍(brainstorming)

　　㉠ 다수의 구성원이 한 가지 주제를 놓고 특정한 형식 없이 무작위로 아이디어를 개진하고 그중 가장 좋은 아이디어를 채택하여 해결안 모색

　　㉡ 가능한 많은 아이디어가 도출되도록 유도

　　㉢ 주제당 15~20개의 아이디어 도출 후 우선순위 결정

　② 초점집단기법(focus group technique)

　　㉠ 소수의 사람들을 신중하게 선택하여 그 집단을 대상으로 수행하는 심층적인 질적 면접조사

　　㉡ 진행자가 참석자들에게 먼저 질문을 던지고 참석자들이 스스로 토의하고 서로 추가질문을 던지면 그에 대해 상호 답변하는 식으로 진행되는 것이 이상적

　　㉢ 6~12명 정도가 이상적

　　㉣ 소요시간은 대략 두 시간 정도로 계획하되 실제 토의시간은 90분 정도가 적당

　　㉤ 장점

　　　ⓐ 비교적 짧은 시간에 광범위한 정보획득

　　　ⓑ 토의과정에서 예상치 못한 주제에 대해 추가토의 가능

ⓒ 초점집단 선정을 위한 복잡한 기법이 요구되지 않는다.

ⓑ 단점

ⓐ 초점집단이 모집단에 대한 대표성이 결여되어 있어 일반화가 어렵다.

ⓗ 자료의 질적 수준이 진행자의 능력과 등기부여에 의해 좌우된다.

ⓒ 결과를 계량화해서 통계식으로 처리하기 어렵다.

③ 역장분석(force field analysis)

㉠ 목표달성을 지지하는 힘과 방해하는 힘을 분석하여 성공적인 변화가 이루어지도록 하는 기법

㉡ 방법

ⓐ 차트의 중앙에 현재상태를 나타내는 수직선을 긋는다.

ⓑ 수직선 좌측에는 지지하는 힘을, 우측에는 방해하는 힘을 기록한다.

ⓒ 이러한 힘들이 작용하는 강도를 화살표 혹은 가중치 부여로 나타낸다.

㉢ 활용

ⓐ 원인 도출 시

ⓑ 잠재적 대안이나 해결책 도출 시

ⓒ 성공적 변화를 위한 방안 도출 시

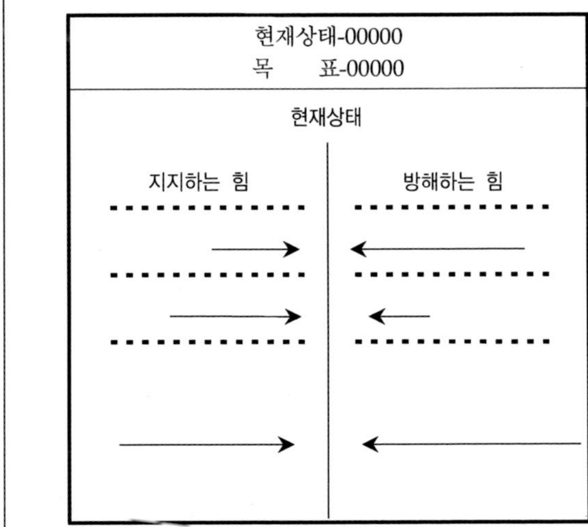

목표: 00000000000000000000000			
지지하는 힘	가중치	방해하는 힘	가중치
1.00000	30	1.00000	10
2.00000	20	2.00000	30
	50	3.00000	20
		4.00000	40
합계	100		100

※ 출처: 배상수, 보건사업기획, 계축문화사, 2008.

〈그림 6〉 역장분석의 예

④ 의사결정 매트릭스(decision-making matrix)
  ㉠ 선택 가능한 대안 중 최적의 대안을 선정하는 방식
  ㉡ 대안의 요소를 기술하고 상대적 중요도에 따라 가중치를 부여하여 최종평가
  ㉢ 방법
    ⓐ 브레인스토밍을 통해 우선순위 결정기준 도출(4~5개)
    ⓑ 각 결정기준에 대해 가중치 결정(가중치의 합은 1 또는 100%)
    ⓒ 평가는 3등급 또는 5등급으로 한다.
    ⓓ 가장 높은 평점 순으로 우선순위 결정

〈표 15〉 의사결정 매트릭스

해결방안	평가요소				순 위
	용이성	효율성	신속성	가중치 합	
	40%	30%	30%	100%	

⑤ 쌍비교법(paired comparing)
  ㉠ 대안을 두 개씩 상호 비교하여 하나를 선택
  ㉡ 가장 많이 선택된 대안이 가장 높은 우선순위를 가진다.

〈표 16〉 쌍비교법의 예

구 분	대안 1 설치근거	대안 2	대안 3	대안 4
대안 1				
대안 2	대안 2			
대안 3	대안 1	대안 2		
대안 4	대안 1	대안 2	대안 3	

※ 대안 2가 3회 선정되어 가장 우수한 대안으로 결론을 내릴 수 있다.

⑥ 포인트 스코어 시스템(point score system)
  ㉠ 상대적인 평가기준의 중요성에 따라 대안을 선정하는 기법

ⓛ 각 평가기준에 대해 최대 평가가능점수를 부여(총합은 100점)

ⓒ 평가자는 각 평가기준의 최대점수의 범위 내에서 점수부여

〈표 17〉 포인트 스코어 시스템의 예

평가기준	최대점수	대 안		
		대안 1	대안 2	대안 3
경제적 요인	30	25	10	20
접근성	25	20	10	20
이용 가능성	25	20	20	15
시간여유	20	20	20	15
총 계	100	85	60	70

⑦ 5 Why

㉠ 주어진 문제에 대해 계속해서 왜 그런지 이유를 물어 가장 근본이 되는 원인을 찾는 기법

㉡ 각 단계에서 도출된 원인 중 우선순위를 정하고 가장 중요한 원인 한 가지를 선정한 후 이유를 묻는 질문을 던져 도출된 원인 중 가장 중요한 원인 한 가지를 선정하고 또다시 이유를 묻고 답하는 과정을 5회 반복

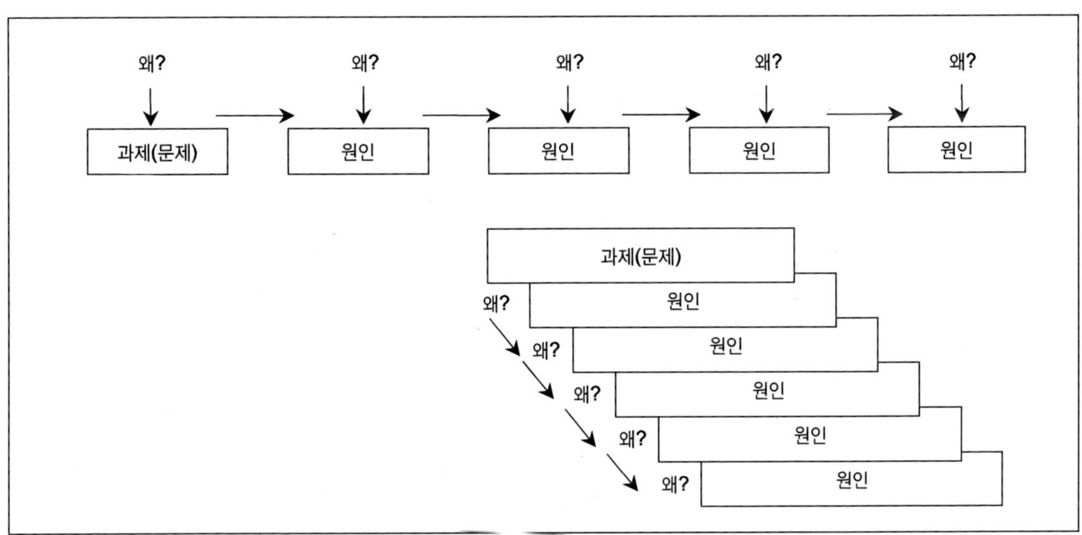

※ 자료: 배상수, 보건사업기획, 계축문화사, 2008.

〈그림 7〉 5 Why 모형도

⑧ 특성요인도(fishbone diagram): 어떤 일의 결과와 그것을 유발시키는 원인이 서로 어떻게 관계되고 영향을 미치는지 한눈에 알 수 있도록 생선뼈 모양으로 도식화하는 기법

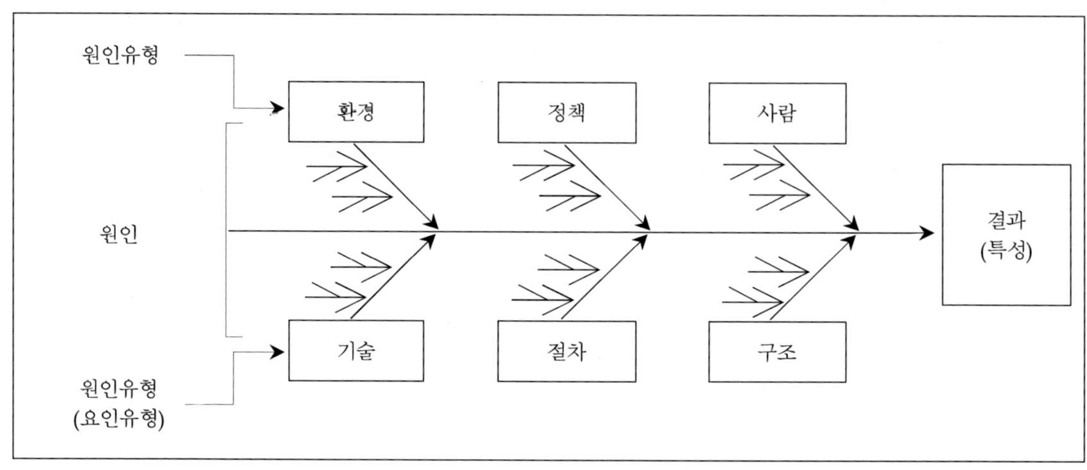

※ 출처: 배상수, 보건사업기획, 계축문화사, 2008.

〈그림 8〉 Fishbone Diagram 모형도

⑨ 스토리 보딩(story boarding): 브레인스토밍을 사용하여 세부사항을 먼저 토의한 후 일반적인 범주를 묶어서 쉽게 볼 수 있도록 하는 기법

제8장
목적과 목표설정

제1절 프로그램 계획

제1절 프로그램 계획

1. 프로그램 계획

  프로그램 계획, 수행, 평가는 서로 연관되어 있어 우수한 프로그램 계획은 프로그램 수행을 위한 선행조건

2. 대상자

1) 대상자분할/시장세분화
  (1) 정의
       대상자분할(segmentation)은 우선순위 대상집단을 동질한 특성의 소그룹으로 분류하는 것을 의미 보건프로그램을 계획하기에 앞서 대상자를 파악하고, 우선순위 대상집단(priority population)을 정의하는 과정
       대상집단의 특성에 따라 중재의 종류, 방법 등이 달라지기 때문
  (2) 필요성
       흔히 건강증진 프로그램은 전 주민을 대상으로 하여야 한다고 하지만 모든 프로그램이 전 주민을 대상으로 제공될 수 없으며, 모든 주민이 관심을 갖거나 참여할 의사를 가지고 있는 것도 아니다.
       대상자분할을 통하여 대상집단의 특성에 맞게 효과적인 프로그램 개발 가능
  (3) 대상자분할 기준
       대상자분할에 사용되는 변수들로는 지리적, 인구학적, 사회심리학적, 행동적 요인이 있다.
       이러한 요인 중 한 가지 이상의 다양한 특성에 따라 분할 가능
  (4) 지리적 특성
       국가, 지역, 이웃, 마을이나 시/군/구별 지리적 구분에 의해 분할 가능
  (5) 인구학적 특성
       연령, 발달단계, 위험요인/질병 유무, 성별, 건강보험, 수입, 교육수준, 종교, 인종/민족 등에 따라 분할

(6) 사회심리학적 특성

　　사회계층, 생활습관, 태도, 가치관, 자아상, 자아개념 등의 심리적 특성에 따라서 분할하
며 개성, 취미, 생활양식 등도 포함

(7) 행위적 특성

　　건강행위 수행 여부(암 검진 등), 행위빈도, 행위의 이행수준, 자기효능감, 행위의 난계
(계획 전 단계, 계획단계, 준비단계, 수행단계, 유지단계) 등에 따라 분할 서비스의 사용목
적, 사용경험, 사용량 등도 포함

2) 표적집단 결정(Targeting)

(1) 사업대상자를 몇 가지 유형의 동질적 그룹으로 세분화한 후, 여러 그룹 중 해당사업의 대
상자를 결정하는 과정

(2) 결정기준

　① 보건사업에서의 기준

　　　㉠ 대상집단의 크기

　　　㉡ 대상집단으로부터 얻을 수 있는 효과

　　　㉢ 대상집단 접근의 용이성

　　　㉣ 사업실행의 용이성

　　　㉤ 대상집단의 반응정도(변화의지)

　　　㉥ 대상집단의 변화에 대한 책임성

　② 시간에서의 기준

　　　㉠ 대상자의 양적 크기/성장속도, 대상자의 수 적당하고, 성장속도가 빠른 시장

　　　㉡ 경쟁의 정도, 수익성이 가장 큰 시장은 경쟁강도가 높아 좋은 기회가 되지 못하고
　　　　틈새시장이 가장 좋은 선택

　　　㉢ 대상자의 호응(반응성), 서비스에 가장 쉽게 반응할 집단을 표적집단으로 선정

3) 대상자 결정모형

(1) 보건프로그램은 특정집단의 문제해결을 돕는 활동으로 구성되기 때문에 그 대상집단이 명
확하게 선정되어야 한다.

(2) 이러한 과정이 제대로 이루어지지 못하면 보건프로그램의 적절성과 정체성에 문
제가 제기된다.

(3) 클라이언트 집단의 선정을 적절하게 하기 위해서는 보건프로그램의 기획과정에서 서비스
　　수혜자 결정모형에 따라 대상자를 확장지어 나간다.
(4) 랩과 포트너(1992)가 제시한 프로그램 적용대상을 매핑하는 과정
　　일반집단(general population)으로부터 위험집단(at-risk population), 표적집단(target
　　population), 클라이언트 집단으로 분류하고 이들은 보건프로그램이 수립되었을 때 실제
　　이용할 것으로 예상되는 참가자늘
(5) 클라이언트 집단을 추정해가는 과정으로 가장 넓은 범위의 일반집단으로부터 개념을 좁
　　혀 나간다.

4) 대상자 결정모형 각 집단의 특성

(1) 일반집단

　　해당문제를 가질 수 있다고 판단되는 가장 포괄적인 대상인구 집단
　　보통 대상지역 내에 거주하고 그 문제의 속성과 관련이 있는 전체 인구집단을 지칭

(2) 위험집단

　　보건프로그램이 겨냥하고 있는 문제에 노출되어 취약한 상태에 있는 사람들
　　일반집단 중에서 보건프로그램이 겨냥하고 있는 문제에 직접적으로 관련되어 있어 개입
　　을 필요로 하는 사람들을 추정하여 산출

(3) 표적집단

　　위험집단 중에서 보건프로그램의 직접대상이 될 적격한 사람들
　　즉, 위험집단 중에서 보건프로그램이 구체적인 개입대상으로 삼을 만한 사람들
　　보건프로그램이 제공하는 서비스의 성격과 개입전략 등이 표적집단을 선정하는 데 주요
　　기준이 된다.

(4) 클라이언트 집단

　　표적집단 중에서 보건프로그램의 실제 참가자가 될 수 있는 인구집단
　　현실적으로 볼 때 서비스에 대한 접근성의 문제로 인하여 표적집단 전체가 클라이언트
　　집단이 되기는 어렵다.
　　표적집단 중에서 클라이언트 집단을 선정하는 데 있어 자발적인 참여를 원칙으로 한다.
　　상황에 따라서는 특별한 자격조건을 갖춘 사람을 선정하여 최종 결정하는 경우도 있다.

3. 목적과 목표설정

1) 목적과 목표의 수립

  (1) 목적과 목표의 차이

    ① 목적

      ㉠ 보건사업이 궁극적으로 달성하고자 하는 것에 대한 일반적인 기술

      ㉡ 건강한 지역사회에 대한 비전에서 출발

      ㉢ 보건사업이 어떤 목적을 위해서 존재하는가를 밝히는 것이며, 앞으로 어떤 활동을 할 것인가 하는 보건사업의 특성과 본체를 나타낸다.

      ㉣ 목적진술문은 조직의 철학, 목표, 정책, 절차 등에 영향을 미치며, 또한 철학 및 목표 설정의 지표가 되므로 구성요소들 간의 관계는 일관성이 있고 유기적이어야 한다.

      ㉤ 성문화된 목적진술은 보건사업 조직의 효과적 관리를 위한 청사진

      ㉥ 사업진행에 따라 바뀌는 경우는 거의 없다.

    ② 목표

      ㉠ 보건사업의 목적을 달성하기 위해 필요한 변화에 대한 구체적인 기술

      ㉡ 목적은 정신적, 철학적 내용을 담고 있는 경우가 많다.

      ㉢ 장기적 목표는 구체적이고 단기적인 경우가 많다.

      ㉣ 목적은 그 자체가 관리나 평가의 대상이 되는 경우가 드물지만 관리의 대상이 되고 평가에도 직접 활용된다.

      ㉤ 목표는 사업진행에 따라 바뀔 수 있다.

〈예: 목적과 목표설정〉

○ 목적
- ○○ 지역사회 내에 고혈압 발생률을 감소시킴.

○ 목표
- ○○○○년 12월까지 지역주민의 소금섭취량이 전년도 대비 10% 감소함.
- ○○○○년 12월까지 지역주민 중 주 5회 이상 규칙적 운동비율이 전년도 대비 10% 증가함.

〈표 1〉 목적과 목표의 차이

구 분	목적(Goal)	목표(Objective)
개념	사업의 궁극적 방향이나 성취	사업의 영향이나 효과에 대한 상세한 기술
기간	장기적	단기적
구체성	일반적, 철학적	구체적
대상성	직접관리/평가의 대상이 아님.	관리나 평가대상임(목표관리).
변경 가능성	거의 바뀌지 않음.	사업진행에 따라 바뀔 수 있음.

(2) 목적과 목표의 분류

① 인과관계에 따른 분류

  ㉠ 건강 결정요인과 기여요인: 보건사업의 궁극적 목표는 대상자들의 건강수준 향상이고 이러한 건강수준 향상을 위해서는 결정요인과 기여요인의 변화가 필요하다.

  ⓐ 기여요인: 건강 결정요인에 영향을 미침으로써 건강에 영향을 미치는 요인

  ⓑ 건강결정요인: 건강에 직접적인 영향을 미치는 요인

  ㉡ 과정/영향/결과목표: 건강수준의 변화를 결과목표라 하고, 건강수준 변화를 위해 요구되는 결정요인이나 기여요인의 변화를 영향목표라 하며 결과목표나 영향목표 달성을 위한 실제활동을 과정목표라고 한다.

  ⓐ 결과목표(outcome objectives): 건강수준(사망률, 유병률 등)의 변화

  ⓑ 영향목표(impact objectives): 건강 결정요인과 기여요인의 변화

  ⓒ 과정목표(process objectives): 활동(산출)의 양적 수준과 투입 및 산출의 적절성

② 투입-산출 모형에 따른 분류: 투입-산출 모형은 자원 및 정보를 특정한 제품 또는 살출로 변환시키는 데 필요한 활동과 과업들을 체계적으로 보여 주는 과정모형

  ㉠ 투입(input)목표: 보건사업에 투입하는 인력, 시간, 돈, 장비, 시설 등 자원

  ㉡ 산출(out put)목표: 보건사업의 결과 나타나는 활동, 이벤트, 서비스, 생산물 등 복적을 성취하기 위한 활동 등

  ㉢ 결과(outcome)목표: 보건사업의 결과로 나타나는 건강수준이나 건강 결정요인의 변화

③ 기대시간에 따른 분류-목표달성에 필요한 시간에 따른 분류

  ㉠ 단기목표(short-term objectives): 단기목표는 지속적이고 장기적인 변화를 야기

하기 위해 필요한 단기적인 결과변화에 대한 필요

예) 사업에 대한 지지도의 변화, 지식, 태도의 변화

  ⓛ 중기목표(intermediate objectives): 단기목표와 장기목표를 연계하는 과정적 목표

예) 서비스 이용행태, 양상의 변화 등

  ⓒ 장기목표(long-term objectives): 목표달성에 5~10년이 소요되는 목표로 사업의 최종목적을 달성하기 위해 필요한 변화추구

예) 사망, 상병 등 건강지표의 변화, 사회적 가치의 변화 등

④ 4단계의 목표수준에 따른 분류

  ㉠ 영향목표

    ⓐ 보건프로그램 문제지표에 얼마만한 효과를 줄 것인가를 구체화하는 목표

    ⓑ 이 목표는 언제까지 표적집단을 어떤 상태로 도달시키겠다는 식으로 표현된다.

  ㉡ 성취목표

    ⓐ 이는 표적집단을 대상으로 무엇을 얼마만큼 달성할 것인가를 구체적으로 표현하는 목표

    ⓑ 이는 몇 명에게 서비스는 주겠다가 아닌 서비스를 통해 몇 명에게 의도된 변화를 일으키겠다는 것을 나타낸다.

  ㉢ 활동목표

    ⓐ 이는 서비스의 결과 대신 투입을 정하는 목표

    ⓑ 성취목표의 달성을 위해 얼마만 한 서비스를 투입할 것인지를 나타내는 것으로, 즉 투입할 노력의 양을 계량적으로 표현하는 것

    ⓒ 이 목표서술은 그 노력의 양을 어떤 척도단위로 해서 표시하느냐가 중요

    ⓓ 일을 '서비스의 단위'라고 부르는데, 이 단위 종류에는 클라이언트의 수, 프로그램 수행시간, 클라이언트의 변화 등이 있다.

  ㉣ 이용자 목표

    ⓐ 얼마나 많은 수의 서비스 소비자들로 하여금 그 서비스를 이용하도록 할 것인가를 정하는 목표

    ⓑ 이 목표에서는 클라이언트의 변화 혹은 서비스의 투입량 대신 단순히 몇 명이 서비스를 이용하도록 한다는 식으로 표현

(3) 바람직한 목표의 요건

바람직한 목표란 무엇인가에 대하여 학자들이 공통적으로 꼽는 요건

흔히 SMART라 하여 영문자의 첫 글자를 따 표현되며, 글자에 나타난 바와 같이 5가지의 핵심요건을 지적

① Specific(구체성): 목표는 구체적으로 기술되어야 한다.

② Measurable(측정가능성): 목표는 측정이 가능해야 한다.

③ Aggressive or achievable(적극성과 성취가능성): 목표는 성취 가능한 수준이어야 한다.

④ Relevant or realistic(연관성과 현실성): 목적 및 문제해결에 직접적인 관련성이 있어야 하고 해결하고자 하는 문제와 적어도 상관관계 또는 인과관계가 존재하여야 하며 현실적으로 달성 가능한 목표를 설정한다.

⑤ Time limited or time specific(기한): 목표달성을 위한 기한이 제시되어야 한다.

2) 설정방법

(1) 목표의 위계화

① 목표의 수준은 각 하위의 측정 가능한 목표들을 여러 단계로 나누어 위계화 하는 작업

② 사업의 논리적 체계를 명확히 하기 위함이다.

③ 사업이 실패 또는 성공한 이유를 분석하고 대책을 강구하는 데 도움을 준다.

〈표 2〉 위계화된 목표의 비교

투입-산출 모형분류	인과관계 분류	소요시간 분류
결과목표	결과목표	장기목표
산출목표	영향목표	중기목표
투입목표	과정목표	단기목표

(2) 목표수준 결정방법

① 최고보나 더 나은 목표설정(better than the best)

㉠ 둘 이상의 인구집단에 대하여 인종별/민족별 데이터가 있는 경우

㉡ 하위집단의 기준 값 중 가장 좋은 값보다 높은 수준으로 설정

예) 금연비율이 낮은 집단에서 남성 50%, 무학 25%, 40대 35% 인 경우

　　－ 목표수준은 가장 높은 50%보다 조금 더 높은 수준으로 설정

　　－ 금연비율 증가목표: 60%

② 최고 중의 최고 목표설정(best of the best): 국가나 전체 지역별 순위 10%에 해당하는 목표수준을 설정(일종의 벤치마킹)

③ 비율의 감소 또는 증가목표 설정(percent improvement)

　　㉠ 기준 값을 중심으로 몇 %를 향상(또는 감소)시키겠다는 목표설정

　　㉡ 데이터가 부족하여 better than the best를 적용하기 어려운 경우 활용

④ 완벽형 목표설정(total coverage or total elimination): 100% 또는 0% 목표수준 달성

　예) 예방접종률 100% 달성

⑤ 차용형 목표설정(consistent with): 다른 나라 프로그램 목표와 같게 하거나 차용하는 경우

　예) Healthy people 2010의 목표 차용

⑥ 현상유지 목표설정(retain year oooo target): 현실성을 지니고 있는 목표는 현상유지 가능

　예) BMI 25 이상인 인구비율은 현 수준으로 유지

⑦ 유사지역과 비교하여 목표설정(peer communities): 연령, 인구규모, 소득수준, 인구밀도 등 특성이 비슷한 이웃 지역과 비교하여 유사한 수준으로 목표설정

제9장
프로그램 설계

제1절 설계방법

1. 표적집단

(1) 위험집단 중 프로그램의 직접대상이 될 집단으로, 보건프로그램이 구체적인 개입대상으로 삼을 만한 사람들
(2) 표적집단 선정은 여러 가지 조사방법론과 문제집단 구분을 통해 즉각 파악될 수도 있으나, 때로는 자료 없이 문제의 위험집단이 누군가를 추정해 나가야 할 경우도 있다.
(3) 표적집단 선정은 인구학적 정보(대상인구 집단의 구성비율)만으로 추정하기보다는 다른 조사자료들을 이용해 문제집단의 개념을 정하고 그 분포와 규모를 대략적으로 추정

2. 프로그램 계획

1) 프로그램 실시범위

(1) 보건프로그램을 구체적으로 실행하기 위해서는 우선 적절한 실시범위를 수립
(2) 보건프로그램 실시계획을 수립할 때 고려해야 할 여섯 가지
⇨ 누가(who), 언제(when), 어디서(where), 무엇을(what), 왜(why), 어떻게(how) 보건프로그램을 실행하는가를 확인

2) 진행과정 계획

(1) 보건프로그램을 개발하는 과정에 가장 먼저 수행되어야 할 것은 보건프로그램을 개발해야 하는 필요성을 확인하고 분석
(2) 보건프로그램을 효율적으로 개발하기 위해서는 사전에 어떠한 절차를 거쳐야 하는지를 결정하고, 보건프로그램 개발에 참여하는 관련자들의 역할을 분담하고, 필요한 제반자원들을 예측해야 한다.
(3) 보건프로그램 개발의 각 단계마다 필요한 의사결정이 이루어져야 하므로 관련된 담당자들은 개발절차를 함께 공유해야 한다.

3. 중재수준

수준별	내용별
(1) 개인수준 프로그램	(1) 인식 및 의사소통(awareness/communication)
(2) 개인 간(interpersonal) 수준	(2) 선별검사(screening/assessment)
(3) 조직(institutional) 수준	(3) 보건교육(education/lifestyle)
(4) 지역사회(community) 수준	(4) 환경적 지지(environmental support)
(5) 정책(policy) 수준	

4. 프로그램 사례분석

(1) 프로그램 사례분석은 분석하고자 하는 대상프로그램의 장점, 가치, 의미 및 전반적인 상황에 대하여 체계적이며, 과학적이고 주의 깊게 판단하여 조사하는 것
(2) 프로그램 사례분석을 통해 향수 보건프로그램을 위해 대안을 신중하게 선정함으로써 현재의 활동을 개선하기 위한 교훈을 얻고 경험을 축적하는 체계적인 과정
(3) 프로그램 사례분석을 하는 목적
　① 보건프로그램의 목표달성 정도파악
　② 보건프로그램의 개선 및 변화
　③ 보건프로그램의 효과 및 영향파악
　④ 보건프로그램의 장점파악
　⑤ 보건프로그램의 존속 및 폐지결정
　⑥ 보건프로그램 수행의 점검 및 통제
　⑦ 보건프로그램에 대한 홍보

5. 프로그램 내용선정 기준

1) 목적성

　프로그램은 구체적인 목적을 가져야 하고 누구나 그것을 쉽게 이해할 수 있도록 분명히 표현

2) 조직성

　프로그램의 목적을 달성하기 위하여 선정한 내용과 활동, 그리고 이를 전개하거나 추진하는 방법과 절차가 위계적인 체계에 맞추어 구조적으로 잘 조직되어야 한다.

3) 계획성

프로그램 개발과 실행과정에 대한 계획과 준비 정도에 따라 프로그램의 가치가 결정될 정도로 계획성은 중요하다.

4) 통제성

프로그램의 목적을 효과적으로 달성하기 위하여 내용의 선정과 조직, 그리고 운영절차를 통제하면 프로그램의 실용성은 높아진다.

5) 공인성

좋은 프로그램이 되기 위해서는 과학적인 연구조사 활동이 지속적으로 이루어져야 한다.

6) 접근성

프로그램은 클라이언트가 쉽게 찾아갈 수 있는 기관이나 장소, 시간, 실제적이고 실용적인 내용이어야 잠재적 클라이언트의 관심과 접근을 이끌어 내고 다양하게 편성

7) 포괄성

클라이언트의 다양한 요구충족과 문제해결을 위해서는 포괄적인 프로그램을 제공하는 것이 필요하다.

8) 지속성

프로그램 전체과정을 계속적으로 모니터링 하여 각 클라이언트의 요구에 부합되는 서비스를 계속해서 연결해 주어야 한다.

6. 보건프로그램 내용선정 방법

1) 목표중심의 내용선정 방법
  (1) 가장 일반적인 방법 중의 하나
  (2) 보건프로그램의 목적과 목표를 달성하는 데 직접적으로 관련된 내용을 선정하는 방식
  (3) 순서적으로 프로그램 개발의 타당성 확인자료 검토 → 요구사정 내용검토 → 보건프로그램의 목적과 목표확인 → 목적과 목표를 성취하기 위한 아이디어와 프로그램 내용 나열

2) 우선순위에 의한 내용선정 방법

  (1) 보건프로그램 내용선정 기준을 제시하고 각 기준에 가중치를 부여하여 그 합계에 따라 순
      위를 설정하여 내용을 선정하는 방식

  (2) 가장 중요한 것은 내용선정을 위한 기준을 제시하는 것

  (3) 순서

      보건프로그램 개발의 필요성 확인자료 검토 → 요구사정 내용검토 → 목적과 목표를 성
      취하기 위한 내용 나열 → 프로그램의 우선순위 결정을 위한 기준제시 → 제시된 기준에
      가중치 부여 → 가중치 적용하여 총점산출 후 서열화

7. 보건프로그램 내용조직(Sequence)

1) 보건프로그램이 실행될 수 있도록 적절한 방법으로 선정된 내용을 배열

2) 내용의 조직과 체계화를 위한 기준
  (1) 계속성

      활동이 계속해서 반복되도록 구성하며 중요한 내용을 반복적으로 제공함으로써 강화효
      과를 얻을 수 있고 보건프로그램 내용의 종적 조직 원리이다.

  (2) 계열성

      프로그램 내용이 일정한 순서에 따라 조직되어야 하고 점차적으로 깊이와 넓이를 더해
      갈 수 있도록 조직하며 위계성과 상호 관련성이 유기적으로 연결되어 참여자들에게 잘 전
      달될 수 있도록 한다.

3) 조직 순서
  (1) 단순한 것 → 쉬운 것
  (2) 구체적인 것 → 추상적인 것
  (3) 쉬운 것 → 어려운 것
  (4) 이미 알고 있는 것 → 모르는 것
  (5) 가까운 주변으로부터 → 먼 곳
  (6) 총괄적인 것 → 세부적인 것으로 조직

✽ 통합성: 프로그램의 여러 내용들 사이에 상호 관련성이 확보되도록 하는 것

  소주제들을 서로 분리/독립시키기보다는 상호 간에 통합적인 성격이 유지되도록 하는

  것이 중요하며 보건프로그램 내용조직의 횡적 원리이다.

✽ 균형성: 프로그램 내용들 사이에 균형이 유지되어야 하고 내용들 간의 균형과 조화가

  이루어져야 하다

  예) 건강정보 제공 시 일반적인 내용과 적문적인 내용이 균형과 조화롭게 조직되어야

  한다.

✽ 다양성: 프로그램 참여하는 개인마다 가지고 있는 특성, 요구, 흥미, 능력 등이 충분히

  반영될 수 있도록 다양하고 융통성 있는 방법으로 조직하며 통합성, 균형성과 함께 횡

  적 조직의 중요한 원리이다.

8. 세부계획 수립

1) 1단계: 운영계획(안) 점검

지방자치단체의 홈페이지 공지사항을 이용하여 주민들의 의경을 청취하는 방법이 많이 이용된다.

2) 2단계: 실행기반 조성

필요한 인적 및 물적 자원을 정비하고 구축 및 기반 조성으로 먼저 고려해야 할 것은 운영장소와 기자재 확보

3) 3단계: 참가자 모집

보건프로그램을 지역사회에 광범위하게 홍보하고 다양한 매체를 통하여 지역주민들이 보건프로그램에 흥미를 갖고 참여할 수 있도록 유도한다.

4) 4단계: 운영시작

보건프로그램 참가자들과 함께 운영시작을 위한 약간의 이벤트를 준비하는 것이 필요

5) 5단계: 향상활동

보건프로그램에 참여한 대상자 중에서 핵심리더들과 회의를 갖고 보건프로그램 운영에 나타난 문제점들을 파악하고 해결방안을 모색

6) 6단계: 운영체계 내의 의사소통

각 과정마다 모니터링과 의견교환 및 의견수렴을 위한 간담회 운영

9. 평가계획

평가과정은 일반적으로 사전검토, 자료수집, 자료 분석, 결과도출 및 적용으로 구분된다.

1) 제1단계: 사전검토

목표와 목적을 검토한 후 평가의 목적 및 대상을 설정 후 평가기준을 설정하여 적절한 평가 디자인을 결정

2) 제2단계: 자료수집

다양한 자료원이 있기 때문에 우선 사용할 자료원 확인·조사를 실시할 경우 우선 예비조사를 거쳐 측정할 변수를 명확히 설정하고 변수에 적합한 측정방법을 선정하되 신뢰도와 타당도가 확보

3) 제3단계: 자료분석

평가의 목적 및 기준, 변수 및 측정방법의 유형, 자료의 신뢰와 타당도 고려

4) 제4단계: 결과도출 및 적용

(1) 자료분석 결과로부터 보건프로그램 평가의 결과를 도출하고 다른 유사한 보건프로그램 수행기관 및 재원조달 기관에 보고하는 단계

(2) 보건프로그램 평가의 결과에는 실제 보건프로그램에 반영되어야 하는데 추후 보건프로그램 기획 이전에 평가결과를 활용하는 것이 중요

10. 설계적용

1) 중재전략개발

문제를 확인하고 문제해결을 위한 목적과 목표를 설정한 후에 해야 될 일은 설정한 목표로 달성할 구체적 보건프로그램을 설계한다. 프로그램 전략 개발 시에는 전략의 효과를 객관적으로 평가한 후 채택 여부를 결정한다. 국내외 문헌과 데이터베이스, 전문가 의견을 참조하여 전략의 효과가 객관적으로 평가된 전략을 채택하도록 노력한다.

(1) 전략의 기본개념

건강에 관련된 목표나 목적을 효과적·효율적으로 달성하기 위한 활동

(2) 사회생태학적 모형에 따른 전략의 유형

개인적 차원, 개인 간 차원, 조직 및 지역사회 차원, 정책개발 차원으로 분류

① 개인적 차원에서의 전략

　㉠ 개인이 가지고 있는 지식, 믿음, 태도, 가치 등을 변화시키기 위한 교육, 상담, 유인 또는 강화(incentive or reinforcement) 제공 등의 전략 사용

　㉡ 교육 및 홍보(시청각 교재, 인쇄물, 정보기술, 보건교육 방법 등을 활용)

　㉢ 행태개선: 기술교육, 상담, 프로그램의 활용

　㉣ 유인(incentive)과 불이익(disincentive)의 제공

② 개인 간 차원에서의 전략

　㉠ 개인 간의 관계망인 사회적 네트워크(social network)와 관련 있다.

　㉡ 네트워크의 활용: 사람과 사람 간의 지지활용

　㉢ 새로운 네트워크 개발: mentoring(후견인 제도), 짝짓기, 동아리 활용

③ 조직적 차원: 조직문화 변화를 위한 규범이나 전통의 변화 모색-의사결정권자의 의사결정이 선행되어야 한다.

④ 지역사회/정책차원의 전략

　㉠ 이벤트, 홍보, 사회 마케팅 등이 포함된다.

　㉡ 보건정책 강화전략: 지역의 법령, 정책, 규정 등을 개정함으로써 주민의 건강을 유지/향상시킬 수 있도록 하는 방법

　㉢ 서비스 이용의 제약을 감소시키는 방법: 서비스 이용에 따르는 제약을 감소시켜 서비스 이용을 촉진하고 건강을 향상시킨다.

ⓔ 지역사회 조직 및 개발: 지역주민들이 지역사회 공동문제와 목적을 파악하고, 자원을
동원하며 집단의 목표달성을 위한 계획수립 및 실천을 통하여 지역사회를 활성화시
키는 과정으로 이러한 과정을 통하여 주민의 건강과 삶의 질을 향상시킬 수 있다.
ⓜ 사회활동: 지지집단, 동아리 조직, 건강축제 등

(3) 건강증진 차원에서의 선략유형

① 교육전략: 건강에 대한 이해도를 높이고 건강생활 행태의 실천을 유도하기 위한 교육

② 정책 및 제도개발 전략: 보건사업을 추진하기 위한 법적인 장치마련 전략

③ 지지적인 환경구축 전략: 정부와 지방자치단체의 환경정비를 통한 건강의 장을 마련하
여 개인적인 건강뿐 아니라 지역사회의 건강을 증진시키는 전략

(4) 전략개발의 단계 – 시장의 세분화

① 표적집단 선정

② 표적집단 문제의 원인 확인

③ 가능한 전략 취합 및 선정

④ 포지셔닝(positioning: 실시하려는 보건사업이 얼마나 중요하고 효과적인 것인지 인식
시키고 차별화된 위치를 차지하도록 이미지를 형성)

(5) 전략의 우선순위 판단기준(배상수, 2008)

① 효과의 크기

② 효과의 즉시성

③ 효과의 지속시간

④ 시너지 효과

⑤ 예상치 못한 부작용

⑥ 전략실행에 기술적 난이도

⑦ 지역사회나 대상자의 반응

(6) 맞춤형 전략개발

① 전략이 목표달성에 도움이 되려면 해결하고자 하는 건강문제의 원인과 전략과 인과관
계가 있어야 한다.

② 술, 운동부족 등 건강행태 변화를 위한 접근에 지식전달 위주의 보건교육을 치중하는
경향이 있으나 그 효과는 확실하지는 않다.

③ 대상자의 건강문제의 원인을 철저히 분석하여 대상자에게 적합한 맞춤식 전략을 채택
하여야 한다.

④ 동질한 특성으로 분류된 표적집단을 선정하여 그 집단의 특성에 맞는 서비스를 제공하려는 노력도 맞춤형 전략개발에 해당한다.

2) 자원/서비스개발

(1) 보건프로그램 실행에 대한 계획이 완료되면 보건교육사는 잠재적 클라이언트의 참여를 유도하는 데 관심을 기울여야 한다.

(2) 실행에서 가장 필요한 요소는 서비스를 이용할 클라이언트를 확보하는 것이고 클라이언트에게 서비스를 이용하도록 제공해 주고, 이들로부터 서비스에 대한 반응을 알아보는 것은 조직관리에서 매우 중요하다.

(3) 보건프로그램 마케팅은 보건프로그램을 잠재적 클라이언트에게 가장 효과적으로 제공할 수 있는 방법에 대한 연구, 분석, 판단하는 모든 활동

(4) 프로그램 실행에 필요한 예산과 자원의 확보방안 마련

    ① 예산확보 방안

    ② 인력확보 계획: 직종별, 자격별, 전임/비전임 등

    ③ 인력교육 및 훈련방안

    ④ 장비/시설 확보방안: 활동별로 필요한 시설 및 장비의 종류파악

3) 프로그램 실행계획의 수립

(1) 실행계획

기획한 전략들을 구체적으로 실현하기 위한 계획으로 목표설정, 업무내용과 구성원의 역할, 기간별 업무내용 등에 대한 구체적이고 세분화된 계획

(2) 실행계획의 필요성

업무의 순서 및 우선순위 파악이 가능하며, 단계별 업무를 파악하게 함으로써 진행자들의 간의 상호 이해가 가능하도록 하여 효과적인 프로그램 운영과 관리가 가능

(3) 실행계획의 구성요소

    ① 참가자: 참가자에 대한 적절한 이해가 필요하고 참가자의 배치와 편성에 있어 신중한 배려가 필요하다.

    ② 실행주체: 실행주체가 지향하고자 하는 의도가 무엇인가를 성확하게 파악하고 이것을 보건프로그램에 반영하도록 한다.

    ③ 활동내용: 활동내용을 선택하고 편성하는 데 있어서 유의해야 할 사항으로 첫째, 활동

내용을 선택하여 세분화, 둘째, 활동내용을 실시방법 및 장비 등과 관련시켜서 선정하고 편성, 셋째, 내용을 활동의 연속성 및 발전성을 고려하여 선택하고 편성

(4) 실행방법

적절하게 선택되고 편성된 실시방법은 단순히 보건프로그램 내용의 이해를 쉽고 효과적으로 만들어 줄 뿐만 아니라 참여활농에 변화를 가져오기도 하고 집단의 분위기를 조성해 주는 등 여러 가지의 교육적 효과를 준다.

(5) 장비

활동효과를 높이기 위해서는 적절한 지도매체의 선택은 매우 중요하며 관련 장비 선정에 첫째, 활동목표, 주제, 내용, 방법에 대한 적절성을 검토, 둘째, 참가자의 경험 및 기술수준을 파악, 셋째, 장비에 대한 지도자의 이해도 및 수련도 파악, 넷째, 지역성 및 참가자의 일상생활과의 긴밀성 등을 고려한다.

(6) 실행기간

보건프로그램의 편성에 영향을 미치는 시간요소는 보건프로그램의 실행시기, 시간대, 총 시간 수

(7) 장소

보건프로그램의 목적을 원만하게 달성할 수 있는 장소인지, 그리고 참가자의 성향, 행동양식 등과 같은 비언어적 행동의 변화는 활동환경의 분위기에 영향을 받기 때문에 활동환경이 긍정적으로 적용될 수 있느냐에 대한 검토 필요

(8) 담당자

자격 있는 유능한 담당자를 배치하는 일은 보건프로그램의 효과성을 높이기 위한 최우선 과제

(9) 예산

① 보건프로그램의 총예산을 인건비, 관리비, 기자재 구입비, 운영비, 수용비, 사업비 등의 항목을 나누어 각 항목의 산출근거를 구체적으로 제시

② 예산 항목별 자금조달 계획을 알 수 있도록 산출근거를 구체적으로 제시

(10) 평가계획

보건프로그램의 효과를 평가하기 위해서는 각 단계의 유의사항 및 평가의 대상, 주체, 시기, 방법 등을 보건프로그램을 편성할 때에 미리 구성

4) 프로그램 채택

(1) 건강문제를 확인하고 목표를 설정한 뒤 문제해결을 위한 여러 대안 아이디어 창출

(2) 모든 대안들을 비교/검토하는 포괄적 방법과 각 하위목적별/서비스별 대안을 창출하여
아이디어를 비교하는 제한적-합리적 대안선택 방법을 이용할 수 있다.

(3) 제한적-합리적 대안선택 방법: 하위목적별로 비현실적인 대안이나 수용 불가능한 대안을
제거해 가면서 남은 대안들을 중심으로 우선순위 비교검토, 비현실적이거나 수용 불가능
한 조건은 정치적·윤리적·실행 적 차원 또는 예산부족 등의 문제로 채택 불가능한 대안

(4) 서비스별로 정해진 대안들을 전체 목적 차원에서 그 상대적 중요성이 검토된다.

(5) 이후 예산을 고려하여 대안들의 최적조합을 구하고, 거대한 하나의 보건프로그램을 만드
는 작업을 수행

(6) 창의적인 대안개발 방법으로 브레인스토밍 등을 이용 가능

(7) 다른 국가, 지역사회, 기관 등이 비슷한 문제에 어떻게 대처했는가의 경험을 관찰하여 대
안 설정 가능

(8) 관련문제에 대한 이해관계자들의 의견을 들어 대안의 범위와 방향을 잡는 것도 필요하다.

5) 프로그램 확산전략

(1) 홍보활동은 일반대중에게 보건프로그램에 관한 다양한 정보를 제공할 뿐만 아니라 보건
프로그램의 지속적인 운영을 위해 필요한 외부의 여론이나 태도를 호의적으로 형성하는
데 도움을 준다.

(2) 보건커뮤니케이션(health communication)
개인의 보건행동 변화를 설득시키기 위한 목적으로 대중매체를 통해 가능한 많은 인구
에게 건강메시지 전달

(3) 미디어 옹호활동(media advocacy)
정치적인 목적이 강하고 제도와 법규 등에 영향을 끼쳐 사회·환경적인 변화를 유도하
여 개인의 행동변화에 영향을 미치려는 노력

(4) 조직이 마케팅을 활용하는 것은 보건프로그램에 대한 자세한 정보를 클라이언트에게 알
려 참여를 유도하고 보건프로그램을 새롭게 개신하기 위함이다.

(5) 보건프로그램 마케팅 방법
① 인쇄물 및 현수막: 가장 흔히 사용되는 방법, 인쇄물에는 팸플릿, 소책자, 전단지 등이
일반적이다.

② 우편물: 대상자가 명확할 경우 매우 효과적, 주소와 이름이 명확해야 하므로, 기존 프로그램 이용자나 관련된 대상자로 한정된다.

③ 전화: 이용 가능성이 높은 집단을 사전에 선별하여 홍보할 때 사용, 반복설명으로 인해 시간에 비해 실적이 저조하고 담당자를 소진시킬 가능성 있다. 어느 정도 관심 있는 잠재적 클라이언트에게는 보다 많은 관심을 불러일으킨다.

④ 신문 및 잡지: 비용을 지불하는 광고와 관련기사를 게재하는 간접 홍보방법이 있다. 광고의 경우 많은 비용이 소요된다.

⑤ 방송매체: 방송매체의 이용은 사람들의 기억에 오랫동안 머물기 때문에 관심 있는 사람들의 참여를 증진하나, 단점으로는 반복청취가 어렵고 비용이 많이 소요된다.

⑥ 인터넷 활용: 기관의 인터넷 홈페이지 또는 팝업창을 만들어 홍보, 인터넷 접근이 어렵거나 사용이 익숙하지 않은 집단에게는 도움이 되지 않는다.

6) 관리체계 수립

보건프로그램이 계획대로 잘 실행되고 있는지, 그리고 예상하지 못한 상황들이 발생했을 때에 그 해결을 위한 합리적인 조치를 모색하면서도 계속적으로 실행해야 하고, 보건프로그램을 효과적, 효율적으로 운영하기 위해서는 모든 사용 가능한 관리기법을 활용한다. 프로그램 관리의 기법은 다음과 같다.

(1) **목표달성에 대한 관리기법**

보건프로그램의 기획과정에서 설정한 목적 및 목표의 달성이 어느 정도 이루어지고 있으며 그 목적과 목표달성의 영향을 미치는 요인들이 무엇인지를 파악하여 적절한 조치를 취하기 위한 기법

(2) **문제발견 및 예측에 대한 관리기법**

5W1H 체크리스트 기법은 보건프로그램의 실행주체, 실행목적, 실행내용, 실행방법, 실행시기 및 기간, 실행 장소 및 여건 등의 여섯 관점에서 보건프로그램의 실행과정을 체크하여 문제점이나 미비점을 발견 또는 예방하기 위한 기법

(3) **진행에 대한 관리기법**

① 보건프로그램의 진행 상황검토와 보고 및 보건프로그램의 완결을 위한 구체적인 실행계획이 마련되어야 한다.

② 실행계획은 보건프로그램이 활동적이고 능률적으로 운영되도록 하는 데 도움을 준다.

◆ **요약정리** ◆

1. 보건프로그램을 실행한다는 것은 보건프로그램의 목적과 목표를 달성하기 위해서 계획된 내용을 실제로 수행하는 것을 말한다. 보건프로그램 실행은 이미 작성된 계획에 따라 실제의 활동을 전개하는 과정으로 보건프로그램 개발과정 가운데 핵심적인 단계에 해당된다.

2. 광의 의미의 보건프로그램 실행은 계획된 프로그램을 실행할 수 있는 운영조직을 편성하는 것에서부터 참가자를 모집하기 위한 홍보, 선정된 활동내용의 실행, 활동결과의 정리, 실행 후의 평가, 평가결과의 작성까지를 포함한다. 협의 의미의 보건프로그램 실행은 보건프로그램의 활동이 직접 전개되는 과정을 의미한다.

3. 보건프로그램을 효율적으로 실행하기 위해서는 자발성, 사회화, 통합성, 직판, 목적 등을 고려해야 한다. 참가자들이 자발적으로 보건프로그램 활동에 적극 동참하도록 해야 한다. 참가자들이 경험한 내용을 실제 사회생활과 관련지어 구체화하고 적절하게 재구성함으로써 자기가 속하는 사회에 참여하여 적극적인 활동을 할 수 있도록 지도하는 것이 중요하다. 통합성의 원리는 보건프로그램의 활동을 통합적인 전체로 운영해야 한다는 원리이다. 직관의 원리는 참가자들로 하여금 구체적인 상황에서 실제적인 경험을 하도록 함으로써 행동변화를 증대시켜야 한다는 것을 말한다. 활동은 참여자들로 하여금 설정된 목적과 목표를 효율적으로 달성하도록 돕는 과정이다.

4. 보건프로그램 실행계획을 수립할 때 고려해야 할 여섯 가지 내용은 첫째, 누가 보건프로그램을 실행하는가? 둘째, 언제 보건프로그램을 실행하는가? 셋째, 어디서 보건프로그램을 실행하는가? 넷째, 무엇을 실행하는가? 다섯째, 왜 보건프로그램을 실행하는가? 여섯째, 어떻게 보건프로그램이 실행되는가?

5. 보건프로그램에 클라이언트의 참여를 유도하기 위해 여러 방안을 추진하게 되는데, 이런 활동을 프로그램 마케팅이라 한다. 보건프로그램 마케팅은 보건프로그램을 잠재적 클라이언트에게 가장 효과적으로 제공할 수 있는 방법에 대해 연구, 분석, 판단하는 모든 활동을 말한다.

6. 보건프로그램을 홍보하는 데 가장 흔히 사용되는 방법의 하나가 인쇄물과 현수막이다. 우편물을 대상자가 명확할 경우 매우 효과적일 수 있다. 전화는 이용 가능성이 높은 집단을 사전에 신별해서 홍보할 때 주로 사용된다. 비용을 지불하고 신문이나 잡지의 광고란을 이용하는 방법과 관련기사를 게재하여 간접적으로 홍보하는 방법이 있다. 방송매체는 라디오나 텔레비전이 대표적인데, 최근에는 각 지역의 유선 및

케이블 방송도 많이 활용되고 있다. 기관의 인터넷 홈페이지를 활용하여 보건프로그램을 마케팅 하는 방법으로 게시판 또는 별도의 팝업 창을 만들어서 내용을 알리게 된다.

7. 5W1H 체크리스트 기법은 보건프로그램의 실행주체, 실행목적, 실행내용, 실행방법, 실행시간 및 기간, 실행 장소 및 여건 등의 여섯 관점에서 보건프로그램의 실행과정을 체크하여 문제점이나 미비점을 발견 또는 예방하기 위한 기법이다.

8. 기획은 행동을 하기 전에 무엇을 어떻게 해야 하는지를 결정하는 것이고 미래를 예측하는 것이다. 기획은 계획을 작성하는 과정이며, 계획은 기획을 통해 산출된 결과이다. 개인 수준에서 보면 기획은 단순히 문제를 해결하는 과정이고, 조직 수준에서는 기획을 관리기능의 단계로 이해한다. 국가 수준에서는 기획을 사회변화나 국가의 발전을 위한 중요한 수단으로 인식한다.

9. 기획과 유사하게 많이 사용되는 용어는 모형, 정책, 예측, 체제분석 등이 있다. 모형은 실제현상을 추상적으로 그려 보는 것으로 이론을 바탕으로 도출한 예측의 도구로 정책 및 계획수립에 중요한 수단으로 활용된다. 정책은 일종의 상비계획이라고 할 수 있으며 장래의 의사결정에 일반적인 지침이 되는 것이다. 예측은 장래를 예측하는 활동으로 기획에서 가장 중요한 기초이다. 체제분석은 문제를 분석하고 목표와 대안을 모색하여 각각의 예상되는 결과를 비교 평가하여 의사결정을 돕는 기법이다.

10. 기획은 특정목표를 달성하기 위하여 누가, 언제, 어떤 방법으로, 어느 정도의 예산으로, 어떤 활동을 할 것인가를 결정하는 것이다. 기획은 과거의 경험과 현실분석을 바탕으로 장래에 수행해야 할 행동방안을 찾는 것이다. 불확실한 미래를 대상으로 하기 때문에 과학적 근거에 따른 예측과 판단이 필요하다. 기획은 자료의 수집과 체계적이고 종합적인 분석 등 합리적인 과정을 통하여 희망하는 목표를 효율적으로 달성할 수 있는 수단을 제시하려는 활동이다.

11. 기획과정은 문제중심 과정과 목적중심 과정으로 나눌 수 있다. 문제중심 과정은 당면한 현재문제를 효율적인 방법으로 해결하기 위한 기획과정으로 새로운 체계를 찾기보다는 문제해결 방법을 중요하게 생각한다. 이와 달리 목적중심 과정은 목적을 달성하기 위해서 새로운 체계를 기획하는 것으로 이전과는 완전히 다른 체계가 가능하다.

12. 보건프로그램 개발과정에서 기획과 설계단계에는 문제분석, 요구조사, 목적 및 목표설정, 중재방법 선택 등의 내용이 포함된다. 설계를 기획과 동일한 의미로 사용하

는 경우도 있지만, 설계는 기획과정의 한 요소로 구체적 보건프로그램의 내용과 중재방법을 계획하는 것이다. 보건프로그램의 기획은 설계를 포함하여 보건프로그램 개발 전체과정의 첫 번째 단계에 해당된다.

13. 보건프로그램 기획을 위한 사전조사에는 현황, 문제이슈 등이 무엇이며 이와 관련된 클라이언트의 불편과 문제의 정도에 관한 포괄적인 정보를 수집해야 한다. 보건프로그램 기획단계 이전에 새로운 보건프로그램의 실행으로 요구되는 인력의 수급에 관한 정보와 조직 내 가동할 수 있는 재원의 정도를 파악할 필요가 있다.

14. PRECEDE-PROCEED 모형은 건강과 건강행동에 영향을 미치는 다양한 변수들의 상호 작용을 보여 준다. 보건교육 프로그램 계획은 가장 먼저 계획 대상자들이 현재 누리고 있는 삶의 질에 대한 쟁점이 무엇인가를 고려한다. 파악할 내용은 빈곤, 안정, 범죄, 인구밀도, 차별, 행복감, 적대감, 불법성, 자존감, 실업, 안녕 등이 있다. 역학적 진단은 1단계에서 관찰한 사회적 지표에 관련된 건강문제나 건강지표를 관찰한다. 행동 및 환경적 진단은 2단계에서 관찰한 건강문제와 관련이 있는 행동적 요인과 환경적 요인을 관찰하는 과정이다. 생활행동과 환경은 상호 영향을 미치며, 건강뿐 아니라 삶의 질에도 직접적인 관련성을 가질 수 있다. 행동요인은 순응, 소비행태, 극복, 스스로 돌보기, 이용행태, 예방행태 등의 빈도, 지속성, 질과 범위를 포함한다. 환경요인은 물리적, 경제적, 사회적 인자들의 접근성 형평성, 가능성 등을 포함한다.

15. 성향요인에는 지식, 태도, 믿음, 가치, 인지된 필요, 능력 등이 있다. 촉진요인은 지역자원의 접근성, 활용가능성과 행태나 환경을 변화시킬 수 있는 새로운 기술 등을 의미한다. 강화요인으로는 사회적 이익, 물리적 이익, 경제적 이익 같은 긍정적 요인과 벌금이나 벌칙과 같은 부정적 요인이 있다.

16. Dignan과 Carr은 보건교육 프로그램의 기획과정을 지역사회 분석, 지역사회 진단, 보건교육 프로그램 초점의 확립, 대상자 분석, 보건교육 프로그램 계획개발, 실행, 여기 등의 7단계로 제시하고, 이들을 하나의 순환적 과정으로 보았다. 이 모형은 보건교육 프로그램의 초점을 개인, 집단, 지역사회로 구분하였으며, 대상자의 분석을 행동적 측면, 교육적 측면, 집단과정으로 구분하였다.

17. PATCH 모형은 1980년대 미국의 질병관리센터가 개발한 것으로 여러 지역사회에서 건강증진 및 질병예방 프로그램의 계획 및 수행에 사용되고 있다. PATCH 모형에서는 지역사회 단위에서 건강증진을 위한 실무 팀을 구성하고 이들이 지역의 자료수집과 활용, 건강문제의 우선순위 설정, 중재계획, 효과평가 등을 할 수 있도록 돕는다. PATCH 모형은 지역사회 건강문제의 우선순위를 확인하는 데 사용될 수 있고 우선순위가 결정된 건강문제의 목표선정에도 사용될 수가 있다. 또한, 노인인구 등 특정인구 집단의 보건요구도 측정 등에도 활용될 수 있는 과정이다.

18. MATCH 모형은 질병예방을 위한 행동과 환경요인이 알려져 있고, 우선순위가 정해져 있을 때에 적용할 수 있다. 즉, 요구에 대한 충분한 자료가 있고 보건교육 프로그램의 핵심과제 또는 대상인구의 주요 건강문제에 대한 접근방향이 정해진 상태에서 시작된다. 이 모형의 가장 큰 장점은 중재전략을 생태학적인 여러 수준으로 나누어 다양한 접근법을 채택한다는 것이다.

19. MAPP은 지역사회 건강증진을 위한 접근방법이다. 지역사회의 건강과 삶의 질을 개선하기 위하여 지역사회 전체를 대상으로 기획을 실시한다. 전략적 기획을 활용한다. 지역사회 현황은 4가지 평가(지역의 건강수준 평가, 지역사회의 관심과 장점, 지역보건체계의 평가, 건강문제와 해결능력에 영향을 미치는 환경의 변화)를 활용한다. 사업의 우선순위 결정은 PATCH의 기준 등을 활용한다.

◈ 주관식 문제 ◈

1. 기획과정을 문제중심과 목적중심으로 비교하시오.

　☞ 해답

문제중심	목적중심
점진적	혁신적
새로운 체계는 고려 안 함.	완전히 새로운 체계고려
대안강조	정책강조
방법론 중요시	새로운 통찰력 중요시
체계의 수용성, 효율성, 가능성 중요	효과, 삶의 질 중요
비용중심	변화시킬 수 있는 방법모색

2. 보건사업의 우선순위를 정하는 기준은?

　☞ 해답

① 선택되는 영역은 인구전체 혹은 특정집단 내에서 조기사망 또는 피할 수 있는 불건강의 주요 원인일 것

② 불건강으로 인한 고통이나 조기사망에 명백한 불평등이 있을 것

③ 건강향상의 기회를 제공하기 위해서 효과적인 개입이 가능할 것

④ 보건문제는 다수에게 영향을 미치게 되므로 이해당사자들의 절대다수가 동의할 수 있는 사업일 것

3. 기획단계를 설명하시오.

　☞ 해답

프로그램 관련 논리영역과 절차를 개발하고 과업, 목적, 목표를 설정하며, 중재전략과 평가를 기획하는 단계이다. 수행단계는 지식, 태도, 기술, 행동의 변화를 가져오기 위해 고안된 학습활동과 서비스 등 기획단계에서 계획한 모든 활동을 실행에 옮기는 과정이다. 평가단계는 프로그램에 투입된 모든 요소들이 원래 기획한 대로 실시되었는지, 이 요인들에 의해 효과적인 산출을 얻게 되었는지 결정하는 과정이다.

4. 실행계획의 정의는?

☞ 해답

기획된 계획에 대한 (목표설정), 업무내용과 (구성원의 역할), (기간별) 업무내용 등에 대한 구체적이고 세분화된 계획

5. 실행계획의 필요성은?

☞ 해답

① 다른 사업진행자들 간의 상호 이해 가능

② 업무의 순서 및 우선순위 파악 가능

③ 단계에 따른 업무파악

④ 효과적인 프로그램의 운영과 관리

6. 미션 진술이란 무엇을 의미하며 왜 중요한가? 비전 진술과 차이점은 무엇인가?

☞ 해답

① 미션 진술: 조직의 핵심가치와 존재이유를 사업의 목적이나 일반적인 초점에 맞추어 진술함으로써 보건프로그램의 현재시점에서의 관심을 언급할 뿐만 아니라, 그 내면에 있는 철학까지도 반영. 보건프로그램의 전체 윤곽을 제공해 주고 목적과 목표 개발에 가장 유용한 지침

② 미션이 사업의 현재방향을 제시, 비전은 미래에 대한 프로그램의 큰 틀, 비전 진술은 주로 각 기관들이 미래전략을 정의하고 방향을 제시하는 기획과정의 일부

7. 목적과 목표의 차이는 무엇인가?

☞ 해답

① 목적은 행위의 노력이 향하는 미래의 사건이다(포괄적).

② 목표는 목적을 이루는 구체적인 행동 단계이다(세부적).

목적(Goal)	목표(Objective)
① 정신적, 철학적	① 구체적
② 장기적	② 단기적
③ 직접관리나 평가대상이 안 됨.	③ 관리나 평가의 대상(목표관리)
④ 거의 바뀌지 않음.	④ 사업진행에 따라 바뀔 수 있음.
⑤ 사업의 궁극적 방향, 성취, 목표	⑤ 사업의 영향, 효과에 대한 상세기술

8. 프로그램 목적과 목표는 왜 필요한가?

☞ 해답

프로그램의 기획과 발전방향, 평가기준에 토대를 제공

9. 목표수준 결정방법(미국의 healthy people 2010)을 논하시오.

☞ 해답

① 최고보다 더 나은 목표설정(better than the best): 둘 이상의 인구집단에 대하여 정보가 존재할 때, 하위집단의 기준치 중 가장 놓은 기준치보다 더 높은 수준으로 목표설정

② 최고 중의 최고 목표설정 일종의 벤치마킹(best of the best)

③ 비율의 감소 또는 증가 목표설정(percent improvement): 자료가 부족하여 최고보다 더 나은 목표설정 적용이 불가능한 경우 몇%를 증가 혹은 감소하겠다는 식으로 목표제시

④ 완벽형 목표설정(total coverage or total elimination): 100% 또는 0%로 목표설정

⑤ 차용형 목표설정(consistent with): 다른 나라 프로그램의 목표와 동일하게 하거나 차용하는 경우의 목표설정 방법

⑥ 현상유지 목표설정(retain year 2000 target): 현실성을 지니고 있는 목표는 현상유지 가능

⑦ 특성이 비슷한 지역과 유사한 수준으로 목표설정(peer communities): 연령, 인구규모, 소득수준, 인구밀도 등 특성이 비슷한 이웃 지역과 비교하여 유사한 수준으로 목표설정

10. 투입-산출에 따른 목표의 종류는?

☞ 해답

투입목표, 산출목표, 결과목표

11. 인과관계에 따른 목표설정은 건강수준의 향상을 위해 (   )과 (   )의 변화가 요구된다.

☞ 해답

기여요인, 건강 결정요인(위험요인)

12. 인과관계에 따른 목표의 종류는?

☞ 해답

결과목표, 영향목표, 과정목표

13. 건강증진의 최종목적에 도달하는 데 필요한 변화를 측정하기 위한 목표는?

☞ 해답

장기목표

14. 건강증진활동 및 투입과 산출의 적정성을 평가하기 위한 목표는?

☞ 해답

과정목표

15. 목표의 여러 수준에는 어떤 것들이 있으며, 목표의 위계가 필요한 이유는 무엇 때문인가?

☞ 해답

① 과정목표, 학습목표(인지, 지식, 태도, 기술), 행위목표, 환경목표(영향), 결과목표, 소요
기간에 따른 목표, 발달목표

② 목표-활동-결과 사이에는 논리적 적합성이 있어야 하며, 이를 명확히 하기 위하여 위계화
가 필요하다.

16. 목표의 구성요소에는 어떤 것들이 있나?

☞ 해답

① 성과의 진술(무엇)

② 성과의 관찰조건(언제)

③ 성과의 성취수준(얼마나)

④ 선별대상 인구집단(누구)

17. SMART 목표의 특성은 무엇인가?

☞ 해답

① 구체성(specific): 목표는 구체적으로 기술

② 측정가능성(measurable): 목표는 측정 가능

③ 실현가능성(aggressive & achievable): 목표는 성취 가능, 현실적인 것

④ 관련성(relevant): 사업목적 및 문제해결과 직접관련성, 건강문제와의 인과관계

⑤ 목적달성 시기(time limited): 목표달성의 기한, 시점을 밝혀야 한다.

18. 우리나라 국민건강증진 2010 중간평가를 하게 된 동기 2가지를 제시하고 목적과 목표를
    제시해 보시오.
    ☞ 해답
    ① 사업여건의 변화(담배에 부과되는 국민건강증진 부담금의 인상)
    ② 국민건강증진사업에 대한 수요가 증가(고령화와 질병구조의 만성화 급속)
        • 목적 '건강잠재력 강화', '질병과 조기사망감소', '인구집단 간 건강격차 완화'
        • 목표 '건강수명 연장과 건강형평성 확보'

19. 전략의 우선순위 결정기준은?
    ☞ 해답
    ① 효과의 크기: 일반적으로 효과의 크기가 큰 것은 우선순위를 높고, 크기가 작은 것은 우선
      순위가 낮다.
    ② 효과의 즉시성: 할인율을 고려할 때 사업효과가 늦게 나타나는 전략은 즉시 나타나는 전략
      에 비해 효과가 동일하더라도 우선순위가 낮아져야 한다.
    ③ 효과의 지속기간: 이벤트 같은 전략은 효과가 반짝 나타났다가 시간이 지나면 급속히 사라
      져 버린다. 이런 전략은 효과가 꾸준하게 지속되는 전략에 비해 우선순위가 낮다.
    ④ 시너지 효과: 다른 전략이나 사업에 시너지 효과를 줄 수 있는 전략이 더욱 가치가 크다.
    ⑤ 예상하지 않은 부작용: 많은 전략이 기획가가 의도하지 않은 부작용을 낳는다. 따라서 전
      략을 선정할 때에는 대상전략이 예기치 않은 부작용은 없을 것인지 심사숙고하여야 한다.
    ⑥ 전략의 실행에 필요한 자원의 양: 같은 효과를 거두기 위해 자원이 많이 필요한 전략은 그
      렇지 않은 전략보다 우선순위가 낮다.
    ⑦ 전략실행의 기술적 난이도: 기술적 난이도가 높은 전략이 우선순위가 낮다.
    ⑧ 지역사회나 대상자의 반응: 지역사회나 대상자의 호응이 좋은 전략이 있는가 하면 그렇지
      않은 전략도 있다. 기획가는 사업대상이 선호하는 전략을 우선시하는 것이 옳다.

20. 실행계획 수립 시 작성목적은?
    ☞ 해답
    ① 보건프로그램 참여자들간 협의 및 상호 이해
    ② 단계별, 구체적 업무를 성공적으로 추진하기 위한 방안모색
    ③ 업무순서 및 우선순위 반영
    ④ 전체 프로그램 수행기간 예측 및 지연 시 원인분석
    ⑤ 업무수행을 위한 자원의 적정배분
    ⑥ 정확한 비용계산

제10장
프로그램 평가의 이해

제1절 보건프로그램 평가의 개념, 목적

1. 보건프로그램 평가의 개념

보건프로그램 평가는 "건강을 유지·증진시키기 위해 시역사회에 어떤 보건프로그램을 계획하여 실시하고, 그 효과가 미리 설정한 목표에 어느 정도 달성되었는지 측정하고, 다음 계획에 유용하게 사용하기 위해 설정된 목표와의 효율성과 적합성을 실제적으로 검토하는 과정"을 의미한다. 미국의 보건학자 Green(1986)은 "평가란 관심 있는 사건을 미리 정한 기준과 비교하는 것"이라고 정의하였고, 평가요소를 다음의 세 가지로 보았다. 우선 평가 시 평가하고자 하는 관심사항이 있어야 하고, 프로그램의 성과를 판단하기 위해서 도달하여야 할 목표치 혹은 상대적 기준이 있어야 하며, 마지막으로 얻어진 결과를 사전에 정한 기준과 비교할 수 있어야 한다고 하였다.

WHO는 "평가란 보다 바람직한 미래를 위해 항목을 주의 깊게 선택함으로써 현재 활동을 개선하거나 더 나은 기획을 실시하기 위해 경험에서 체계적으로 배우고, 그 배운 교훈을 사용하는 방법"이라고 하였다. 또한 평가를 실시하는 이유는 성과를 확인하고, 장점과 약점을 규명하며, 진행을 측정하고, 노력이 효과적인지를 확인하여, 개선 정도를 모니터하고, 기획을 개선하기 위해서이다. 따라서 평가란 단순히 프로그램에 대한 효과를 측정하는 것이 아니라 평가하고자 하는 대상의 장점, 가치, 의미 및 전반적인 상황에 대하여 체계적이며, 과학적이고 주의 깊게 판단하여 조사하는 것을 의미한다.

평가가 실시될 경우에는 명확한 목적을 설정하고 객관적으로 실시되어야 하며 측정하는 기준이 명시되어야 한다. 또한 평가는 계획에 관련된 사람, 프로그램에 참여한 사람, 평가에 영향을 받게 될 사람에 의해서 지속적으로 실시되어야 하고, 그 결과가 프로그램의 향상과 성장을 위하여 환류 되어야 하고 평가방법과 평가결과 보고서는 누구든지 알 수 있게 쉽게 사용되도록 마련되어야 한다.

2. 보건프로그램 평가의 목적

프로그램 평가의 목적을 일반적인 목적과 이해집단별 목적으로 나누어 살펴보면 다음과 같다.

1) 일반적 평가목적

(1) 보건프로그램의 목적달성 정도확인

프로그램이 추구하는 목적이 어느 정도 달성되었는가를 파악하는 일에 중점을 두는 것이다. 어떤 프로그램의 경우에도 추구하는 목적이나 의도성이 있고 평가자체가 합리적이고 체계적인 활동이기 때문에 그 목적이 어느 정도 달성되고 있는지를 확인하고 파악하는 일이 필수적이다.

(2) 보건프로그램의 가치 및 장점파악

보건프로그램이 가지고 있는 장점을 파악하고 판단하며 보건프로그램으로 인하여 나타나거나 성취된 가치를 사정하고 판단한다. 또한 보건프로그램이 지속 및 확대되기 위하여 해당 보건프로그램이 어떤 가치와 장점을 가지고 있는지를 확인하고 평가하는 것이 필요하다.

(3) 보건프로그램의 효과 및 영향파악

보건프로그램의 수행 후 나타나는 효과나 영향을 사정 및 판단하는 일에 초점을 두는 것이다. 프로그램 실시로 인하여 발생한 변화를 측정 및 사정해야만 이를 바탕으로 프로그램을 정당화 및 타당화할 수 있고, 프로그램을 지지하거나 인정할 수 있게 되며, 프로그램에 대한 의사결정을 내릴 수 있기 때문이다.

(4) 보건프로그램의 의사결정 보조

보건프로그램의 존속 및 폐지, 개선, 대안탐색 등의 선택과정에서 의사결정 시 도움이 되는 자료를 지속적으로 제공하게 된다. 즉 보건프로그램 운영과 관련하여 중요한 의사결정을 내려야 할 경우 평가결과를 의사결정에 활용하게 된다.

(5) 보건프로그램의 개선 및 변화

평가결과를 보건프로그램 진행과정에 직접 투입시키거나 다음 보건프로그램 진행에 피드백을 시켜서 보건프로그램의 질적 개선을 목적으로 활용할 수 있다.

(6) 보건프로그램 수행의 점검 및 통제

보건프로그램 담당자가 충실하게 수행하고 있는지를 감독 및 통제하기 위한 목적으로 실시된다. 평가를 통해 보건프로그램 수행의 질 관리뿐만 아니라 관련자를 감독 및 통제할 수 있기 때문이다.

(7) 보건프로그램에 대한 **홍보**

보건프로그램에 대한 평가를 실시하는 자체가 보건프로그램에 대한 관심을 불러일으키고 보건프로그램에 대한 홍보효과를 얻을 수 있다. 어느 수준의 홍보를 의도하느냐에 따라 평가의 내용 및 방법이 달라질 수 있다.

2) 이해집단별 평가목적

(1) 기관의 입장

보건프로그램이 효과적이라는 것을 다른 집단에게 보이고, 보건프로그램 운영예산에 대한 근거를 확보하며, 재정을 조달하는 기관에 보건프로그램에 대한 효과를 제시하여서 비용을 결정하고 향후 보건프로그램에 대한 활동을 결정하고자 평가를 실시한다.

(2) 관리자의 입장

보건프로그램에 대한 지지 및 호의적인 반응을 유도하고, 조직 내에서 관리자의 위치를 향상시키며, 보건프로그램에 대한 계획서를 제출할 수 있는 근거를 확보하기 위해서 평가를 실시한다.

(3) 일반인의 입장

보건프로그램의 효과에 대한 다양한 정보를 획득하고 실행된 보건프로그램에 대한 이득을 얻으려 하기 때문에 평가가 중요하다.

(4) 전문가의 입장

평가를 학문 및 지식에 공헌하고자 하는 욕구를 충족하고 전문가로서의 발전을 위한 기회로 활용하고 평가의 중요성에 대한 믿음을 확고히 한다.

제2절 보건프로그램의 평가모형

1. 논리모형(Logic 모형)

　논리모형(logic 모형)은 문제 상황을 해결하고자 투입되는 자원, 활동, 성과를 체계적이고 시각적인 방법으로 제시하는 방법(틀)이며 투입 → 활동(과정) → 산출 → 단기결과 → 중기결과 → 장기결과 → 목표달성 일련의 과정으로 구성된다(그림 1). 흔히 논리모형은 프로그램의 전반적인 구조와 기능을 이해할 수 있게 해 줌으로써 프로그램의 기획과 평가를 위한 유용한 도구로 활용된다. 따라서 잘 개발된 논리모형은 보건프로그램의 개발, 실행, 평가 과정에서 유용한 로드맵 역할을 하게 된다(그림 2). 논리모형에서 유의할 점은 보건프로그램의 진행과정을 쉽게 파악할 수 있도록 많은 역동적인 관계를 제외하고 선형으로만 표시가 되어 있다는 점이다. 하지만 실제 보건프로그램은 연속적인 순서를 따르지 않는 역동적인 상호 관계를 갖게 될 수 있다. 또한 논리모형은 기대되는 결과에 초점을 맞추고 있지만 실제 보건프로그램 실행과정에서 긍정적인 결과뿐만 아니라 의도하지 않는 결과가 발생할 수 있다는 점에 유의해야 하며 외부환경을 포함한 모든 관련된 요소들을 고려해야 한다.

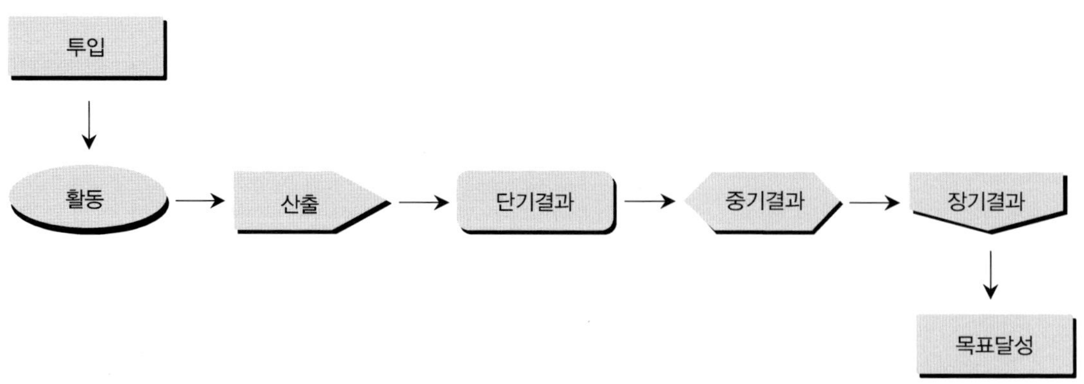

〈그림 1〉 논리모형의 기본틀

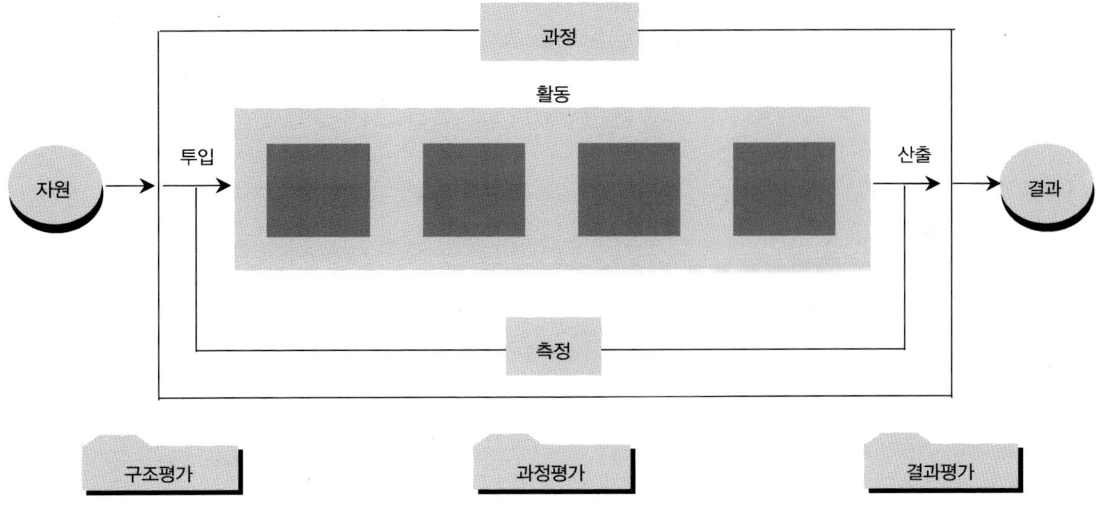

〈그림 2〉 논리모형에 따른 평가의 유형

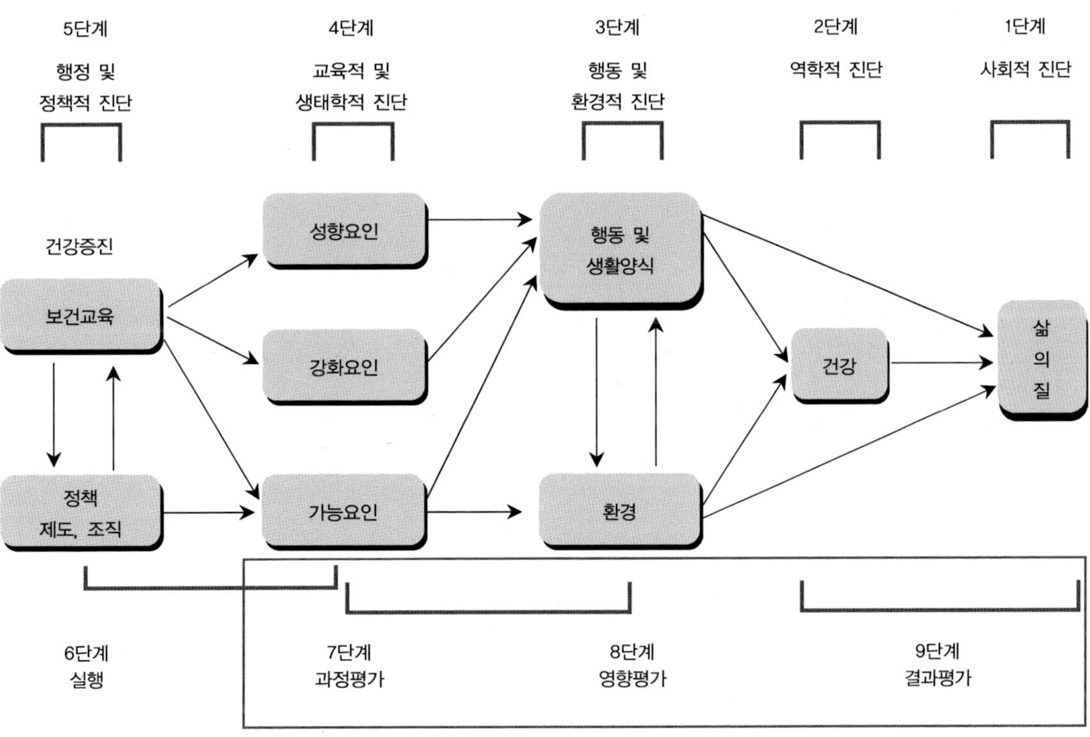

※ 자료: Green, L. W. & Kreuter, M. W.(1991). Health Promotion Planning: An Educational and Environmental approach, 2nd. Mountain View, CA: Mayfield.

〈그림 3〉 PRECEDE–PROCEED 모형의 기본틀

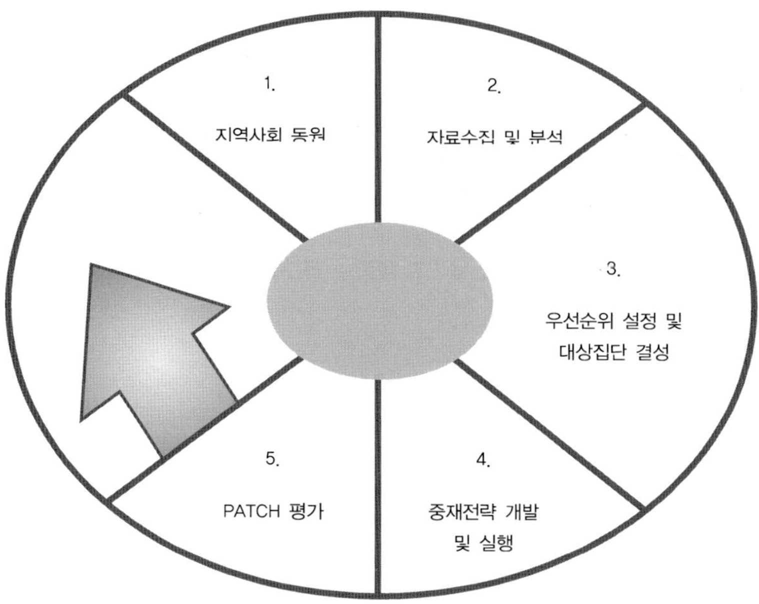

※ 자료: U.S. Department of Health and Human Services. (2000). Planned Approach to Community Health: Guide for the Local Coordinator. Atlanta, GA: U.S. Department of Health and Human Serivces, Centers for Disease Control and Prevention. National Center for Chronic Disease Prevention and Health Promotion.

〈그림 4〉 PATCH 모형

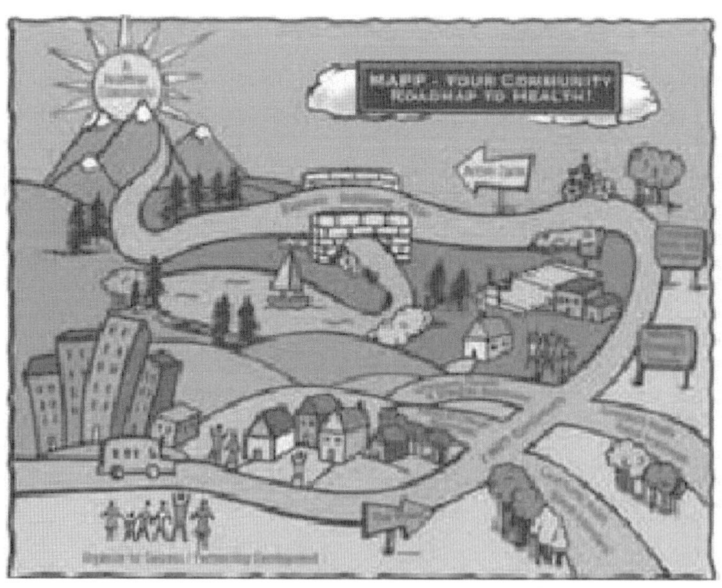

※ 자료: U.S. Department of Health and Human Services. (2000). In the illustrated **Community Roadmap**, the process is shown moving along a road that leads to healthier community.

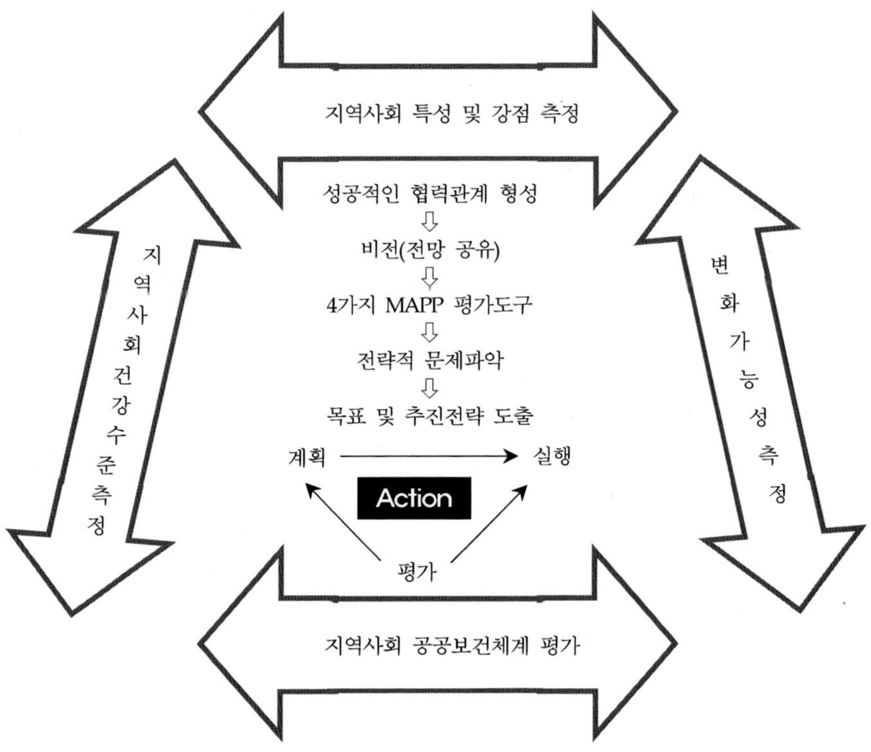

※ 자료: National Association of County and City Health Officials (2004). Mobilizing for Action through Planning and Partnerships, Achieving Healthier Communities through MAPP, A User's Handbook. Washington, DC: National Association of County and City Health Officials.

〈그림 5〉 MAPP의 4가지 평가와 진행과정

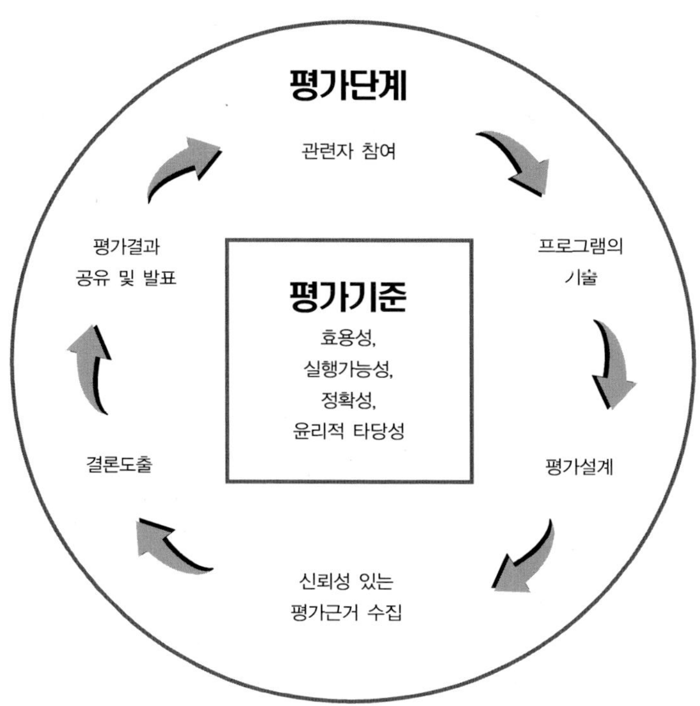

※ 자료: CDC.(1999). Framework for program evaluation in public health. Morbidity and Mortality Weekly, 48, 4

〈그림 6〉 CDC(1999) 보건프로그램 평가모형

평가구조는 총 6단계(관련자 참여, 프로그램의 기술, 평가 설계 수립, 평가근거 수집, 결론도출, 평가결과 공유 및 발표)로 구성되어 있으며, 각 단계들은 순환구조로 연결되어 있고, 전 단계는 다음 단계로의 진행에 기초를 제공한다. 또한 각 단계의 실행은 순환적이기 때문에 전 단계 활동이 끝나기 전에 각 단계의 실행이 완료되면 안 된다. 제시된 6단계는 프로그램의 정황(예: 역사, 설정, 조직 등)을 이해하고 효과적인 평가가 이루어지는 데 도움이 된다. 두 번째 평가구조의 요소는 4개의 그룹(효용성, 실행가능성, 윤리적 타당성, 정확성)으로 정리된다(그림 6).

1) 평가단계

(1) 1단계: 관련자 참여

공중보건 활동은 파트너십을 기반으로 이루어지는 데 관련자가 만약 평가에 참여하지 않으면 프로그램의 목적, 운영, 결과에 대한 중요요소를 선정할 수 없으며 평가결과들은 무시되거나 비난받거나 저항을 받을 수 있다. 따라서 참여시켜야 되는 사람들은 크게 세 부류로 프로그램 운영에 참여하는 사람들(예: 후원자, 관리자, 재정담당 공무원, 행정가 등), 프로그램의 혜택 또는 영향을 받는 사람들(예: 대상자, 대상자 가족, 행정기관, 관련기관 등), 그리고 프로그램의 1차적 활용자의 참여가 중요하다. 이들 관련자들의 참여는 프로그램 평가를 유용하게 할 가능성을 높여 주고, 평가의 신뢰도를 높여 주며, 참여자들의 역할 및 책임을 명확히 하고, 이해관계의 갈등을 감소시키고 대상자를 보호하는 데 도움이 될 수 있다.

(2) 2단계: 프로그램의 기술

프로그램 기술은 프로그램 평가의 임무 및 목적을 잘 드러나도록 충분히 자세하여야 하며, 프로그램이 실제로 행해지고 가능한 과정에 대한 것들이 포함되어야 하며, 프로그램의 결론에 영향을 줄 수 있는 정황에 대한 기술도 포함되어야 한다. 프로그램 기술을 통해 평가의 공정성과 정확도를 증가시킬 수 있고, 강점과 약점을 균형 있게 평가할 수 있으며, 프로그램이 처한 환경 속에서 어떻게 프로그램이 작동되는지를 이해당사자들이 이해하는 데 도움이 될 수 있다. 또한 명확하고 논리적인 프로그램 기술을 위한 이해당사자들과의 협상은 때로 프로그램의 효과 및 결과가 도출되기 전에라도 이득을 가져올 수 있지만 이해당사자들과 합의 없는 프로그램 정의는 프로그램의 활용도를 저하시킬 수 있다. 프로그램의 기술 시에는 필요, 기대효과, 활동, 자원, 개발단계, 정황, 논리적 모델들이 포함되어야 한다.

(3) 3단계: 평가 설계

평가 설계는 평가의 방향과 각 단계에서 수행내용에 대한 계획으로 평가설계를 통해서 평가의 목적과 의도를 명확히 할 수 있고, 평가결과나 어떻게 이용되는지를 이해할 수 있다. 평가 설계 시 고려하는 항목에는 목적, 활용자, 활용, 질문, 방법, 협정이 있다.

① 목적: 평가목적의 명확한 표현은 평가가 수행되는 방법에 대한 조급한 의사결정을 방지한다.

② 활용자: 평가결과에 영향을 받는 사람들은 평가 설계에 대한 협상을 하기 때문에 평가의 초점을 정하는 과정에 참여하게 하여야 한다.

③ 활용: 활용부문에 대한 용어가 모호하면 많은 이해당사자들에게 평가가 도움이 안 되게 느껴질 수 있다.

④ 질문: 질문은 프로그램의 어떤 면이 평가되어져야 하는지를 구분 지어 준다.

⑤ 방법: 평가방법은 평가가 어떻게 진행될 것인지에 따라 결정되며 각각의 평가방법은

고유의 한계와 선입견이 있기 때문에 실험적 방법, 준실험적 방법, 관찰적 방법 등의 혼합한 방법이 주로 많이 쓰인다.

⑥ 협정: 협정에는 실행이 요약되어 있으며 평가를 수행하는 참여자들의 역할과 책임이 명확히 기술되어 있다.

(4) 4단계: 신뢰할 만한 평가근거 수집

신뢰할 만한 근거를 갖는 것은 평가로 인한 판단 및 권고에 더욱 힘을 실어 주게 되고 이해당사자들이 정보의 수집과 정의하는 과정에 참여하여 신뢰할 만한 근거를 찾으면 평가의 결과 및 권고가 더욱 받아들여지기 쉽다. 척도, 출처, 질, 양, 논리성이 포함되어야 한다.

(5) 5단계: 결론도출

이해당사자들이 자신들의 가치를 통해 결론을 해석하고 판단하는 것을 의미하며 참가자들의 요구, 지역사회의 기대, 조직의 목적 및 목표, 프로그램의 과정 및 성과, 자원의 효율성 등을 고려해서 평가하게 된다.

(6) 6단계: 평가결과 공유 및 발표

평가결과를 여러 경로를 통해서 가능한 많은 사람들에게 전달하는 단계로 평가결과 발표 시 이해당사자들을 참여시키고 공식적인 보고서 및 요약평가서를 배포하게 된다. 보고서 작성 시에는 기존사업의 결과를 반드시 참고하고, 사업의 성과를 강조하며, 간단명료하고 짜임새 있게 작성해야 한다.

2) 평가기준

효과적인 보건프로그램 평가는 6가지의 평가단계와 더불어 정확성, 효용성, 실행가능성, 윤리적 타당성을 기초로 체계적으로 공중보건활동을 개선시키고 설명할 수 있어야 한다.

(1) 정확성: 기술적으로 정확한 정보를 전달하고 밝힐 수 있어야 한다.

(2) 효용성: 의도된 사용자들에게 필요한 정보를 제공할 수 있어야 한다.

(3) 실행 가능성: 현실성, 신중성, 협상성, 간소성이 있어서 실행 가능해야 한다.

(4) 윤리적 타당성: 합법적이고 윤리적 행동, 프로그램에 영향 받거나 참여하는 사람들의 복지를 고려해야 한다.

2. 보건프로그램 평가의 유형

보건프로그램은 평가시기, 관심사, 평가주체, 자료종류, 평가기준, 사업단계, 경제학적 평가에 따라 구분할 수 있다(표 1).

<표 1> 보건프로그램 평가의 일반적 분류

구분기준	구체적 분류			
평가시기	① 진단평가	② 형성평가	③ 총합평가	
관심사	① 구조평가	② 과정평가	③ 영향평가	④ 결과평가
평가주체	① 내부기관 평가	② 외부기관 평가		
자료종류	① 질적 평가	② 양적 평가		
평가기준	① 절대평가	② 상대평가		
사업단계	① 기획평가	② 실시평가	③ 종합평가	
경제학적 평가	① 비용효과 평가	② 비용편익 평가	③ 비용효용 평가	

1) 평가시기에 따른 분류

(1) 진단평가

진단평가는 사전평가로서 프로그램이 시작되기 전에 대상자들의 프로그램에 대한 이해도, 흥미, 준비도, 지식수준, 동기 여부 등을 사전에 측정하기 위해 시도되거나 어떤 유형의 보건프로그램이 필요한지를 결정하기 위해 요구분석 및 선행연구 검토 등을 통하여 실시되는 평가이다.

(2) 형성평가

보건프로그램을 실행하는 중간에 실시되는 평가로 보건프로그램이 계획한 대로 진행되고 있는지, 무엇을 어느 정도 수행했는지, 실행 중 어떤 문제점이 발생했는지, 문제점이 발생했다면 파급 정도가 얼마나 되고 해결방안은 무엇인지 등을 평가한다.

(3) 총괄평가

보건프로그램이 실시된 후에 진행되는 평가로 투입된 노력의 대가로 무엇이 나타났는지, 목표는 달성했는지, 보건프로그램이 대상자 및 사회에 끼친 영향 등을 평가하게 된다.

2) 관심사에 따른 분류

(1) 구조평가

사전조사를 포함하는 구조평가는 프로그램 실행 전 자료의 강점이나 약점 또는 캠페인 전략의 강점 및 약점을 평가하기 위해서 실시된다. 흔히 사업에 투입되는 자원의 적절성을 평가하는 것으로 사업인력, 시설 및 장비의 적절성에 대하여 평가한다. 특히 사업인력 부분에서는 인력의 양적 적절성과 함께 전문성도 평가하게 된다. 또한 모든 노력이 진행되기 전에 필요한 수정을 할 수 있도록 하고 의사소통 활동이 시작되기 전에 프로그램을 성공시키기 위한 기회를 최대화하는 것이 구조평가의 기본적인 목적이다.

(2) 과정평가

프로그램을 실행하는 과정 중에 실시하는 평가로, 프로그램 진행 일정의 준수, 프로그램 자원의 적절성과 효율성, 프로그램 이용자의 특성과 형평성, 그리고 프로그램 전략 및 활동의 적합성과 제공된 서비스의 질을 평가한다. 이러한 과정평가를 통해 프로그램 계획과 진행 정도를 비교함으로써 목표달성이 가능하도록 프로그램 내용을 조정하고, 목표달성을 저해하는 요인을 조기에 발견하여 시정하는 한편 목표달성을 촉진하는 요인은 강화하고자 하는 목적에서 실시하게 된다.

(3) 영향평가

프로그램의 단기적 결과에 대한 평가로 즉각적으로 관찰 가능한 프로그램의 효과인 인식, 지식, 태도, 기술 및 행위의 변화를 측정한다. 즉 영향평가는 프로그램에 대한 기술적인 자료확보 및 단기결과를 문서화하기 위한 자료를 얻는 데 사용되고 단기결과는 대상 집단에 대해 프로그램의 즉각적인 효과를 설명해 준다. 영향평가로 알 수 있는 정보는 지식과 태도의 변화, 대상 집단이 변화할 의향이 있는지의 표현, 단기 또는 중기 목표행동으로의 변화, 정책의 시작 또는 다른 해당기관의 변화들을 알 수 있다. 영향평가에 관한 질문은 다음과 같다.

① 프로그램의 영향으로 주민들의 지식, 태도 및 행위에 변화가 있는가?

② 이 프로그램으로 다른 프로그램에 어떤 파급 효과가 있었는가?

(4) 결과평가

결과평가는 4가지 종류 중 가장 종합적인 평가방법이다. 결과적으로 프로그램의 장기적인 결과와 변화, 건강상태의 증진 등에 집중하기 때문에 가장 바람직한 평가방법이다. 평가비용이 많이 들고, 추가적인 노력과 전략이 요구되기 때문에 실제로 이루어지기 어렵고 외부영향으로 인해 프로그램의 직접적인 영향을 파악하기 어려운 점이 있다. 일반적으로 결과평가에서는 다음과 같은 내용에 관심을 가지고 평가를 진행하게 된다.

① 설정된 목적과 목표를 달성하였는가?

② 의도되지 않은 결과는 없는가?

③ 프로그램이 사회적 형평성의 달성에 기여하고 있는가?

④ 조직과 지역사회 문제해결 역량이 강화되었는가?

⑤ 프로그램 전략이 얼마나 효과적인가?

⑥ 가능한 대안은 무엇인가? 다른 대안과 비교할 때 프로그램이 얼마나 효과적인가?

⑦ 다른 상황에서는 프로그램이 얼마나 효과적일 것인가?

⑧ 프로그램을 지속하거나 확대할 필요가 있는가?

3) 평가주체에 따른 분류

(1) 내부기관 평가

① 장점: 비용이 적게 들고 모든 사람이 받아들일 수 있으며 평가결과를 정확하게 의사소통할 수 있다.

② 단점: 사업에 지나치게 연관되어 있어 객관적인 평가가 어렵고 평가에 대한 전문적인 기술이 부족하며 결과를 성공적으로 해석하려는 선입견이 있다.

(2) 외부기관 평가

① 장점: 선입견 없는 태도로 평가에 임할 수 있고 전문적인 평가가 가능하며 새로운 시작으로 사업을 조망할 수 있다.

② 단점: 비용이 많이 들고 평가의뢰자와 사업집행자, 평가자 간에 평가목적이 다를 수 있고, 사업을 충분히 숙지하지 못하고 전문가의 비판적 시각으로 접근할 수 있고 사업진행자의 협조적 참여가 쉽지 않다.

4) 자료종류에 따른 분류

(1) 양적 평가

양적 평가는 체계적, 과학적, 경험적이고 일정한 과정에 따라 진행되어야 하며 심층적인 탐구의 전통을 따라 평가대상을 다양한 형태로 수량화한다. 따라서 양적 평가란 수량화된 자료를 가지고 적절한 통계적 방법을 이용하여 기술하고 분석하는 평가이다.

(2) 질적 평가

질적 평가는 검사도구로 측정하여 수량화할 수 없는 경우에 활용함으로써 그들 특성의 달성 정도나 수준을 보다 상세하게 기술 묘사할 수 있는 장점을 지닌다. 그러나 그 기준의 신뢰성 및 객관성을 보장받기 어렵고 그를 위해서는 보다 고도의 전문성이 요청되거나 그 자료수집에 비용과 시간 및 노력이 많이 요청된다는 단점이 있다.

5) 평가기준에 따른 분류

(1) 절대평가

절대평가는 미래에 도달한 목표를 설정해 놓고 보건프로그램을 실시한 후 목표에 도달 되었느냐 도달되지 않았느냐를 알아보는 평가방법으로 이 평가방법의 초점은 대상자가 얼마나 성취했느냐가 아니라 무엇을 성취했느냐에 초점을 둔 평가이다.

(2) 상대평가

상대평가는 보건프로그램의 결과를 미리 만들어 놓은 기준에 비추어 그것이 기준보다 높다, 낮다, 잘했다, 잘못했다 등을 판정하는 평가방법으로서 이 평가방법의 초점은 무엇을 성취했느냐가 아니라 얼마나 성취했느냐이다.

6) 사업단계에 따른 분류

(1) 기획평가

보건프로그램을 시작하기 전에 지역이나 대상자의 건강문제를 분석하고, 보건프로그램의 가능성을 검토하는 단계의 평가를 의미한다.

(2) 실시평가

보건프로그램 실행과정 중에 이루어지는 평가로 프로그램의 수행상태를 파악하고 개선방안을 검토하는 평가로서 보건프로그램이 진행되는 동안 주기적으로 목표도달 정도, 진행 정도 및 전략개선 등을 파악하기 위해 실시될 수 있다.

(3) 종합평가

보건프로그램 종료 후에 프로그램의 개선과 지속 여부를 결정하기 위하여 프로그램 결과를 평가하는 것을 의미한다.

7) 경제학적 평가유형에 따른 분류

(1) 비용편익 평가(CBA: Cost benefit analysis)

비용편익 평가는 경제학 분야에서 많이 사용되는 것으로 비용과 결과를 모두 돈의 개념으로 다룬다. 이 방법은 결과가 돈으로 통일되어 있어 다른 사회적 가치와의 비교를 가능하게 한다. 투입되는 비용과 산출량의 상관관계를 고려하여 편익이 큰 것을 기준으로 대안선택 여부 혹은 우선순위를 명백히 하는 것을 의미한다. 비용편익 평가는 사람의 가치를 돈으로 산정하므로 윤리적인 문제 및 과연 사람의 가치가 얼마나 되어야 하는지에 대한 합의가 없어 잘 사용되지 않고 있다.

(2) 비용효과 평가(CEA: Cost effectiveness analysis)

비용효과 평가는 비용편익 평가의 단점을 극복하고자 결과의 평가를 돈이 아닌 자연단위(natural unit)로 삼는다. 예를 들면 비용효과 평가는 프로그램의 사용으로 인해 증가된 비용을 증가된 의료결과와 비교하는 것으로 mmHg당 평균 혈압개선, 발견된 환자 수, 위험을 피하게 된 질병 건수, 생명을 구한 환자 수, 증가된 생존연수 등이 될 수 있다. 하지만 CEA는 다음과 같은 문제점이 있다. 첫째, 효과측정 단위가 프로그램마다 다를 수 있기 때문에 CEA는 광범위한 중재에 걸쳐 이를 비교하는 데는 이용될 수 없다. 둘째, 프로그램에 따라선 종종 관심의 대상이 되는 결과가 하나 이상인 경우가 있으며 산출물들끼리 관련성을 갖는 경우가 많다(예: 특정한 중재에 의한 산출물이 생명연장이나 삶의 질의 향상도 있지만 동시에 크고 작은 부작용도 포함될 수 있다. 또한 중재 그 자체가 단기간이라도 삶의 질에 영향을 줄 수 있다). 셋째, 일부 산출물들은 다른 것들보다 더 중요하거나 더 큰 가치를 발휘할 수 있다는 점이다.

(3) 비용효용 평가(CUA: Cost utility analysis)

비용효용 평가는 프로그램의 사용으로 인해 증가된 비용을 증가된 건강향상과 비교하는 것으로, 건강향상은 QALYS(질 보정 생존연수 quality-adjusted life years)나 HYES(동등 건강연수 health years equivalent)를 이용하여 측정한다. 결과는 얻게 된 QALY당 비용으로 나타낸다. CUA는 다음과 같은 장점이 있다. 첫째, 다양하고 이질적인 산출물들을 하나의 복합적이고 요약된 산출물로 통합할 수 있으며, 넓은 범위에 걸쳐 관련성을 가진 산출물들을 포함할 수 있다. 둘째, 여러 가지 이질적인 프로그램에 대해 광범위한 비교가 가능하다. 셋째, 산출물에 대한 가치를 부여할 수 있어 더 중요한 산출물에는 더 큰 가중치를 부여할 수 있다.

3. 보건프로그램의 평가지표

1) 평가지표의 개념

평가지표는 보건프로그램을 수행 후 보건프로그램을 시작하였을 때와 끝마쳤을 시기에 목표의 달성된 정도를 측정하는 기준이 된다. 보건프로그램의 목표가 용이하게 측정될 수 있고 계량화되어 있는 경우에는 평가지표를 개발하기 쉽다. 그러나 보건프로그램의 목표가 설정되어 있으나 측정 가능하게 계량화되어 있다 할지라도 자료수집이 어려운 경우에는 평가지표를 별도로 개발하여야 한다. 그러므로 보건프로그램의 평가지표는 프로그램의 주된 영역을 포괄하고 있어야 하며 전략적 활동을 중시해야 한다. 예를 들어 금연프로그램의 전략적 활동을 크게 금연행태의 개선 또는 금연 환경의 변화 두 가지로 나눌 수 있다.

평가지표를 개발할 경우 고려해야 할 내용으로 다음을 들 수 있다. 첫째, 평가지표는 과거부터 측정되고 있으나 다른 지역에서도 측정되는 지표라야 합리적으로 비교가 가능하므로 평가지표로서의 가치를 지닐 수 있다. 둘째, 평가지표는 주기적으로 자료수집이 가능하여야 한다. 셋째, 평가지표는 측정이 용이하도록 개발되어야 한다. 넷째, 목표와 관련되어 객관적이고 과학적으로 연계되어야 한다. 다섯째, 일반적으로 이해가 쉬어야 한다. 여섯째, 평가지표가 해당기관의 비전과 목표에 부합되도록 개발되어야 한다. 만약 보건프로그램의 평가자료를 등록자 수로만 한다면 각 프로그램별 등록자 수는 증가하겠지만 프로그램의 목표인 대상자의 변화와는 거리가 먼 평가지표가 될 수 있다. 따라서 평가지표란 일반적이고 추상적인 보건프로그램의 구성요소를 관찰 가능하고, 측정 가능하도록 구체적으로 표현한 것을 의미하는데 평가지표 선정 시에는 프로그램에 대해 구체적으로 알고 싶은 것이 무엇인지, 무엇을 통해 그것을 알 수 있겠는지를 먼저 생각해 보아야 한다. 예를 들면 어느 지역의 보건프로그램 목표가 "2010년까지 50세 이상 성인의 심혈관질환 유병률을 20% 이하로 감소시킨다."일 경우 평가지표는 "이 지역 50세 이상 성인의 심혈관질환 유병률"이고 평가기준은 "20%"가 된다. 그 외에 평가지표의 예를 구체적으로 살펴보면 다음과 같다(표 2, 3).

<표 2> 평가지표의 예

알고 싶은 것	평가지표
고혈압	90 이상 140 미만인 혈압
깨끗한 이웃	거리에 쓰레기 없는 정도
인기 있는 영화	박스 오피스 순위
훌륭한 목수	기술 및 기교능력

〈표 3〉 새국민건강증진 종합계획 2010의 대표지표

	영역	대표지표		
			2005	2010
1	금연	술율(20세 이상 성인, 2005)	남자 50.3% 여자 3.1%(2005)	남자 30.3% 여자 2.5%
2	절주	위험음주가 비율	–	남자 15.0% 여자 1.0%
3	운동	신체활동 실천율(주 3회, 1회 20분 이상 고강도 운동실천율)	14.4%(2005)	20%
4	영향	적정체중 인구비율 18.5≤신체질량지수<25)	63.3%(2005)	70%

2) 평가지표의 요건

보건프로그램을 평가하기 위해서는 이미 설정된 목표를 어느 정도 달성했는가에 대한 객관적인 평가지표로 분석되어야 한다. 설정된 평가기준의 달성 여부를 평가하기 위하여 평가지표를 선정하는데 평가지표가 기본적으로 갖추어야 할 요건은 타당도와 정확성, 신뢰도, 객관도, 이해가능성, 유용성, 통제가능성, 포괄성, 실용도, 비교가능성, 검증가능성 등으로 구체적으로 살펴보면 다음과 같다.

(1) 타당도와 정확성: 사업계획 수립 시 설정된 목표를 제대로 정확히 측정 가능할 것

(2) 신뢰도: 평가지표와 기준으로 여러 번 측정해도 동일한 결과가 산출될 것

(3) 객관도: 평가자에 의한 bias가 없을 것

(4) 유용성: 필요한 정보제공 능력을 가질 것

(5) 비교가능성: 기존의 지표와 비교 가능할 것

(6) 포괄성: 프로그램 성과의 모든 측면을 반영할 수 있을 것

(7) 이해가능성: 모든 사람이 지표에 대한 동일한 이해를 가질 수 있을 것

(8) 검증가능성: 근거자료로 검증이 가능하며 지표측정 과정이 명확할 것

(9) 개선가능성: 개선 잠재력이 높은 분야를 자극할 수 있는 지표일 것

(10) 왜곡유인지양: 프로그램 목표에 상반되는 행태를 유발하지 아니할 것

(11) 통제가능성: 활동이 지표에 영향을 미칠 수 있도록 사업담당자의 통제가 가능할 것

(12) 측정가능성: 평가를 할 때 자의성을 배제하기 위하여 가능한 한 계량화하며, 계량화가 불가능하거나 질적 측면에서 평가가 요청되는 경우에는 비계량 지수를 설정하여 객관성을 확보할 것

(13) 상대적 중요성: 평가지표의 종류 및 적절성 여부는 평가목적, 대상 등에 따라 다르나 지표의 관리 및 평가의 목적성 측면에서 볼 때 중요도가 높은 지표중심으로 가급적 수를 제한할 것

그 외에도 평가지표를 선택할 경우에는 다음 사항들을 기억해야 한다. 첫째, 지표는 행동(과정지표)이나 결과(결과지표)에 의해 개발될 수 있다. 둘째, 각각의 행동 또는 결과에 대한 하나 이상의 지표가 존재할 수 있다. 셋째, 지표는 행동과 결과의 중요한 차원을 측정해야만 한다. 넷째, 지표는 그것이 무엇을 측정하고자 하는가를 분명하고 명확하게 나타내어야 한다. 다섯째, 지표에 의해 측정된 변화를 활동의 수행이나 결과의 진보를 대변해야 한다. 여섯째, 이해관계자들은 프로그램 결과를 각각 다르게 이해할 수 있으므로 이해관계자들이나 보건프로그램 협력자들이 가지는 관점을 대변해야 한다.

3) 평가지표의 종류

(1) 구조지표

구조지표는 전담인력 및 조직구조와 같은 구조적 요인들이 보건프로그램과 서비스의 효과성에 영향을 미치는 것을 말하며 성과지표나 과정지표로 보건프로그램의 효과성을 평가할 수 없을 때 주로 사용할 수 있다. 구조지표에 해당하는 것들은 보건프로그램 사업인력과 시설 및 장비의 적절성, 사업인력의 양과 질(전문성 혹은 기술), 전담인력의 특성, 보건기관과 시설의 접근성과 적합성, 보건프로그램에 대한 지원체계의 적절성 등이다.

(2) 과정지표

보건프로그램 실행 중 전담인력들이 담당하는 활동이 프로그램의 효과성을 좌우한다는 가정에서 설정된 지표로 보건프로그램 담당자의 활동과 기록을 분석하고 검토해야 파악할 수 있다. 상담실시 횟수, 서비스 전달시간, 배포된 교육자료 수, 사업일정의 준수, 사업자원의 적절성과 효율성 등이 구체적인 과정지표의 예가 된다.

(3) 결과지표

보건프로그램 활동의 최종결과물로 얻어지는 것으로 구조지표와 과정지표가 보건프로그램의 효과정을 측정하고 대상자에 대한 서비스의 질을 알아보는 간접적인 지표인 데 반해서 결과지표는 보건프로그램이 투입되어 일정한 과정을 거쳐 산출되는 최종의 직접적 지표가 된다. 예를 들면, 대상자나 보건프로그램 참가자의 변화 등이 해당된다.

4. 평가의 정의

1) 평가(Evaluation)의 정의

  (1) 사물 또는 그 속성에 대한 가치 판단

    ① 가치판단에는 판단의 준거(criteria) 또는 표준(standard)이 존재해야 한다.

    ② 어떤 것의 질, 가치를 미리 규명한 표준이나 기준과 비교하여 판단을 내리는 계획적인 과정

  (2) 보건사업 평가는 보건사업에 관한 의사결정을 지원하기 위해 체계적으로 정보를 수집, 분석, 보고하는 과정(배상수, 2008)

  (3) 보건사업의 평가는 설정된 목적이 어느 정도 성공적으로 달성되었는가를 판정하는 과정으로 목적설정, 목적달성을 측정하는 기준의 설정, 달성 정도의 측정, 개선방안 제시의 4단계 과정으로 구성(미국공중보건협회)

  (4) 평가의 대상은 개인/가족/집단, 조직/기관, 지역사회, 프로그램 또는 정책 등

2) 평가관련 유사용어들

용 어	설 명
사정 (assessment)	• 대상에 대한 여러 가지 정보를 다양한 방법으로 수집, 해석하여 종합적으로 정리하는 과정으로 평가보다 협의의 개념
검사 (test)	• 측정을 위한 정도 • 대상자의 신체적·정신적·사회적 능력에 대한 개인의 차이를 측정할 목적으로, 일정한 조건하에서 미리 정해놓은 문서나 자극을 제시한 다음 그에 대한 반응 및 성과를 어떤 기준을 근거로 양적 혹은 질적으로 비교하거나 설명하는 절차
측정 (measurement)	• 대상자의 양적 측면을 고려한 조사와 기술
감시 (monitoring)	• 보건프로그램이 설계된 대로 실행되는지의 정도와 계획된 대상집단을 지원하고 있는지를 사정 • 정책과 제도에 주로 사용

3) 평가계획 시 고려해야 할 원리(Vollman, anderson, & McFarlane, 2002).

  (1) 프로그램의 강화(strength program)

    프로그램의 영향력, 결과를 평가함으로써 평가가 사업의 목적을 달성하도록 돕는 기능을 수행해야 한다.

  (2) 다양한 접근방법 이용(use multiple approach)

    다양한 평가방법의 적용이 필요하며, 평가방법이 프로그램의 목적과 부합

(3) 실제문제를 다루기 위한 평가 디자인(design evaluation to address real issues)

보건사업에서 중요한 문제를 평가할 수 있도록 지역사회에 근거를 둔 자료를 평가

(4) 대상자 참여 기회 제공(create a participatory process)

사업의 계획, 수행과정에서와 마찬가지로 평가에서도 동반자 관계 형성

(5) 융통성 부여(allow for flexibility)

변화되는 다양한 상황을 고려

(6) 능력개발(build capacity)

평가 자치의 질 향상을 위한 지식, 태도, 기술 등의 강화

✻ 그 외 평가는 전체 목적달성과 관련성이 가질 수 있도록 명확한 목적 하에 이루어져야 하며, 명확하고 객관적인 평가기준의 마련, 평가결과를 관련된 모든 대상자들이 활용할 수 있도록 제공할 필요가 있다.

5. 평가의 목적 및 필요성

보건사업의 평가는 서비스 결과에 대한 만족 여부를 확인할 수 있으며, 제한된 자원을 효과적으로 배분하는 의사결정에서 중요한 근거자료가 되고, 보건사업의 발전을 도모하며, 향후 보건사업 수행의 지침을 제공한다. 또한, 새로운 이론·지식·중재 프로그램을 배우거나 명료화할 수 있다.

1) 평가의 목적(배상수, 2004; 이주열, 2009; Rossi & Freeman, 1993)

(1) 일반적 목적

① 프로그램의 목표달성 정도파악

② 프로그램의 효과 및 영향파악

③ 프로그램의 강점과 약점파악

④ 프로그램의 개선 및 발전의 근거

⑤ 프로그램의 존속 및 폐지결정

⑥ 프로그램의 수행의 점검 및 통제

⑦ 프로그램에 대한 홍보

⑧ 건강 결정요인 등의 새로운 지식을 획득하기 위함

⑨ 자원이나 예산 확보를 위한 근거

(2) 이해집단별 평가목적

대 상	평가목적
사업을 주관한 기관	• 비용결정 및 예산확보의 근거 • 시설, 장비확장 등에 대한 근거제시 • 재원조달기관(정부, 기업 등)에 효과보고 • 프로그램의 지속, 개선에 대한 근거 • 후속 프로그램의 결정
프로그램 관리자	• 사업의 타당성/정당성 확보근거 • 사업기획에 유용한 정보제공 • 기관 내에서 예산, 인력의 확보 • 프로그램에 대한 관심 유도
대상자	• 프로그램 효과에 대한 정보획득 • 참여 프로그램의 효과확인 및 참여도 결정 • 프로그램에 대한 요구확인
전문가	• 관련학문의 이론, 연구, 실무에 기여 • 관련이론의 검증기회 제공 • 프로그램 타당성/정당성 확보근거 • 타당성 확보를 통한 전문직 발견

6. 평가유형의 분류 및 특성

1) 체계를 중심으로 한 평가유형

참여자에 대한 평가	• 사업전반에 참여한 대상자, 프로그램 개발 및 관리자, 전문가, 진행요원, 협력기관 및 관련자 등에 대한 평가
제도에 대한 평가	• 법령, 규칙, 기구, 제도, 규범 등과 관련된 정보관리, 협조와 조정체계, 사업 결정체계, 통제와 평가체계 등에 대한 평가
목표와 수단에 대한 평가	• 궁극적인 목적과 수단의 관한 평가 • 목적에 대한 평가요소는 합리성, 포괄성, 일관성, 최적성, 만족성, 실천가능성 등 • 수단에 대한 평가요소는 부분계획과 지역계획, 자원 및 예산, 제도 및 조직, 유인방법 등
환경에 대한 평가	• 프로그램에 영향을 미치는 체계 외적인 요소로 정치, 경치, 사회체계, 생태적 환경 등을 포함

2) 평가단계에 따른 유형

(1) 구조평가, 과정평가, 영향평가

구조평가 (structure evaluation)	• 프로그램을 위한 자원의 투입이 적절한지를 평가 • 보건사업에 투입된 보건의료 인력의 수, 전문 인력의 투입정도, 예산, 시간, 시설 및 장비, 보건사업을 위한 정부의 수집 등

과정평가 (process evaluation)	• 프로그램이 시행되는 과정 자체에 대한 분석 • 보건프로그램이 계획한대로 실행되고 있는지, 실행과정에서 문제가 무엇인지, 개선해야 할 것이 무엇인지 등 프로그램의 운영이 사업계획 시 수립된 업무표준(standard)에 맞게 이루어지고 있는지에 대한 전반적인 평가 • 목표대비 사업이 진행되고 있는 정도, 서비스의 양과 질, 투입된 직간접비용의 규모, 프로그램의 전문성, 요구에 대한 충족, 서비스의 수용가능성과 접근가능성, 이용자 특성 등에 관한 내용을 자료화하고 분석

결과
(outcome
evaluation)
	• 보건프로그램이 의도한 변화를 일으켰는지 검토하는 것으로 사업의 지속이나 확대 여부를 판단하기 위하여 실시
	• 결과평가와 영향평가로 분류
	  - 결과평가: 건강수준의 변화, 삶의 질 향상
	  - 영향평가: 건강관련 지식, 태도, 행위 등의 변화

(2) 형성평가와 총괄평가

형성평가 (formative evaluation)	• 평가의 목적이 프로그램 자체의 성과 수준과 효율성 향상 • 프로그램이 실시되고 있는 과정 중에 프로그램이 잘 시행되고 있는지, 즉, 효과적인 개입이 이루어지고 있는지를 평가하여 프로그램의 장단점 파악, 문제가 지적된 부분의 수정, 보완 등을 할 수 있음.
총괄평가 (summative evaluation)	• 프로그램의 종결 후 전반적인 사항을 심사하여 프로그램의 산출 및 성과를 측정하는 것 • 프로그램의 시행, 지속 여부의 결정을 위함

(3) 보건프로그램 설계 이전, 실행 이전, 실행 중간, 실행 후 평가

설계 이전 평가	• 프로그램을 설계하기 전에 기관이나 지역사회의 충족되지 못한 양적, 질적 욕구를 정의하고 측정하는 과정 • 지역사회의 사회경제적 여건과 함께 특정 문제의 심각성, 관련단체가 제공하고 있는 프로그램이나 서비스 등을 조사
실행 이전 평가	• 프로그램이 시행되기 전에 프로그램을 통해 얻게 되는 결과와 비용을 산출하고 분석하여 의사결정을 하거나, 여러 가지 대안 중에 한 가지를 선택하기 위한 평가
실행 중간 평가	• 프로그램을 실행하는 중에 진행되는 평가로 업무량 평가, 형성평가, 수행평가, 과정평가 등이 포함
실행 후 평가	• 프로그램을 실행한 후 진행하는 평가로 성과평가, 영향평가, 결과평가 등이 포함

3) 평가주체에 따른 유형

내부평가 (internal evaluation)	• 프로그램의 결정이나 실행을 담당하는 사람 또는 이들이 속한 조직의 다른 구성원이 행하는 평가(＝자체평가) • 장점: 기관의 특성이나 프로그램의 독특성 반영 • 단점: 객관적이고 공정한 평가의 어려움.

외부평가
(external
evaluation)
	• 정책의 결정이나 집행의 담당기관이 아닌 외부의 제3자(전문기관이나 전문가들)로
	  구성된 패널에 의한 평가
	• 예산이나 성과 등에 기초한 양적 접근방법을 위주로 함.
	• 장점: 전문지식을 가지고 객관적으로 평가, 사업평가의 객관성, 독립성, 전문성을
	  제고하는 데 유용
	• 단점: 비용이나 시간 소요, 기관의 특성이나 프로그램 독특성 반영의 어려움.

참여평가	• 프로그램 수행자, 전문가뿐 아니라 보건프로그램의 결과에 영향을 줄 수 있는 지역사회 집단 등 보건프로그램 수혜자 대표자들이 평가에 참여하는 것

4) 평가자료의 종류에 따른 유형

양적 평가	• 고전적인 기법으로 프로그램 목적에 적합하도록 가설을 설정하고 양적자료를 수집 및 분석하여 사업을 평가 • 프로그램 및 서비스가 산출한 성과에 초점
질적 평가	• 프로그램의 역동적인 모습과 참석자들이 인지하는 영향과 결과에 대한 심층적인 정보(참여관찰 및 심층면접을 통해) 획득을 위해 실시 • 결과보다 과정에 중점

5) 평가방법에 따른 유형

서면평가	• 가장 일반적으로 많이 사용되어 온 평가유형 • 보건사업 계획서, 정기사업 실적보고서 등에 대한 평가 • 실제사업의 수행도를 파악하기 어려운 한계점이 있어 현지평가 보완
현지평가	• 프로그램이 수행되고 있는 현지 등을 방문하여 평가 • 사업수행을 위한 기본 인프라, 훈련 및 인력개발 노력증대, 보건사업 수행과정 중에 발견된 문제, 주민 만족도 등

6) 평가내용에 따른 유형

관련성/적합성
(relevancy/adequacy)
	• 개별 프로그램이나 서비스가 대상자/집단의 욕구나 관련 지역사회의
	  욕구와 얼마나 부합되는지를 대한 평가
	• 해당 프로그램 또는 사업이 지역주민의 요구에 근거하였가를 의미
	• 보건프로그램의 개선 및 변화, 새로운 프로그램이 아닌 경우 현재도 계속
	  필요한 사업인가 평가

투입/노력
(effort)
	• 제공된 서비스의 양, 또는 활동에 분석으로 인력, 시설, 장비, 시간,
	  예산의 투입이 적절한지를 평가
	• 인력의 경우 양적인 측면과 함께 전문성에 대한 질적 평가도 고려
	• 노력에 초점을 맞춘 평가는 해당서비스의 양이 목적의 성취도를 측정할
	  유용한 수단이라는 가정에 근거하며, 간접적 성과측정에 해당

과정
(process)
	• 과정은 목적달성의 정도와 직접적인 관련은 없으나 해당 프로그램의
	  성공 및 실패 여부에 대한 총체적인 판정을 위해 필요
	• 프로그램의 속성분석, 대상 인구분석, 여건(장소, 시기, 운영자 등)분석,
	  프로그램 효과의 성격 등을 분석

효과 (effectiveness)	• 목표달성의 정도로, 프로그램이 성과가 있었는지에 관한 정보를 얻기 위한 평가 • 투입된 비용에 관계없이 성취한 양이 많을수록 해당 프로그램의 절대적 효과성은 증가한다고 보며, 대안선택 과정에서 여러 프로그램들 사이에 효과의 크기를 비교하는 상대적 효과성의 개념이 부각 • 대상자의 인지적·감정적·행동의 변화 등을 측정
효율 (efficiency)	• 투입된 노력과 경제적 비용변수를 고려하여 능률성을 평가하는 것 • 서비스 단위당 소요비용: 프로그램 단위 노력, 단위 결과에 대한 비용
서비스의 질 (quality of service)	• 운영과정 표준의 전문성이 프로그램에 얼마나 반영되었는지, 제공된 서비스의 수준이 적절했는지, 서비스 전달고정이 체계적이었는지를 평가 • 효과성이 투입과 관련된 양적산출의 비율이라면, 프로그램의 품질은 산출의 질적 수준을 극대화하는 작업을 의미

7. 평가지표

1) 지표의 개념

(1) 보건사업 시행 후 변화를 측정하는 데 사용되는 도구

(2) 관찰하거나 측정한 것은 숫자로 계량화되어야만 객관화되어 문제의 심각성을 알 수 있고,
다른 집단과 비교도 가능

(3) 보건사업의 효과에 대한 근거를 제시하기 위해 보건프로그램이 다루는 주 영역을 측정하
여야 하며, 이를 위해 지표가 필수적

2) 지표의 종류

평가지표의 대표적인 예는 성과지표(performance indication)로 다음과 같이 구분된다.

(1) 투입지표(input indication)

예산집행과 사업추진 과정상의 문제점 발견이 목적으로 필요한 재원 및 인력이 계획대
로 집행되었는지를 평가하는 지표로 예산 집행률, 사업계획에 따른 인력, 재원 및 물자의
지원 여부 등 평가

(2) 과정지표(process indication)

사업추진의 중간점검이 목적으로 사업추진을 단계적으로 나누어 각 단계의 목표달성
여부를 평가

(3) 산출지표(output indication)

예산 및 인력 등의 투입에 비례하여 목표한 최종산출이 이루어졌는가를 평가하는 것이 목적

(4) 결과지표(outcome indication)

사업의 시행을 통해 달성하고자 하는 최종효과를 측정하기 위한 지표로 사업의 최종산
출을 통해 궁극적으로 얻으려는 성과의 달성 여부를 평가

3) 지표의 평가

평가지표는 신뢰도와 타당도, 감수성과 특이성, 객관성이 확보되어야 하며, 다음의 조건을 갖추어야 한다(이주열, 2009).

(1) 측정가능성(measurability)

객관성 측정이 가능하도록 계량화가 가능한 부분을 선정하며, 비계량 지수를 설정하는 경우 객관성 확보

(2) 개선가능성(improvability)

개선잠재력이 높은 분야선정

(3) 관리가능성(controllability)

평가받는 기관에서 통제할 수 있고 납득할 수 있는 지표

(4) 상대적 중요성(relative materiality)

평가목적, 대상에 따라 중요도가 높은 지표를 선정함으로써 지표수를 적정화할 필요가 있다.

(5) 충분성(sufficiency)

중복평가를 배제하면서 핵심평가 요소를 모두 포함

(6) 비교가능성(comparability)

연도별 개선정도를 비교할 수 있는 지표

4) 지표의 내용

보건사업별로 다양한 평가지표를 제시하고 있으나, 국민건강증진 종합계획 및 맞춤형, 방문건강관리사업의 영역별 평가지표는 아래와 같다.

(1) 국민건강증진 종합계획 주요 건강지표(2008)

영 역	평가지표
금연	술율(20세 이상 성인)
절주	고도위험 음주자 비율
운동	운동 실천율(주 5일 이상, 1일 총 30분 이상 중강도 운동 실천율)
영양	적정체중 인구비율(18.5≤신체질량지수<25)
암 관리	5대 암 검진 권고안 이행 수검률
만성질환관리	고혈압 치료율
전염병관리	결핵사망률

정신보건	우울증 유병률
구강보건	치아우식 경험률 5세(유치), 12세(영구치)
영유아보건	모유수유 실천율
모성보건	표준 산전 관리율
노인보건	일상생활동작 장애노인 발생률

(2) 2009년 맞춤형 방문건강관리사업 평가지표(안)(2009 맞춤형 방문건강관리 사업 안내, 보건복지가족부)

① 투입(8문항)

평가부문	평가기준	조사내용	비고
인력	인력투입 적정성	맞춤형 방문건강관리사업 대상가구(취약계층)대비 인력투입량 $$\frac{\text{방문건강관리사업 투입 인력 수}}{\text{기초생활수급자+건강보험부과하위 20\% 가구}}$$	
		현지조사: 방문건강관리사업 인력조사표에 따른 현지확인	
	연속 고용률	전담인력의 연속 고용률 $$\frac{\text{2008년 채용자 중 2009년 재채용된 전담인력 수}}{\text{2008년 배정된 전담인력 수}}$$	
	팀 구성의 다양성	맞춤형 방문건강관리사업팀 구성 • 의사 · 간호사 · 물리치료사 · 작업치료사 • 영양사 · 사회복지사 · 운동사 · 치과위생사	
	교육참여	맞춤형 방문건강관리사업 전담인력 교육 참석률	
조직	조직구성	맞춤형 방문건강관리사업 조직구성 (조직도 내 계 편성 여부 - 보건소 조직도 제출)	
	지역 담당제 운영 (절대평가)	방문건강관리사업 조직운영(지역 담당제 실시 여부)	
		현지조사: 방문건강관리사업 업무 분장표에 의해 각 지역담당제 대상자 중 각 5명(총 15명)을 임의로 선정하여 지역담당자를 선정	
예산	예산운영	방문건강관리사업 예산운영 $$\frac{\text{방문건강관리사업 전담인력비를 제외한 방문사업예산}}{\text{지자체인건비(총액임금제)를 제외한 전체예산}}$$	
		현지조사: 2009년 지자체 예산 계획서, 방문건강관리사업 수입지출 내역이 기재된 장부, 방문건강관리사업 회계장부 확인	
	예산집행률	맞춤형 방문건강관리사업 예산집행률 $$\frac{\text{맞춤형 방문건강관리사업 국비 집행액}}{\text{2009년 맞춤형 방문건강관리사업 국비예산액}}$$	

② 과정(8문항)

평가 부문	평가기준	조사내용
사업 운영	실무운영회 운영	실무운영회 개최(보건소장 주체, 위원: 각 사업 계장 및 팀장)
		현지조사: 운영회 위원의 참여여부를 운영회 회의록을 통해 확인(실무 위원회 구성 공문으로 확인)
	사례관리 집담회 운영	사례관리 집담회 개최(의사, 간호사, 물리치료사, 사회복지사, 영양사, 치과위생사, 작업치료사, 운동처방사)
		현지조사: 사례관리 운영일지를 통해 개최 및 참석자 확인
	사업홍보 활동	㉠ 방문건강관리사업 홍보물 ㉡ 매스미디어를 통한 방문건강관리사업 홍보
	1인단 관리가구	1인당 관리가구 $$\frac{\text{등록관리 가구 수(1~6순위)}}{\text{방문건강관리사업 투입인력 수}}$$
대상자 발견 및 관리	취약계층 방문건강관리율	취약계층 방문건강관리율 $$\frac{\text{사업대상1순위에서 5순위 관리가구 수}}{\text{기초생활수급권가+건강보험부과하위 20\% 가구 수}}$$
	가구 군별 평균방문	㉠ 1군 방문율 $$\frac{\text{1군 직접방문 횟수}}{\text{1군 등록 관리가구}}$$ ㉡ 2군 방문율 $$\frac{\text{2군 직접방문 횟수}}{\text{2군 등록 관리가구}}$$ ㉢ 3군 방문율 $$\frac{\text{3군 직접방문 횟수}}{\text{3군 등록 관리가구}}$$ *전체 등록가구 중 1, 2, 3군 비율 중 3군 비율이 30% 이상 시 감점 처리함.
	산모 신생아관리	산모 신생아 관리, 산모 신생아 관리자 수
	결혼이민자 관리	결혼이민자 관리, 결혼이민자 관리자 수

③ 결과(8문항)

평가 부문	평가기준	조사내용
대상자 관리	고혈압 조절률	고혈압 환자 조절률 $$\frac{\text{고혈압 조절자 수(혈압이 140/90mmHg 미만인 자)}}{\text{고혈압 전체등록자 수}}$$
	당뇨 조절률	당뇨 환자 조절률 $$\frac{\text{당뇨 조절자 수(당화혈색소 6.5\% 미만)}}{\text{당뇨 전체등록자 수}}$$ *2009년부터 당화혈색소 지표만 반영
		현지조사: 당뇨 환자 조절자 중 5명을 임의 선정하여 HbA1C 검사결과 확인

만족도	만족도	㉠ 대상자 만족도: 16개 시도별무작위 추출을 통화 전화만족도 조사실시 * 중앙에서 일괄 실시함. ㉡ 대상자 만족도 조사시행 ㉢ 대상자 만족도 조사결과 활용
건강 수준	주관적 건강감	주관적 건강감 · $\dfrac{\text{주관적 건강상태 '매우 좋음' 혹은 '좋음'에 해당하는 자}}{\text{19세 이상 성인}}$
	노인 우울	노인 우울율 · $\dfrac{\text{노인 우울 검사 5점 이상자}}{\text{65세 이상 노인}}$
	노인 낙상	노인 낙상 · $\dfrac{\text{지난 1년간 낙상을 경험한 자}}{\text{65세 이상 노인}}$
	모유수유	모유수유율 · $\dfrac{\text{4주 이상 모유 수유실천자}}{\text{산모−신생아 가구 중 분만자}}$
	규칙적 운동실천	규칙적 운동실천 · $\dfrac{\text{주 3회 이상 운동실천자}}{\text{19세 이상 성인}}$

1. 사정은 대상에 대한 정보를 수집하여 해석하고 종합적으로 정리하는 과정이다. 사정은 한 가지 특성을 한 가지 방법으로 측정 혹은 검사하지 않고 여러 가지 특성을 다양한 방법을 사용하여 종합적으로 파악한다. 사정은 필요한 자료를 수집하여 해석이 가능하도록 정리하는 것이고, 평가는 사정자료를 근거로 가치판단이나 의사결정을 수행한다는 점에서 구분된다. 모니터링은 일단 보건프로그램이 본래 계획대로 지속적으로 실행한다는 이유로 형성평가라고 한다.

2. 측정은 사물을 구분하기 위하여 규칙에 따라 대상이나 사건에 수를 부여하는 과정이다. 평가가 어떤 대상의 질이나 가치를 판단하는 것이라면, 측정은 어떤 행동이나 성격, 사물, 사건 등을 수량화하는 것이다. 검사는 시험과 같이 측정을 위한 척도로 개인의 행동이나 수행을 평가하는 데 사용된다.

3. 기관의 입장에서는 ① 보건프로그램이 효과적이라는 것을 다른 집단에게 보이고, ② 예산에 대한 근거를 확보하며, ③ 비용을 결정하고, ④ 장비 및 시설확장에 대한 지지를 얻으며, ⑤ 재원조달 기관에 사업의 효과를 제시하고, ⑥ 향후 보건프로그램의 활동을 결정하고자 평가를 실시한다.

4. 관리자의 입장에서는 ① 특정 보건프로그램에 대한 호의적인 반응을 이끌어 내고, ② 조직 내에서 관리자의 위치를 향상시키며, ③ 보다 강력하게 보건프로그램을 통제하는 수단을 얻고, ④ 보건프로그램에 대한 보다 많은 지지를 얻기 위한 계획서를 제출할 수 있는 근거를 얻고자 평가를 실시한다.

5. 일반인의 입장에서는 보건프로그램의 효과에 대한 정보와 실행된 보건프로그램의 특별한 이익을 얻으려 하기 때문에 평가가 중요하다. 전문가의 입장에서는 ① 학문 및 적용된 지식에 공헌하고자 하는 욕구를 충족시키고, ② 전문가로서의 발전을 위한 기회로 활용하며, ③ 합리적인 평가가 중요하다는 믿음을 확고히 할 목적으로 평가를 실시한다.

6. 목표달성 모형은 평가문제에 접근하는 가장 고전적인 방법으로 목표달성의 측정과 영향 사정의 두 요소로 이루어진다. 전자를 성취된 결과가 프로그램의 목표와 얼마나 일치하는가 하는 것이고, 후자는 실행 보건프로그램에 의하여 그런 결과가 도출되었는가를 파악하는 것이다.

7. 어떤 보건프로그램이든 의도하지 않고 예측할 수 없었던 부수효과가 나타날 수 있다. 부수효과 모형은 바로 이런 부수효과들에 대하여 어떻게 평가할 것인가를 고려하는 모형이다. 이 모형의 특징은 공식적인 목표는 여전히 가장 중요하며, 부수효과가 보충적인 역할을 한다는 데 있다.

8. 목표배제 모형은 Scriven(1973)이 제안한 것으로 평가의 출발점을 목표가 아니라 보건프로 그램을 가져온 결과로 본다. 이 모형은 평가자들이 사전에 결정된 보건프로그램의 목표에 지 나칠 정도로 집착하는 것에 대한 비판으로 등장하였다.

9. 포괄적 모형은 평가는 보건프로그램이 달성한 결과만을 그 대상으로 제한해서는 안 되며, 최 소한 집행단계 더 나아가 기획단계까지도 포함해야 한다는 것이다. 이 모형의 특징은 평가대 상의 범위, 즉 산출과 결과만이 아닌 다른 구성요소들도 평가된다는 점이다.

10. 의사결정 모형은 평가는 사전에 결정된 목표나 실질적인 결과, 또는 고객의 관심사 보다는 미래의 의사결정 형태나 현재 의사결정 과정이 진행 중인 사안을 중심으로 진행되어야 한다고 본다.

11. 효율성은 비용과 보건프로그램 결과를 연결시키는 방법으로 비용－편익과 비용－효과로 측 정될 수 있다. 비용－편익 분석은 보건프로그램의 투입과 산출을 모두 금전적인 기준으로 측 정하는 반면, 비용－효과 분석은 투입은 금전적인 기준으로 측정하고 산출은 실제적인 영향 의 측면에서 측정한다.

12. 고객지향 모형은 보건프로그램의 대상이 되는 사람들의 목표기대, 관심사, 필요성 등을 평 가의 기본원칙 및 판단의 기준으로 삼고 있다. 고객지향 평가의 가장 주된 요소는 해당 보건 프로그램 고객의 관심, 요구, 기대를 충족시켜 주는가를 살펴보는 것이다.

13. 동료집단검토 모형은 특정전문 분야에서 일단의 평가자들을 선발하여 그 전문분야 자체의 기준과 업무성과의 질적 표준을 바탕으로 하여 다른 구성원의 업무성과를 평가하도록 하는 방법이다.

14. 이 형성평가는 과정평가보다는 포괄적인 것으로 소비자와 공급자로부터 보건프로그램에 대한 의견을 수렴하고 보건프로그램 수행 전과 후에 모두 평가를 실시한다. 형성평가는 시간적인 기준에 따라 수행 도중에 집행전략이나 집행설계의 수정·보완을 위해 수행된다. 총괄평가는 연역법을 활용한다면, 형성평가는 귀납법을 활용한다. 형성평가는 과정 중심적이어서 보건프로그램이 개발, 수행, 전달되는 과정 중에 실시할 수 있다. 총괄평가는 성격상보다 체계화된 평가방법을 필수요건으로 하고 있는 반면에 형성평가는 모니터링 방법의 사용으로 수시로 필요한 자료를 수집한다. 형성평가는 모니터링의 방법과 환류를 중요시하기 때문에 융통성이 가장 큰 특징의 하나이다.

15. 총괄평가는 보건프로그램 실시 후에 얼마나 많은 사람들의 행동이 바뀌었으며 다른 목적도 보건프로그램을 통해서 달성되었나를 점검한다. 총괄평가는 보건프로그램이 실행된 후에 보건프로그램 미치는 실제영향을 추정하는 판단활동이다. 총괄평가는 최종평가와는 혼동되지 말아야 하는데 최종평가는 최종결과에만 집중하기 때문 보건프로그램 실행의 전반적인 과정에 나타날 수 있는 형성적 또는 총괄적 요소는 포함하지 않는다.

16. 과정평가를 단순히 보건프로그램 수행 중에 실시한다는 평가시점으로 이해하는 것은 잘못된 것이다. 과정평가는 보건프로그램 실행되는 과정자체에 대한 분석으로 보건프로그램 수행에서 나타는 문제, 즉 보건프로그램이 계획한 대로 실행되고 있는지, 보건프로그램이 실행되는 과정에서 문제가 무엇인지, 보건프로그램 실행방법에서 개선되어야 할 것은 무엇인지를 파악하게 된다. 과정평가의 대표적인 유형은 모니터링이다.

17. 영향평가는 보건프로그램 의도한 방향으로 어떤 변화를 일으켰는지를 검토하는 것이다. 이를 통해 보건프로그램이 행위를 얼마나 변화시켰고 지식을 얼마나 전달했는가를 평가할 수 있다. 이는 보건프로그램의 즉각적인 효과를 측정하는 것이다. 영향평가를 위하여 전제적인 것은 시계열적 자료를 수집하는 것이다. 인과적 영향을 밝히기 위한 평가 설계로는 가장 고전적인 비교실험 방식인 무작위 배정구성 비교집단 실험부터 짝짓기 구성을 통한 비교집단 실험, 포괄적 비교집단법, 통계적 비교집단법, 재귀적 비교집단법, 잠재적 비교집단법 등의 다양한 방법이 있다.

18. 사전평가는 보건프로그램이 실제로 설계되기 이전단계에 수행되며, 보건프로그램 기획가에게 어떤 유형의 보건프로그램이 필요한지를 결정할 수 있도록 도와준다. 사전평가에서 주로 활용하는 평가방법은 요구분석, 선행연구 검토, 모범사례 검토 등이다. 보건프로그램이 실행되기 전에 진행되는 평가에는 수행가능성 평가, 모델링 및 시뮬레이션, 다특질 효용평가 등이 있다. 보건프로그램을 실행하는 도중에 진행되는 평가로 업무량 평가, 형성평가, 수행평가, 과정평가 등이 있다. 보건프로그램을 실행한 후에 진행하는 평가에는 성과평가, 영향평가, 결과평가 등이 있다.

19. 내부평가는 실제 보건프로그램을 수행하고 있는 실무자에 의해서 이루어지는 평가이다. 보건프로그램 수행자가 그 보건프로그램에 대해서 평가하기 때문에 기관의 특성이나 보건프로그램의 독특한 성격을 반영할 수 있다는 장점이 있다. 외부평가는 내부평가로는 보건프로그램에 대해서 객관적으로 평가할 수 없다는 가정 하에 주로 전문기관이나 전문가들로 구성된 패널에 의하여 실시된다. 참여평가는 보건프로그램 수행자와 전문가뿐만 아니라 보건프로그램의 결과에 영향을 줄 수 있는 지역사회 집단 등 보건프로그램의 수혜자 대표자들이 평가에 참여하는 것이다.

20. 양적 평가는 고전적인 평가기법으로 보건프로그램의 목적에 적합하도록 가설을 설정하고 양적인 자료를 수집 및 분석하여 사업을 평가하는 것이다. 동등성 대조군 집단 사전·사후평가, 비동등선 대조군 집단 사전·사후평가, 대조군 없는 사전·사후평가, 사후평가 등의 평가설계가 있다. 질적 평가는 보건프로그램의 역동적인 모습과 보건프로그램 참여자들이 인식하는 영향과 결과에 대한 개인적인 정보 등을 얻기 위해서 실시하는 것이다. 질적 평가 방법에는 참여관찰법 및 심층면접법이 있으며, 이런 평가방법은 평가자에게 평가대상인 보건프로그램에 대해서 직접적으로 알 수 있게 해 준다.

21. 메타평가는 특정평가의 품질과 가치를 결정하는 평가라 할 수 있다. 특정평가 자체의 가치를 평가하는 것이기 때문에 평가의 구성요소인 평가의 주체, 대상, 기준 등에 대한 준거적인 틀을 메타평가의 요소로 구성하게 된다. 종합평가는 평가의 종합을 의미한다. 특정 보건프로그램이나 정책의 실태에 관하여 종합적이고 통합적인 정보를 적기에 제공하기 위한 집합적인 평가기술을 말한다. 종합평가는 여러 가지 방법으로 수행된 평가결과의 종합할 수 있어 각 평가에서 부족한 부분을 파악할 수 있다.

22. 업무량의 평가는 보건프로그램에 투입된 노력의 양을 조사하는 것이고, 실적평가는 보건프로그램 실시 후 이루어진 결과정도를 측정하는 것이다. 적절성은 보건프로그램의 활동이 필요한 수요를 어느 정도 충족시켰는지를 평가하는 것이다. 효율성에 대한 것은 인력, 비용, 시간 등 여러 가지 측면에서 각 대안들을 비교 및 검토하는 방법으로서 과연 투입된 인력, 예산, 시간 등을 고려할 때 투입 단위당 얻은 결과가 최대였는가를 평가하는 것이다. 과정에 대한 평가는 보건프로그램 수행과정 중 목적달성의 성패에 미치는 영향을 평가하는 것이다.

23. 효율성 분석은 여러 투입량이 얼마나 경제적으로 사용되어 산출량으로 전환되었는가를 파악한다. 보건프로그램의 영향(결과 또는 성과)이 그 보건프로그램의 목표를 달성하는 데 얼마나 기여했는가를 파악한다. 효용성은 보건프로그램의 영향과 당초의 수요를 비교한다. 보건프로그램이 대상집단의 수요를 만족시켜 변화를 초래했을 때에 그 보건프로그램은 효용성을 갖는다고 말할 수 있다. 보건프로그램의 지속가능성은 효용성이 얼마나 오래 지속되는가에 대한 문제로 해석될 수 있다.

24. 보건프로그램을 평가하는 데 기분은 이미 설정된 목표를 어느 정도 달성했는가에 대한 개량적 개념을 가직 객관적으로 분석되어야 한다. 설정된 평가기준의 달성 여부를 평가하기 위하여 평가지표를 선정하는 데 평가지표가 기본적으로 갖추어야 할 요건은 측정가능성, 개선가능성, 관리가능성, 상대적 중요성, 충분성, 비교가능성 등이다.

25. 모든 활동에서 평가의 의미는 단순히 그 활동의 목표달성 여부만을 판정하는 것이 아니라 문제점을 파악하고, 개선방안을 모색하여 효과적이고 효율적으로 업무수행이 이루어지도록 하는 적극적이고 체계적이며 지속적인 과정이라고 할 수 있다. 이러한 평가과정을 거쳐서 나온 결과는 미래를 예측하는 것이어야 한다. 평가과정은 일반적으로 사전검토, 자료수집, 자료분석, 결과도출 및 적용으로 나눌 수 있다.

제11장
프로그램 평가방법

제1절 프로그램 평가
*요약정리
*주관식 문제

제1절 프로그램 평가

1. 효과성 평가: 목적 또는 목표의 달성 정도를 분석하는 것

1) 개념

  (1) 적절성(appropriateness)

    클라이언트 욕구문제에 동조하는 정도

  (2) 효과성(effectiveness)

    프로그램 성과가 프로그램 목표에 도달하는 정도

  (3) 비용효과성(cost-effectiveness)

    금액으로 표현된 투입과 성과 사이의 관계

  (4) 효율성(efficiency)

    프로그램 투입이 주어진 프로그램 산출 수준을 최소화하거나 최대화하는 정도

  (5) 만족성(satisfaction)

    프로그램에 대한 클라이언트의 만족 정도

2) 평가의 기준종류

  (1) 효과성

    ① 클라이언트가 '얼마나 변화하였는가?' 혹은 '어느 정도의 성과를 얻었는가?'를 측정

    ② '프로그램의 목표를 달성했는가?'를 평가

    ③ 프로그램 평가하기 위한 대표적인 접근방법

  (2) 효율성

    A 프로그램과 B 프로그램에서 사전·사후 검사결과가 동일하게 나왔다 할지라도 클라이언트 한 명당 소요된 비용이 적을 때 효율성을 더 높게 평가

  (3) 클라이언트 만족도

    ① 클라이언트 만족도와 관련된 평가

    ② 클라이언트 불만, 고충처리 절차와 관련한 평기

    ③ 클라이언트 욕구와 관련된 평가

〈표 1〉 세 가지 기준에 의한 프로그램 평가의 예

평가내용	사회적응훈련	직업적응훈련	직업훈련
효과성	① 프로그램 참석률 ② 다른 프로그램 참가율 ③ 사회적응도(SAS-SR)	① 프로그램 참석률 ② 다른 프로그램 참가율 ③ 사회적응도(KS)	① 고용률 ② 참석률 ③ 임금 ④ 주관적 삶의 질(aws) ⑤ 작업수행능력(GS)
효율성	④ 훈련비용 최소 ⑤ 훈련기간	④ 훈련비용 ⑤ 훈련기간	⑥ 훈련비용 ⑦ 훈련기간
만족성	⑥ 프로그램 만족도	⑥ 프로그램 만족도	⑧ 프로그램 만족도 ⑨ 고용주의 만족도

※ 자료: 김동원, 장애인 재활프로그램 평가모형 개발연구, 미간행물.

3) 논리모형

기획, 실행, 평가를 돕는 사고방식이며 과정논리 모형이며, 상황, 투입, 활동, 산출, 결과를 포함한 프로그램 기획과 평가를 위한 모형이다

(1) 상황: 문제나 요구를 구체적으로 확인

(2) 투입: 목표달성 위해 사용하는 자원

(3) 산출: 투입과 활동에 의해 나타나는 일차적 결과

(4) 결과: 대상자 상황변화의 정도

4) 지표

(1) 구조지표(간접): 구조적 요인들이 서비스의 효과성에 영향을 미치는 것

(2) 과정지표(간접): 실행 중 인력들이 펼치는 활동이 프로그램의 효과성을 좌우

(3) 결과지표(직접): 활동의 최종 결과물로 얻어지는 것

〈표 2〉 미국 공동모금회(UWA)의 프로그램의 성과측정을 위한 논리모형의 예

투입 (inputs)	활동 (activities)	산출 (outputs)	성과 (outcomes)
프로그램 투입 사용된 자원들	프로그램 목적 수행을 위한 활동	활동결과에 따른 직접 산출물	프로그램 참여 중 또는 참 여결과 변화
(예) • 예산 • 직원, 투입기간	(예) • 노숙인에게 급식, 쉼터 제공	(예) • 교육 횟수 • 상담실시 횟수	(예) • 새로운 지식 • 향상된 기술

• 자원봉사자, 투입시간 • 시설, 설비 <제약조건> • 관련법률 • 규제 • 기부자,　자원기관의 　요구	• 직업훈련 실시 • 아동학대 이해관련 시 　민교육 • 임산부 상담 • 청소년 상담지도	• 배포된 교육자료 수 • 서비스 전달시간 • 지원대상자 수	• 태도 및 가치변화 ↓ • 행동수정 ↓ • 상황개선 • 사회적 지위 변화 등

2. 경제성 평가: 특정개입의 비용과 성과를 고려한 평가

1) 개념

(1) 비용효과 분석

① 투입과 산출을 비용과 효과단위로 측정 및 평가하는 방법

② 비용효과 분석은 영역이 다른 두 개 이상의 프로그램 중 어느 것이 더 효과를 창출하는
지 결정할 수는 없다.

(2) 비용편익 분석

① 가장 명료한 표준적인 경제성 평가방법

② 비용편익 분석은 두 개 혹은 그 이상의 비교집단에서 달성률에 대한 금전적인 비용(투
입)과 금전적인 편익(결과)을 비교하여 평가하는 방법

③ 비용-편익 분석은 성과를 화폐가치로 평가, 더 가치 있는 프로그램 결정 가능

〈표 3〉 경제적 분석에서 비용과 결과 측정의 예

연구/분석의 행태	집단에서 비용의 측정/가치부여	결과의 정의	결과의 측정/가치부여
비용 -효과	달러	단일효과, 양쪽 집단에 모두 적용, 그러나 서로 다른 정도로 달성	자연단위 (즉 수명연장연수, 장애경감일 수, 혈압감소치 등)
비용 -편익	달러	단일 혹은 복수 효과, 반드시 양쪽 집단에 모두 적용되지는 않음. 집단별로 따라 서로 다른 정도로 달성됨.	달러
비용 -효용	달러	달인 혹은 복수 효과, 반드시 양쪽 집단에 모두 적용되지는 않음. 집단별로 따라 서로 다른 정도로 달성됨.	건강일수, 또는(더 흔히) 질보징생존연수(QALY)
비용 -최소화	달러	모든 적합한 측면에서 동일	없음.

※ 자료: Drummon 등(1997), 옥스퍼드대학교 출판사의 허락 아래 재인용함.

2) 비용분석 방법

  (1) 대상인구 집단과 문제크기 정의

      위험에 처한 인구집단(분모)에서 문제의 크기(분자)를 선정하는 것

  (2) 보건학적 혹은 행태적인 목표의 정의

      기초상태에 대한 타당한 평가를 통해 도출된 측정 가능한 목표를 정의함으로써 다양한
  개입방법들을 비교하는 단계

  (3) 프로그램 비용의 정의-투입

      이 단계에서는 프로그램 수행과 관련된 비용의 상세한 내역, 직접비용(인건비와 비인건
  비)과 간접비용(시설의 임대, 유지 등)으로 나누어진다.

  (4) 전체비용의 정의

      사회적 관점(의료서비스, 입원치료와 관련된 서비스에 소요된 모든 건강관련 비용)과
  수행기관 관점(개입의 결과로 얻어진 비용절감과 특정 상태나 질환으로 인해 지출된 보건
  의료 관련비용)

  (5) 효과 혹은 결과의 서술-산출

      교육적, 행태적인 영향과 건강상의 결과변수를 확정하는 것

  (6) 민감도 분석

      비용의 절감 정도 CER(cost-effective rate) 및 CBS(cost-benefit rate)의 산정에 있
  어서 서로 다른 가정 사용 시의 비용을 추정해 보는 것

3. 질적 평가: 질적 조사방법을 사용하여 평가하는 방법

1) 개념

  (1) 질적 평가는 일반적으로 ① 자연스러운 상황에서 수행, ② 평가자를 활용하며, ③ 깊이
  있는 기술의 강조, ④ 성과보다는 사회적 과정에 초점, ⑤ 다양한 자료수집 방법을, ⑥ 자
  료분석에서 귀납적 접근법을 이용

  (2) 단점

      적절한 측정체계를 찾는 것을 포기할 수 있다.

2) 종류

  (1) 관찰법

      ① 참여적 관찰

      ② 6하원칙에 근거한 관찰: 누가, 무엇을, 언제, 어디서, 어떻게, 왜

      ③ 참여관찰의 단점: 경제적 소모↑, 객관성↓, 정확도↓

  (2) 면담

      참여자 자신의 이야기를 자신의 언어로 이야기하도록 한다.

      ① 면담방법의 결정

          ㉠ 구조적 면담

          ㉡ 비구조적 면담

          ㉢ 반구조적 면담

      ② 면담장소의 선정: 방해받지 않는 환경과 면담자가 편안하게 하는 장소와 시간의 선택

      ③ 면담자료 시의 기입

          ㉠ 현장 노트의 기록: 관찰 또는 면담 동안 연구자에게 모아진 정보를 자세히 기록,
          분위기와 감정까지도 기록한다.

          ㉡ 개인지, 연구방법론적 일지: 메모장의 도움, 탐구하는 동안 기록된 개인적/방법론
          적 노트 모음, 분석 일지: 연구과정의 요약

      ④ 서류, 사진, 일기, 메모, VCR

3) 방법

  (1) 자료수집을 위해 평가자가 가장 자주 쓰는 방법

      개방형 면담과 현장관찰, 현장메모, 프로그램 문서검토 등

  (2) 자료분석에 많이 쓰이는 방법

      자료의 코딩, 자료배열을 위한 행렬배치, 삼각 분할법 등

  (3) 질적 평가 연구의 신빙성 정도에 점수를 매기고 등급을 매기는 방법론

      ① 신빙성의 등급 순위는 아래에 서술된 5개 범주 각각의 점수합산을 근거로 한다.

      ② 신빙성 등급순위는 아래의 범례들을 사용(cesario, morin과 santa-donato, 2002)

          ㉠ 1등급: 총점 22.5~30, 전체기준의 75~100% 충족

          ㉡ 2등급: 총점 15~22.4, 전체기준의 50~74% 충족

          ㉢ 3등급: 총점 15점 미만, 전체기준의 충족정도가 50% 미만

○ 질적 연구평가

① DV＝서술의 명확성(descriptive vividness)

② MC＝방법론적 적합성(methodological congruence)

　　㉠ RD＝문헌조사의 정밀성(rigor in documentation)

　　㉡ PR＝설차상의 정밀성(procedural rigor)

　　㉢ ER＝윤리적 엄격성(ethical rigor)

　　㉣ C＝정확성(confirmability)

③ AP＝분석적 정확성(analytic preciseness)

④ TC＝이론적 관련성(theoretical connectedness)

⑤ HR＝귀납적 타당성(heuristic relevance)

　　㉠ IR＝직관적 인식(intuitive recognition)

　　㉡ RBK＝기존지식 체계와의 관련성(relationship to existing body of knowledge)

　　㉢ A＝적용성(applicability)

〈배점범위〉

3＝좋음＝기준충족도 75~100%

2＝보통＝기준충족도 50~74%

1＝나쁨＝기준충족도 25~49%

0＝미달＝기준충족도 25% 미만

1. 효과성 평가는 보건프로그램이 원래 의도했던 목적 또는 목표의 달성 정도를 분석하는 것이다. 보건프로그램의 효과성 평가는 보건프로그램 자체의 목표달성과 클라이언트에 대한 서비스 목표중심으로 이루어진다. 결과적으로 클라이언트에게 제공된 서비스에 중점을 두어 서비스 질이 평가의 중요한 기준이 된다.

2. 구조지표는 보건프로그램의 배경이 되는 보건조직 및 담당자의 특성과 같은 구조적 요인들이 보건프로그램과 서비스의 효과성에 영향을 미치는 것을 가리킨다. 과정지표는 보건프로그램의 실행과정에서 담당인력들이 펼치는 활동이 보건프로그램의 활동의 최종결과물로 얻어지는 것이다. 구조지표와 과정지표는 보건프로그램의 효과성을 측정하고 클라이언트에 대한 서비스의 질을 알아보는 간접적 지표이다. 이와 달리 결과지표는 보건프로그램이 투입되어 일정한 과정을 거쳐 산출되는 최종의 직접적 지표가 된다.

3. 논리모형은 보건프로그램 기획과 평가를 위한 도구로 보건프로그램의 투입, 활동, 산출, 결과 간의 관계를 논리적으로 연결해 준다. 논리모형은 보건프로그램이 진행되는 과정을 차트와 그림 등으로 표시해서 시각적으로 전체 보건프로그램에 대한 이해를 증진시킨다. 논리모형은 상황, 투입, 활동, 산출, 결과 등으로 이루어져 있다. 그런데, 5가지 구성요소는 서로 간에 논리적으로 정당하게 연결되도록 설계되어야 한다.

4. 상황은 보건프로그램이 시작되기 전에 개입의 대상이 되는 클라이언트의 당면한 문제나 요구를 구체적으로 확인한다. 투입은 보건프로그램이 목표달성을 위해 사용하는 자원을 말한다. 활동은 투입이 산출로 전환되는 과정적 산물로 주로 보건프로그램 제공자들이 무엇을 하는지를 나타낸다. 산출은 투입과 활동에 의해 나타나는 일차적인 결과로 주로 보건프로그램 대상에 나타나는 결과로 표시한다. 결과는 보건프로그램 개입을 통해 얻으려고 하는 대상자의 상황변화의 정도를 의미한다.

5. 논리모형은 보건프로그램의 진행과정을 쉽게 파악할 수 있도록 순서에 따라 그림으로 표시한다. 논리모형에서 기술한 인과관계는 추정일 뿐이고 실제 보건프로그램에서 원인과 결과 관

계를 보여 주는 것은 아니다. 논리모형은 기대되는 결과에 초점을 맞춘다. 논리모형은 기획, 실행, 평가를 돕는 사고방식이며 과정이지 만능해결책은 아니다. 각 구성요소도 중요하지만 구성요소 간의 연관관계에 관심을 기울여야 한다.

6. 효과성 평가를 위한 조사설계는 기본적으로 보건 조사방법에서 다루고 있는 내용과 동일하다. 조사설계는 크게 진실험설계, 준실험설계, 비실험설계 등으로 나누어진다. 진실험설계의 종류로는 대조군 사후측정설계, 대조군 사전·사후설계, 솔로몬의 4집단설계 등이 대표적이다. 준실험설계는 무작위 배정에 의하여 실험군과 대조군의 동등화를 꾀할 수 없을 때 무작위배정에 의한 방법 대신에 다른 방법을 통하여 실험군과 유사한 비교집단을 구성하려고 노력하는 설계방법이다.

7. 경제성 평가는 목적 또는 목표를 달성하는 가장 효율적인 방법을 확인하기 위하여 특정개입의 비용과 성과를 고려한다. 따라서 경제성 평가의 목적은 제한된 자원의 최적이용에 관한 결정을 하는 데 필요한 정보를 제시하는 것이다. 경제성 평가는 여러 가지 분석방법으로 이용될 수 있는 가장 대표적인 것으로 비용-효과 분석과 비용-편익 분석을 들 수 있다.

8. 비용-효과분석은 경제성 평가의 한 방법으로 투입과 산출을 각각 비용과 효과단위로 측정 및 평가하는 방법이다. 비용-효과성이란 프로그램 비용과 관련하여 특정 보건프로그램의 개입이 달성하는 성과의 효과성을 말한다. 비용-편익 분석과는 달리 투입에 의해 발생되는 편익이 현금가치로 표현되는 것도 있지만, 그렇지 않은 것들도 있다. 따라서 이는 모든 편익을 화폐가치로 계량화시켜야 하는 비용-편익 분석과는 달리 비용은 계산이 되나 효과 면에서 어떤 주어진 "목적 달성"을 위한 대안적인 여러 가지 개입방법들을 비교하여 그중에서 가장 효과가 큰 방법을 찾아내는 것이다. 비용-효과 분석은 보건분야의 경제적 평가에서 가장 일반적으로 활용된다.

9. 비용-효과 분석은 보건프로그램의 비용만 화폐가치고 표현하고, 보건프로그램의 결과는 화폐적 가치로 전환하지 않아도 된다. 비용-효과 분석이란 비용은 화폐가치로 전환될 수 있으나 편익은 화폐가치로 전화되기 어려운 보건프로그램에 대하여 상대적 효율성을 측정하기 위해서 사용되는 경저제거 평가방식이라고 할 수 있다. 비용-효과 분석은 영역이 다른 경우 두

개 이상의 보건프로그램 중 어느 것이 더 효과를 창출하는지를 결정할 수 없다. 비용-효과 분석은 많은 다른 척도로 측정되는 다차원적인 성과는 해석하기 어렵다. 비용-효과 분석은 직접적으로 서비스가 클라이언트에게 가져다주는 서비스의 질을 분석하는 데는 한계를 가지고 있다.

10. 비용-편익 분석은 비용과 편익을 화폐가치로 측정하기 때문에 특정개입의 비용과 편익 간 직접비교가 가능하여 가장 명료한 표준적인 경제성 평가방법이다. 비용-효과 분석은 보건프로그램 간의 비교를 허용하고 투입비용에 대한 효과의 크기에 따라 보건프로그램의 우선순위를 정하는 데 도움을 준다. 즉 비용-효과 분석은 특정한 성과를 달성하는 데 있어서 단위효과성에 따라 비용투입의 정도를 비교함으로써 효율적 보건프로그램과 비효율적 보건프로그램의 구별을 용이하게 한다.

11. 비용-편익 분석은 많은 측면에서 비용-효과 분석보다 범위가 넓다. 또한 비용-편익 분석은 배분효율성의 문제를 알려 줄 수 있다. 비용-효과 분석은 특정성과에 한정된 생산적 효율성의 문제를 주로 다루지만, 비용-편익 분석은 생산적 효율성뿐만 아니라 다른 특성을 가진 성과들에게 대한 배분적 효율성을 다룰 수 있다. 비용-효과 분석은 해당분야의 성과 안에서만 경제적 평가가 가능한 반면, 비용-편익 분석은 타 분야와도 비교가 가능하다는 것이다. 또한 비용-편익 분석은 성과를 화폐가치로 평가하기 때문에 해당분야의 보건프로그램에 대하여 상대적인 가치를 부여하고 더 나아가 어느 보건프로그램이 더 가치가 있는지 결정할 수 있다.

12. 질적 평가는 질적 조사 방법을 사용하여 평가하는 방법을 말한다. 질적 조사는 인간과 사회적 현상을 자연주의적이고 해석학적 접근을 통해서 이해하고 규명하는 데 초점을 둔 연구방법이다. 직절평가의 대표적인 자료수집의 방법은 현장관찰에 의한 관찰기록, 심층면접에 의한 자료, 문서와 다른 기존자료의 활용 등이 있다. 현장관찰은 보건프로그램이 수행되는 현장의 실제상황에서 현장을 실제로 보거나 참여자의 행동을 유심히 살펴서 자료를 수집하는 방법을 말한다. 심층면접이란 질적 평가에서 평가자가 참여자를 대상으로 자유롭게 말할 수 있도록 면담을 실시하여 자료를 수집하는 방법이다. 문서는 공문서이든 사문서든 상관없이 질적 평가의 자료로 활용될 수 있다.

◈ 주관식 문제 ◈

1. 평가의 대상영역은?

　☞ 해답

　서비스 노력, 성취도, 효율성, 성공과 실패요인, 향후 지속 어부와 확대가능싱 평가

2. 보건사업 평가의 4가지 유형은?

　☞ 해답

　구조, 과정, 영향, 결과평가

3. 프로그램에 대한 기술적인 자료 확보 및 단기결과를 문서화하기 위한 자료를 얻는 데 사용
　되는 평가유형은?

　☞ 해답

　영향평가

4. 투입, 과정, 산출, 결과에 대한 정보를 통해 업무를 혁신가능성을 바탕으로 하는 평
　가모델은?

　☞ 해답

　논리모형

5. CDC 보건사업 평가모델의 효과평가기준은?

　☞ 해답

　효용성, 실행가능성, 타당성, 정확성

6. 일반적이고 추상적인 프로그램의 구성요소를 관찰 가능하고 측정 가능하도록 구체적으로
　표현한 것을 무엇이라고 하는가?

　☞ 해답

　지표

7. 사업계획 수립 시 설정된 목표를 제대로 정확히 측정 가능하기 위해서 만족시켜야 할 지표
의 요건 2가지는?

☞ 해답

타당도, 신뢰도

8. 연구집단에 보건교육을 실시하기 전, 후 관찰을 실시하고 비교집단은 교육을 실시하지 않
고 사전, 사후 관찰을 실시하여 연구집단과 비교집단의 관찰차이를 비교하는 평가설계 방
법은?

☞ 해답

두 집단의 사전, 사후 완전비교

9. 적은 비용으로 간단하게 실시할 수 있는 장점이 있는 반면 낮은 회수율과 낮은 신뢰도 가
단점이 될 수 있는 평가방법은?

☞ 해답

설문조사

10. 평가보고서 내용으로 고려할 사항은 어떤 것들이 있는가?

☞ 해답

배경, 설명, 목적, 방법, 장애물, 결과 등

11. 보건사업 평가의 종류에서 경제학적 평가유형은?

☞ 해답

① 비용효과 분석: 사업의 성취를 보건사업의 효과로 표현

② 비용편익 분석: 사업의 성취를 화폐단위의 이익(편익)으로 환산하여 표현(비용＝이익/편
익), 비용편익 분석은 다른 사업 간의 비교 시 사용

③ 비용효용 분석: 보건사업으로 인한 건강효과를 질보정생명연장연수(QALY)로 측정

12. 로직모델(Logic model)의 단계별 기본과정은?

☞ 해답

① 투입: 건강증진 사업수행을 위한 자원(인력, 시설, 장비, 정보, 예산)

② 과정: 자원을 활용하여 수행할 사업(참가자 수, 사용예산액, 과정, 문제점)

③ 산출: 프로그램을 통해 제공한 서비스나 사업량

④ 결과: 서비스나 프로그램을 통해 얻은 결과(기여요인, 결정인, 건강수준, 사회지표)

※ 로직모델의 가장 큰 장점은 사업 전 과정에 대한 흐름도(flow-diagram)를 쉽게 파악할 수 있다는 것이다.

13. 성과관리에 따른 평가지표를 설명하시오.

☞ 해답

① 결과지표: 산출이 사업대상에 미친 영향

② 산출지표: 결과로 생산된 재화 및 용역

③ 활동지표: 투입을 산출로 변화시키기 위한 활동 및 수행업무

④ 투입지표: 사업수행을 위해 사용된 자원

14. 평가과정 관리(Timmreck, 1995)를 위해 하지 말아야 할 것은?

☞ 해답

① 좀 더 단순한 기술이 성공했다면 섬세하고 복잡한 평가 설계를 사용하지 마라.

② 프로그램을 실행하기 위한 적절한 자원이 부족하다면 평가를 시도하지 마라.

③ 평가되고 있는 것과 비례하지 않게 평가 설계를 사용하지 마라.

④ 단순하고 확실한 질문을 유보하지 마라.

⑤ 설문지로부터 수집된 과신하는 목표자료와 의견들과 관찰로부터 수집된 주관적인 정보는 무시하지 마라.

15. 보건프로그램 평가보고서 작성요령은?

☞ 해답

① 분명하고 간결한 결과제시

② 이해관계계의 역할과 관계요약

③ 평가의 핵심과 한계설명

④ 평가기획과 절차요약

⑤ 평가의 강점과 약점 작성

⑥ 권고의 이점과 손실 작성

⑦ 보고서는 편견 없이 정확하다는 것을 확증

⑧ 전문용어 사용의 축소

⑨ 예시 & 삽화 & 그래픽 스토리 사용

⑩ 적시에 보고서 준비와 보급

⑪ 가능한 한 많은 이해관계자들에게 보고서 보급

16. 보건프로그램 평가보고서 내용으로 고려할 사항은?

☞ 해답

① 배경(background): 프로그램의 목표 및 목적

② 설명(description): 어떤 내용이 평가되어 있는지?

③ 목적(purpose): 평가가 실행된 이유는 무엇인지?

③ 방법(methodology): 평가실시 방법은?(누구와 같이, 언제, 얼마나 많이, 어떤 도구를 사용 했는지 등)

④ 장애물(obstacles): 평가를 설계하거나 실행하는 데 문제점

⑤ 결과(results): 찾아낸 결과는, 프로그램에 응용할 수 있는 것은?

17. 보건프로그램 평가보고서의 역할을 설명하시오.

☞ 해답

① 평가의 결과나 변화되어야 하는 행동들에 대해 정확하게 분석할 수 있는 원리제공

② 프로그램을 통한 결과물

③ 프로그램이나 자료가 주의 깊게 개발되었다는 증거

④ 유사한 프로그램 또는 자료개발에 관심이 있는 다른 사람들에게 도움이 될 자료

⑤ 향후 평가활동을 위한 기초가 된다.

제12장
보건교육 관련 보건의약 관계법규

제1절 국민건강증진법

제1조(목적)

이 법은 국민에게 건강에 대한 가치와 책임의식을 함양하도록 건강에 관한 바른 지식을 보급하고 스스로 건강생활을 실천할 수 있는 여건을 조성함으로써 국민의 건강을 증진함을 목적으로 한다.

제2조(정의)

이 법에서 사용하는 용어의 정의는 다음과 같다.

1. "국민건강증진사업"이라 함은 보건교육, 질병예방, 영양개선 및 건강생활의 실천 등을 통하여 국민의 건강을 증진시키는 사업을 말한다.
2. "보건교육"이라 함은 개인 또는 집단으로 하여금 건강에 유익한 행위를 자발적으로 수행하도록 하는 교육을 말한다.
3. "영양개선"이라 함은 개인 또는 집단이 균형된 식생활을 통하여 건강을 개선시키는 것을 말한다.

제11조(보건교육의 관장)

보건복지부장관은 국민의 보건교육에 관하여 관계중앙행정기관의 장과 협의하여 이를 총괄한다. 〈개정 1997.12.13., 2008.2.29., 2010.1.18.〉

제12조(보건교육의 실시 등)

① 국가 및 지방자치단체는 모든 국민이 건강생활을 실천할 수 있도록 그 대상이 되는 개인 또는 집단의 특성·건강상태·건강의식 수준 등에 따라 적절한 보건교육을 실시한다.

② 국가 또는 지방자치단체는 국민건강증진사업 관련법인 또는 단체 등이 보건교육을 실시할 경우 이에 필요한 지원을 할 수 있다. 〈개정 1999.2.8.〉

③ 보건복지부장관, 시·도지사 및 시장·군수·구청장은 제2항의 규정에 의하여 보건교육을 실시하는 국민건강증진사업 관련법인 또는 단체 등에 대하여 보건교육의 계획 및 그 결과에 관한 자료를 요청할 수 있다. 〈개정 1997.12.13., 1999.2.8., 2008.2.29., 2010.1.18.〉

④ 제1항의 규정에 의한 보건교육의 내용은 대통령령으로 정한다. 〈개정 1999.2.8.〉

제12조의2(보건교육사 자격증의 교부 등)

① 보건복지부장관은 국민건강증진 및 보건교육에 관한 전문지식을 가진 자에게 보건교육사의 자격증을 교부할 수 있다. 〈개정 2008.2.29., 2010.1.18.〉

② 다음 각 호의 1에 해당하는 자는 보건교육사가 될 수 없다. 〈개정 2005.3.31.〉

1. 금치산자 또는 한정치산자

2. 파산선고를 받은 자로서 복권되지 아니한 자

3. 금고 이상의 실형의 선고를 받고 그 집행이 종료되지 아니하거나 그 집행을 받지 아니하기로 확정되지 아니한 자

4. 법률 또는 법원의 판결에 의하여 자격이 상실 또는 정지된 자

③ 제1항의 규정에 의한 보건교육사의 등급은 1급 내지 3급으로 하고, 등급별 자격기준 및 자격증의 교부절차 등에 관하여 필요한 사항은 대통령령으로 정한다.

④ 보건교육사 1급의 자격증을 교부받고자 하는 자는 국가시험에 합격하여야 한다.

⑤ 보건복지부장관은 제1항의 규정에 의하여 보건교육사의 자격증을 교부하는 때에는 보건복지부령이 정하는 바에 의하여 수수료를 징수할 수 있다. 〈개정 2008.2.29., 2010.1.18.〉

[본조신설 2003.9.29.]

제12조의3(국가시험)

① 제12조의2 제4항의 규정에 의한 국가시험은 보건복지부장관이 시행한다. 다만, 보건복지부장관은 국가시험의 관리를 대통령령이 정하는 바에 의하여 시험관리 능력이 있다고 인정하는 관계전문기관에 위탁할 수 있다. 〈개정 2008.2.29., 2010.1.18.〉

② 보건복지부장관은 제1항 단서의 규정에 의하여 국가시험의 관리를 위탁한 때에는 그에 소요되는 비용을 예산의 범위 안에서 보조할 수 있다. 〈개정 2008.2.29., 2010.1.18.〉

③ 보건복지부장관(제1항 단서의 규정에 의하여 국가시험의 관리를 위탁받은 기관을 포함한다)은 보건복지부령이 정하는 금액을 응시수수료로 징수할 수 있다.
〈개정 2008.2.29., 2010.1.18.〉

④ 시험과목·응시자격 등 자격시험의 실시에 관하여 필요한 사항은 대통령령으로 정한다.

[본조신설 2003.9.29.]

제12조의4(보건교육사의 채용)

 국가 및 지방자치단체는 대통령령이 정하는 국민건강증진사업 관련법인 또는 단체 등에 대하여 보건교육사를 그 종사자로 채용하도록 권장하여야 한다.

 [본조신설 2003.9.29.]

제13조(보건교육의 평가)

 ① 보건복지부장관은 정기적으로 국민의 보건교육의 성과에 관하여 평가를 하여야 한다. 〈개정 1997.12.13., 2008.2.29., 2010.1.18.〉

 ② 제1항의 규정에 의한 평가의 방법 및 내용은 보건복지부령으로 정한다. 〈개정 1997.12.13., 2008.2.29., 2010.1.18.〉

제14조(보건교육의 개발 등)

 보건복지부장관은 정부출연연구기관 등의 설립·운영 및 육성에 관한법률에 의한 한국보건사회연구원으로 하여금 보건교육에 관한 정보·자료의 수집·개발 및 조사, 그 교육의 평가 기타 필요한 업무를 행하게 할 수 있다. 〈개정 1997.12.13., 1999.1.29., 2008.2.29., 2010.1.18.〉

 [영] 제17조(보건교육의 내용)

 법 제12조의 규정에 의한 보건교육에는 다음 각 호의 사항이 포함되어야 한다.

 ① 금연·절주 등 건강생활의 실천에 관한 사항

 ② 만성퇴행성 질환 등 질병의 예방에 관한 사항

 ③ 영양 및 식생활에 관한 사항

 ④ 구강건강에 관한 사항

 ⑤ 공중위생에 관한 사항

 ⑥ 건강증진을 위한 체육활동에 관한 사항

 ⑦ 기타 건강증진사업에 관한 사항

 [영] 제18조(보건교육사 등급별 자격기준 등)

 ① 법 제12조의2 제3항에 다른 보건교육사의 등급별 자격기준은 [별표 2]와 같다.

 ② 보건교육사 자격증을 발급받으려는 자는 보건복지부령으로 정하는 바에 따라 보건교육사 자격증 발급신청서에 그 자격을 증명하는 서류를 첨부하여 보건복지부장관에게 제출하여야 한다. 〈개정 2010.3.15.〉

 [본조신설 2008.12.31.]

[별표 2] 〈개정 2010.3.15.〉

<u>보건교육사의 등급별 자격기준</u>(제18조 제1항 관련)

등 급	자격기준
보건교육사 1급	보건교육사 1급 시험에 합격한 자
보건교육사 2급	1. 보건교육사 2급 시험에 합격한 자 2. 보건교육사 3급 자격을 취득한 자로서 보건복지부장관이 정하여 고시하는 보건교육 업무에 3년 이상 종사한 자
보건교육사 3급	보건교육사 3급 시험에 합격한 자

[영] 제18조의2(국가시험의 시행 등)

① 보건복지부장관은 법 제12조의3에 따른 보건교육사 국가시험(이하 "시험"이라 한다)을 매년 1회 이상 실시한다. 〈개정 2010.3.15.〉

② 보건복지부장관은 법 제12조의3 제1항 단서에 따라 시험의 관리를 보건복지부장관이 시험 관리 능력이 있다고 인정하여 지정·고시하는 다음 각 호의 요건을 갖춘 관계전문기관에 위탁한다. 〈개정 2010.3.15.〉

1. 정부가 설립·운영비용의 일부를 출연한 비영리법인

2. 국가시험에 관한 조사·연구 등을 통하여 국가시험에 관한 전문적인 능력을 갖춘 비영리법인

③ 제2항에 따라 시험의 관리를 위탁받은 기관(이하 "시험관리기관"이라 한다)의 장은 시험을 실시하려면 미리 보건복지부장관의 승인을 받아 시험일시·시험장소 및 응시원서의 제출기간, 합격자 발표의 예정일 및 방법, 그 밖에 시험에 필요한 사항을 시험 30일 전까지 공고하여야 한다. 〈개정 2010.3.15.〉

④ 법 제12조의3 제4항에 따른 시험과목은 [별표 3]과 같다.

⑤ 시험방법은 필기시험으로 하며, 시험의 합격자는 각 과목 4할 이상, 전 과목 총점의 6할 이상을 득점한 자로 한다.

[본조신설 2008.12.31.]

[별표 3] 〈신설 2008.12.31.〉

보건교육사 시험과목(제18조의2 제4항 관련)

등 급	자격기준
보건교육사 1급	보건프로그램 개발 및 평가, 보건교육방법론, 보건사업관리
보건교육사 2급	보건교육학, 보건학, 보건프로그램 개발 및 평가, 보건교육방법론, 조사방법론, 보건사업관리, 보건의사소통, 보건의료법규
보건교육사 3급	보건교육학, 보건학, 보건프로그램 개발 및 평가, 보건의료법규

[영] 제18조의3(시험의 응시자격 및 시험관리)

① 법 제12조의3 제4항에 다른 시험의 응시자격은 [별표 4]와 같다.

② 시험에 응시하려는 자는 시험관리 기관의 장이 정하는 응시원서를 시험관리 기관의 장에게 제출(전자문서에 따른 제출을 포함한다)하여야 한다.

③ 시험관리 기관의 장은 시험을 실시한 경우 합격자를 결정·발표하고, 그 합격자에 대한 다음 각 호의 사항을 보건복지부장관에게 통보하여야 한다. 〈개정 2010.3.15.〉

1. 성명 및 주소

2. 시험 합격번호 및 합격연월일

[본조신설 2008.12.31.]

[별표 4] 〈개정 2010.3.15.〉

보건교육사 국가시험 응시자격(제18조의3 제1항 관련)

등 급	자격기준
보건교육사 1급	1. 보건교육사 2급 자격을 취득한 자로서 시험일 현재 보건복지부장관이 정하여 고시하는 보건교육 업무에 3년 이상 종사한 자 2. 「고등교육법」에 따른 대학원 또는 이와 동등 이상의 교육과정에서 보건복지부령으로 정하는 보건교육 관련 교과목을 이수하고 석사 또는 박사학위를 취득한 자로서 시험일 현재 보건복지부장관이 정하여 고시하는 보건교육 업무에 2년 이상 종사한 자
보건교육사 2급	「고등교육법」 제2조에 따른 학교 또는 이와 동등 이상의 교육과정에서 보건복지부령으로 정하는 보건교육 관련 교과목을 이수하고 전문학사학위 이상을 취득한 자
보건교육사 3급	1. 시험일 현재 보건복지부장관이 정하여 고시는 보건교육 업무에 3년 이상 종사한 자 2. 2009년 1월 1일 이전에 보건복지부장관이 정하여 고시하는 민간단체의 보건교육사 양성 과정을 이수한 자 3. 「고등교육법」 제2조에 따른 학교 또는 이와 동등 이상의 교육과정에서 보건복지부령으로 정하는 보건교육 관련 교과목 중 필수과목 5과목 이상, 선택과목 2과목 이상을 이수하고 전문학사 학위 이상을 취득한 자

제25조(기금의 사용 등)

① 기금은 다음 각 호의 사업에 사용한다. 〈개정 2004.12.30.〉

1. 금연교육 및 광고 등 술자를 위한 건강관리사업

2. 건강생활의 지원사업

3. 보건교육 및 그 자료의 개발

4. 보건통계의 작성·보급과 보건의료 관련조사·연구 및 개발에 관한 사업

5. 질병의 예방·검진·관리 및 암의 치료를 위한 사업

6. 국민영양 관리사업

7. 구강건강 관리사업

8. 시·도지사 및 시장·군수·구청장이 행하는 건강증진사업

9. 공공보건의료 및 건강증진을 위한 시설·장비의 확충

10. 기금의 관리·운용에 필요한 경비

11. 그 밖에 국민건강증진사업에 소요되는 경비로 대통령령이 정하는 사업

② 보건복지부장관은 기금을 제1항 각 호의 사업에 사용함에 있어서 아동·여성·노인·장애인 등에 대하여 특별히 배려·지원할 수 있다. 〈신설 2004.12.30., 2008.2.29., 2010.1.18.〉

③ 보건복지부장관은 기금을 제1항 각 호의 사업에 사용함에 있어서 필요한 경우에는 보조금으로 교부할 수 있다. 〈개정 1997.12.13., 208.2.29., 2010.1.18.〉

규칙 제7조의2(보건교육사 관련 교과목)

[영] [별표 4]에서 "보건복지부령으로 정하는 보건교육 관련 교과목"이란 [별표 4]의 교과목을 말한다. 〈개정 2010.3.19.〉

[본조신설 2008.12.31.]

[별표 4] 〈개정 2010.3.19.〉

<u>보건교육 관련 교과목</u>(제7조의2 관련)

구 분	자격기준	최소 이수과목 및 학점
필수 과목	보건교육학, 보건학, 보건프로그램 개발 및 평가, 보건교육방법론, 보건교육실습, 조사방법론, 보건사업관리, 보건의사소통, 보건의료법규	총 9과목 및 총 22학점 이수
선택 과목	해부생리, 보건통계, 보건정보, 인간발달론, 사회심리학, 보건윤리, 환경보건, 역학, 질병관리, 안전교육, 생식보건, 재활보건, 식품위생, 정신보건, 보건영양, 건강과 운동, 구강보건, 아동보건, 노인보건, 학교보건, 산업보건, 지역사회보건	총 4과목 및 총 10학점 이수

※ 비고: 교과목의 명칭이 동일하지 아니하더라도 보건복지부장관 또는 보건복지부장관이 정하여 고시하는 보건교육 관련법인·단체가 교과의 내용이 동일한지 여부를 심사하여 동일하다고 인정하는 경우에는 동일과목으로 본다.

제2절 지역보건법

제9조(보건소의 업무)

보건소는 당해 지방자치단체의 관할구역 안에서 행하여지는 다음 각 호의 사항을 관장한다.
〈개정 2008.2.29., 2009.12.29., 2010.1.18.〉

1. 국민건강증진·보건교육·구강건강 및 영양개선사업

[별표 1] 〈개정 2010.3.19.〉

보건소에서 관장할 수 있는 업무의 예시(제5조 제1항 관련)

나. 보건교육	(1) 개인 또는 집단에 대한 보건교육 실시 　(가) 금연·절주 등 건강생활의 실천에 관한 사항 　(나) 만성퇴행성 질환 등 질병의 예방에 관한 사항 　(다) 영양 및 식생활에 관한 사항 　(라) 구강건강에 관한 사항 　(마) 공중위생에 관한 사항 　(바) 건강증진을 위한 체육활동에 관한 사항 　(사) 기타 건강증진사업에 관한 사항

제3절 농어촌 등 보건의료를 위한 특별조치법

제14조(보건진료원의 업무)

② 보건진료원은 제1항 각 호의 의료행위 외에 다음 각 호의 업무를 수행한다.
〈개정 1992.6.1.〉

4. 주민의 건강에 관한 업무를 담당하는 자에 대한 교육 및 지도에 관한 업무

제4절 학교보건법

제9조의2(보건교육)

　교육과학기술부장관은 「초·중등교육법」 제2조에 따른 학교에서 모든 학생들을 대상으로 보건교육을 체계적으로 실시하여야 한다. 이 경우 실시 시간, 도서 등 그 운영에 필요한 사항은 교육과학시술부장관이 정한다. 〈개정 2008.2.29.〉

　[본조신설 2007.12.14.]

제5절 산업안전보건법

제4조(정부의 책무)

　① 정부는 제1조의 목적을 달성하기 위하여 다음 각 호의 사항을 성실히 이행할 책무를 진다.

　　6. 안전·보건의식을 북돋우기 위한 홍보·교육 및 무재해운동 등 안전문화 추진

제13조(안전보건관리책임자)

　① 사업주는 다음 각 호의 업무를 총괄·관리할 안전보건관리책임자(이하 "관리책임자"라 한다)를 두어야 한다. 〈개정 2010.6.4.〉

　　3. 제31조에 따른 근로자의 안전·보건교육에 관한 사항

제14조(관리감독자)

　① 사업주는 사업장의 관리감독자(경영조직에서 생산과 관련되는 업무와 그 소속직원을 직접 지휘·감독하는 부서의 장 또는 그 직위를 담당하는 자를 말한다. 이하 같다)로 하여금 직무와 관련된 안전·보건에 관한 업무로서 안전·보건점검 등 대통령령으로 정하는 업무를 수행하도록 하여야 한다. 다만, 위험방지가 특히 필요한 작업으로서 대통령령으로 정하는 작업에 대하여는 소속직원에 대한 특별교육 등 대통령령으로 정하는 안전·보건에 관한 업무를 추가로 수행하도록 하여야 한다.

제20조(안전보건관리규정의 작성 등)

① 사업주는 사업장의 안전·보건을 유지하기 위하여 다음 각 호의 사항이 포함된 안전보건관리규정을 작성하여 각 사업장에 게시하거나 갖춰두고, 이를 근로자에게 알려야 한다.

　2. 안전·보건교육에 관한 사항

제29조(도급사업 시의 안전·보건조치)

① 같은 장소에서 행하여지는 사업의 일부를 도급을 주어하는 사업으로서 대통령령으로 정하는 사업의 사업주는 그가 사용하는 근로자의와 그의 수급인이 사용하는 근로자가 같은 장소에서 작업을 할 때에 생기는 산업재해를 예방하기 위하여 다음 각 호의 조치를 하여야 한다. 〈개정 2010.6.4.〉

　3. 수급인이 근로자에게 하는 안전·보건교육에 대한 지도와 지원

제31조(안전·보건교육)

① 사업주는 해당사업장의 근로자에 대하여 고용노동부령으로 정하는 바에 따라 정기적으로 안전·보건에 관한 교육을 하여야 한다. 〈개정 2010.6.4.〉

② 사업주는 근로자를 채용할 때와 작업내용을 변경할 때에는 그 근로자에 대하여 고용노동부령으로 정하는 바에 따라 해당업무와 관계되는 안전·보건에 관한 교육을 하여야 한다. 〈개정 2010.6.4.〉

③ 사업주는 유해하거나 위험한 작업에 근로자를 사용할 때에는 고용노동부령으로 정하는 바에 따라 그 업무와 관계되는 안전·보건에 관한 특별교육을 하여야 한다. 〈개정 2010.6.4.〉

④ 사업주는 제1항부터 제3항까지의 규정에 따른 안전·보건에 관한 교육을 그에 필요한 인력·시설·장비 등을 갖춘 전문기관으로서 대통령령으로 정하는 기관에 위탁할 수 있다.

제43조(건강진단)

⑨ 고용노동부장관은 건강진단의 정확성과 신뢰성을 확보하기 위하여 건강진단기관의 건강진단·분석 능력을 평가하고, 평가 결과에 따른 지도·교육을 하여야 한다. 이 경우 평가 및 지도·교육의 방법·절차 등은 고용노동부장관이 정하여 고시한다. 〈개정 2010.6.4.〉

제65조(권한의 위임·위탁)

② 고용노동부장관은 이 법에 따른 업무 중 다음 각 호의 업무를 대통령령으로 정하는 바에 따라 공단·비영리법인 또는 관계 전문기관에 위탁할 수 있다. 〈개정 2010.6.4.〉

4. 제32조 제1항에 따른 안전·보건에 관한 직무교육

11. 제38조의2 제4항에 따른 석면조사 능력의 평가 및 지도·교육에 관한 업무

13. 제42조 제8항에 따른 작업환경측정·분석능력의 평가 및 지도·교육에 관한 업무

14. 제43조 제9항에 따른 건강진단능력의 평가 및 지도·교육에 관한 업무

[영] 제3조(재해다발사업장의 재해예방을 위한 시책마련)

고용노동부장관은 법 제4조 제1항 제2호에 따른 재해다발사업장에 대한 재해예방을 위하여 재해예방기법의 연구 및 보급, 안전·보건 기술의 지원 및 교육에 관한 시책을 마련하여야 한다. 〈개정 2010.7.12.〉

[영] 제10조(관리감독자의 업무내용)

① 법 제14조 제1항 본문에 따라 관리감독자가 수행하여야 할 업무내용은 다음 각 호와 같다. 〈개정 2010.7.12.〉

2. 관리감독자에게 소속된 근로자의 작업복·보호구 및 방호장치의 점검과 그 착용·사용에 관한 교육·지도

④ 법 제14조 제1항 단서에서 "소속직원에 대한 특별교육 등 대통령령으로 정하는 안전·보건에 관한 업무"란 다음 각 호의 업무를 말한다. 〈개정 2010.7.12.〉

1. 법 제31조 제3항에 따라 유해하거나 위험한 작업에 근로자를 사용할 때 실시하는 특별교육 중 안전에 관한 교육

[영] 제17조(보건관리자의 직무 등)

① 법 제16조 제2항에 따라 보건관리자가 수행하여야 할 직무는 다음 각 호와 같다.

7. 해당사업장의 근로자를 보호하기 위한 다음 각 목의 조치에 해당하는 의료행위(보건관리자가 별표 6 제1호 또는 제2호에 해당하는 경우로 한정한다)

라. 건강진단 결과 발견된 질병자의 요양지도 및 관리

[영] 제26조의10(안전·보건교육의 위탁전문기관 및 요건)

법 제31조 제4항에서 "대통령령으로 정하는 기관"이란 다음 각 호의 어느 하나에 해당하는 기관을 말한다.

1. 「한국산업안전보건공단법」 제2조에 따른 한국산업안전보건공단(이하 "공단"이라 한다)

2. 산업안전·보건 또는 산업재해 예방을 목적으로 법률에 따라 설립된 비영리법인 또는 관계 전문기관으로서 별표 6의2에 따른 인력·시설 및 장비를 갖춘 기관

3. 「근로자직업능력개발법」 제28조에 따라 산업안전·보건관련 훈련직종(원격훈련은 제외한다)을 지정받은 직업능력개발훈련시설

4. 산업안전·보건관련 학과가 있는 「고등교육법」 제2조에 따른 학교

[전문개정 2009.7.30.]

[영] 제45조의4(산재예방사업의 지원)

법 제62조 제1항 전단에서 "대통령령으로 정하는 사업"이란 다음 각 호의 어느 하나에 해당하는 업무와 관련된 사업을 말한다. 〈개정 2010.2.24., 2010.7.12.〉

3. 산업안전·보건관련 교육 및 전문인력 양성업무

[규칙] 제33조(교육시간 및 교육내용)

① 법 제31조 제1항부터 제3항까지의 규정에 따라 사업주가 근로자에 대하여 실시하여야 하는 교육시간은 [별표 8]과 같고, 교육내용은 [별표 8의2]와 같다.

[별표 8] 〈개정 2009.8.7.〉

산업안전·보건관련 교육과정별 교육시간

1. 사업 내 안전·보건교육(제33조 제1항 관련)

교육과정	교육대상		교육시간
가. 정기교육	사무직 종사 근로자		매월 1시간 이상 또는 매분기 3시간 이상
	판매업무에 직접 종사하는 근로자		매월 2시간 이상 또는 매분기 6시간 이상
	사무직 종사 근로자 외의 근로자	별표 8의2 제1호 라목 각 호의 어느 하나에 해당하는 작업에 종사하는 근로자	매월 2시간 이상
		별표 8의2 제1호 라목 각 호의 어느 하나에 해당하는 작업에 종사하는 근로자	매월 2시간 이상 또는 매분기 6시간 이상
	관리감독자의 지위에 있는 삶		매반기 8시간 이상 또는 연간 16시간 이상
나. 채용 시의 교육	일용근로자		1시간 이상
	일용근로자를 제외한 근로자		8시간 이상
다. 작업내용 변경시의 교육	일용근로자		1시간 이상
	일용근로자를 제외한 근로자		2시간 이상
라. 특별교육	별표 8의2 제1호 라목 각 호의 어느 하나에 해당하는 작업에 종사하는 일용근로자		2시간 이상
	별표 8의2 제1호 라목 각 호의 어느 하나에 해당하는 작업에 종사하는 일용근로자를 제외한 근로자		- 16시간 이상(최초 작업에 종사하기 전 4시간 이상 실시하고 12시간은 3개월 이내에서 분할하여 실시 가능) - 단기간 작업 또는 간헐적 작업인 경우에는 2시간 이상

2. 안전보건관리책임자 등에 대한 교육(제39조 제2항 관련)

교육대상	교육시간	
	신규교육	보수교육
가. 안전보건관리책임자	6시간 이상	6시간 이상
나. 안전관리자	34시간 이상	24시간 이상
다. 보건관리자	34시간 이상	24시간 이상
라. 재해예방 전문지도기관 종사자	-	24시간 이상

[별표 8의2] 〈개정 2009.8.7.〉

교육대상별 교육내용

1. 사업 내 안전·보건교육(제33조 제1항 관련)

가. 근로자 정기안전·보건교육

교육내용
• 산업안전 및 사고 예방에 관한 사항
• 산업보건 및 직업병 예방에 관한 사항
• 건강증진 및 질병 예방에 관한 사항
• 유해 · 위험 작업환경 관리에 관한 사항
• 「산업안전보건법」 및 일반관리에 관한 사항

나. 관리감독자 정기안전·보건교육

교육내용
• 작업공정의 유해 · 위험과 재해 예방대책에 관한 사항
• 표준안전작업방법 및 지도요령에 관한 사항
• 관리감독자의 역할과 임무에 관한 사항
• 산업보건 및 직업병 예방에 관한 사항
• 유해 · 위험 작업환경 관리에 관한 사항
• 「산업안전보건법」 및 일반관리에 관한 사항

다. 채용 시의 교육 및 작업내용 변경 시의 교육

교육내용
• 기계 · 기구의 위험성과 작업의 순서 및 동선에 관한 사항
• 작업 개시 전 점검에 관한 사항
• 정리정돈 및 청소에 관한 사항
• 사고발생 시 긴급조치에 관한 사항
• 산업보건 및 직업병 예방에 관한 사항
• 물질안전보건자료에 관한 사항
• 「산업안전보건법」 및 일반관리에 관한 사항

참고문헌

김명 · 서미경 · 서혜경 · 김영복(2008). 보건교육 이론과 적용, 계축문화사

김선영(2009). 보건교육사 1·2·3급 대비 보건프로그램 개발 및 평가, 위즈고시획원

김선영(2009). 보건 프로그램 개발 및 평가, 도서출판 예응

김통원(2009). 사회복지 프로그램 기획과 평가, 도서출판 신정

김화중 · 윤순녕 · 전경자(2002). 지역사회간호학. 서울 : 수문사

노화준(2008). 정책평가론, 법문사

대한간호협회 보건간호사회(2010). 3급 보건교육사 시험 대비를 위한 요약집

대한간호협회(2010). 보건진료원 역량 강화를 위한 보수교육

대한보건교육사회(2011). 2-3급 보건교육사 문제집, 파란마음 출판사.

민경애(2009). 보건교육사를 위한 보건프로그램 개발 및 평가, 형설

보건복지부, 한국보건의료관리연구원(1998). 제2기 시·군·구 지역보건의료계획 작성 실무교육교재

보건사업진흥원(2005). 제4기 지역보건의료계획 작성 지침 및 평가체계 개발

배상수(2005). 보건사업기획, 계축문화사

서미경(2009). 국민건강증진종합계획 2010 평가. 국민건강증진종합계획 2020 기본 구상에 관한공청회 자료집,
　　　한국보건사회연구원

양점도 외(2009). 사회복지 프로그램의 개발과 평가, 양서원. 경기도 파주

예방의학 편찬위원회(2008). 예방의학, 계축문화사

이은옥 · 임난영 · 박현애(1998). 간호 · 의료연구와 통계분석, 수문사

이은옥 외(1998). 간호 · 의료연구와 통계분석 제3판, 수문사

이주열(2009). 보건프로그램 개발 및 평가, 계축문화사

이주열(2010). 보건프로그램 개발 및 평가, 계축문화사

이현순(2010). 보건프로그램 개발 및 평가 핵심요약 및 문제집, 계축문화사

이현순(2011). 1,2,3급 보건교육사를 위한 실전 핵심 문제집, 보건프로그램 개발 및 평가, 파란마음출판사

이희종, 제갈정(2002). 직장인 음주문제 프로그램 개발을 위한 조사연구, 한국음주문화연구센터

윤순녕 외(2010). 보건프로그램 개발 및 평가, 수문사

전국대학보건관리학교육협의회(2009). 보건교육사를 위한 보건프로그램 개발 및 평가, 한미의학

전홍윤(2006). 사회복지 프로그램의 논리 모델과 성과 측정, 성공회대 시민사회복지 대학원석사학위 논문. p. 19

조원정 외(2002). 오마하 시스템을 이용한 지역사회 주민들의 건강관리 요구조사, 간호학 탐구, 11권 1호, 168-190

지역보건연구회(2004). 건강증진·보건교육·질병예방 프로그램 평가, 계축문화사. 서울

최일섭, 이창호(1998). 사회계획론, 나남출판사

최호윤(2007). 사회복지프로그램 개발과 평가, 21세기사

홍성열(2005). 사회과학도를 위한 연구방법론, 시그마프레스

황성철(2006). 사회복지프로그램 개발과 평가, 공동체

Ajzen, I., & Fishbein, M.(1980). Understanding Attitudes and Predicting Social Behavior. Eglewood Cliffs, NJ: Prentice-Hall.

Ajzen, I., & Madden, T. J.(1986). Prediction of goal directed behavior: attitudes, intentions, and perceived behavioral
　　　control. Journal of Experimental Social Psychology, 22, 453-474.

Ardell, D. B.(1986). High level weillness, Berkeley, CA: Tenspeed Press.

Aubrey, L.(1953). Health as a social concept. British Journal of Sociology, 4, 115.

Becker, M. H. (1974). The health belief model and personal health behavior. *Health Education Monographs*, 2, 1-24.

Bradshaw, J.(1972). A taxonomy of social need. New Society (March), 640-643.

Breckon, D., Harvey, J., & Lancaster, R. B.(1998). Community Health Education: Settings, Roles, and Skills for the 21st Century. Rockville, MD: Aspen Publishers.

CDC(1999). Framework for program evaluation in public health. Morbidity and Mortality Weekly, 48, 4.

Cesario, S., Morin, K. & Santa-Donato, A.(2002). Evaluating the level of evidence of qualitative research. Journal of Obstetric, Gynecologic, and Neonatal Nursing, 31(6), 708-714.

Dignan, M. B. & Carr, P. A.(1992). Programe planning for health education and promotion. Philadelphia: Lea & Febiger.

Dunn, H. L.(1959). High-level wellness for man and society. American Journal of Public Health, 49, 786-792.

Ewles, L.& Simnett, I.(1992). Promoting Health. Scutari Press, London.

Green, L. W. , Lewis, F. M.(1986). Measurement and Evaluation in Health Education and Health Promotion. Palo Alto, CA: Mayfield

Green, L. W. & Kreuter, M. W.(1991). Health Promotion Planning: An Educational and Environmental approach. Mountain View, CA: Mayfield.

Green, L., & Kreuter M.(1999). Health Promotion Planning: An Educational and Ecological Approach. Mountain View, CA: Mayfield.

Kreuter, M. W.(1992). Patch: Its Origin, Basic Concepts, and Links to Contemporary Public Health Policy. Journal of Health Education, 23(3), 135~139.

Kulbok,P. A.,& Baldwin,J. H. (1992). From preventive health behavior to health promotion: advancing a positive construct of health. Advances in Nursing Science, 14(4), 50-64

McLeroy, K. L., Bibeau, D., Steckler, A., & Glanz, K. (1988). An ecological perspective on health promotion programs. Health Education Quarterly, 15(4), 351-377.

National Association of County and City Health Officials (2004). Mobilizing for Action through Planning and Partnerships, Achieving Healthier Communities through MAPP, A User's Handbook. Washington, DC: National Association of County and City Health Officials.

O'Donnell, M. P.(1986). Definition of Health Promotion, American Journal of Health Promotion, 1, 4-5.

Pender, N. J.(1996), Health Promotion in nursing practice Appleton and Lange.

Pickett, G. E. & Hanlon, F. (1998). Public Health: Administration and Practice. Saint Louis, MO: Mosby.

Rossi, P. H. & Freeman, H. E.(1993). Evaluation: A Systematic Approach, Beverly Hills: Sage Publication.

Simonds, S. K.(1976). Health Education Manpower in United States, Health Education Monographs, 3. 210.

Simons-Morton, B. G., Greene, W. A., & Gottlieb, N.(1995). Introduction to Health Education and Health Promotion. Prospect Heights, IL: Waveland Press.

Travis, J. W., & Ryan, R.(1981). The wellness workbook. Berkeley, CA: Ten Speed Press.

U.S. Department of Health and Human Services. (2000). Planned Approach to Community Health: Guide for the Local Coordinator. Atlanta, GA: U.S. Department of Health and Human Serivces, Centers for Disease Control and Prevention. National Center for Chronic Disease Prevention and Health Promotion.

Vilnius, D., & Dandoy, S.(1990). A priority rating system for public health programs. Public Health Reports, 105(5), 463-470.

Vollman, A. R., Anderson, E. T. & McFarlane, J.(2002). Canadian Community as Partner: Theory and Practice in nursing. Philadelphia: Lippincott, William & Wilkins.

WHO (1948). World Health Organization Constitution. WHO Geneva.

이현순(간호학 박사)

2009년 대전대학교 한의과대학 일반대학원 간호학과
현재 24년간 공무원으로서 일차보건의료 사업 수행
前) 대전 을지대학교 임상간호대학원 겸직교수
　　대전대학교 간호학과 시간강사 외 다수 출강

『보건프로그램 개발 및 평가 요약집』(2010)
『보건프로그램 개발 및 평가 핵심요약 및 문제집』(2010)
『보건프로그램 개발 및 평가 문제집』(2011)

이신영(간호학 박사)

University of Illinois at Chicago College of Nursing (Public health nursing) 석사·박사 졸업
현) 원광대학교 의과대학 간호학과 지역사회 간호학 교수

보건프로그램
개발 및 평가

초판인쇄| 2012년 2월 28일
초판발행| 2012년 2월 28일

지 은 이| 이현순 · 이신영
펴 낸 이| 채종준
펴 낸 곳| 한국학술정보㈜
주   소| 경기도 파주시 교하읍 문발리 파주출판문화정보산업단지 513-5
전   화| 031) 908-3181(대표)
팩   스| 031) 908-3189
홈페이지| http://ebook.kstudy.com
E-mail| 출판사업부 publish@kstudy.com
등   록| 제일산-115호(2000. 6. 19)

ISBN   978-89-268-2983-7 13510 (Paper Book)
        978-89-268-2984-4 18510 (e-Book)

이담 Books 는 한국학술정보(주)의 지식실용서 브랜드입니다.